Cas cliniques en imagerie cardiaque

Scanner et IRM

Chez le même éditeur

Dans la même collection

Cas cliniques en imagerie : le sein, par M.-N. Roedlich, M.-F. Bretz-Grenier. 2020, 264 p.

Cas cliniques en imagerie : endocrinologie, par J.-F. Bonneville. 2020, 192 p.

Cas cliniques en gynécologie, d'E. Petit, 2018, 240 p.

Cas cliniques en neuro-imagerie : pathologies inflammatoires et infectieuses, par F. Cotton, S. Kremer, 2018, 180 p.

Cas cliniques en imagerie ostéo-articulaire : membre supérieur, par J.-L. Drapé, A. Buisson, S. Charlon, L. Lassale, N.-E. Regnard, 2018, 244 p.

Cas cliniques en imagerie ostéoarticulaire : membre inférieur, par M. Garetier, L. Deloire, F. Garrigues. 2018, 280 p.

Cas cliniques en imagerie abdominale, par C. Marcus, 2017, 288 p.

Cas cliniques en neuro-imagerie, par J.-L. Dietemann, 2016, 240 p.

Autres ouvrages

Imagerie abdominale, par M. Federle, S. P. Raman. 2020, 1104 p.

Guide pratique de scanner, par L. Arrivé. 2020, 392 pages.

Imagerie des urgences, par P. Taourel. 2019, 664 p.

Collection dirigée par Jean-Louis Dietemann

Imagerie médicale
CAS CLINIQUES

Cas cliniques en imagerie cardiaque

Scanner et IRM

Ou Phalla

Professeur des universités – praticien hospitalier à l'Université de Paris, responsable de l'unité d'imagerie cardiovasculaire, hôpital Bichat, Paris, France.

Elsevier Masson

ELSEVIER
Elsevier Masson SAS, 65, rue Camille-Desmoulins, 92442 Issy-les-Moulineaux cedex, France
Cas cliniques en imagerie cardiaque, de Ou Phalla

ISBN : 978-2-294-77393-8
e-ISBN : 978-2-294-77422-5

Les praticiens et chercheurs doivent toujours se baser sur leur propre expérience et connaissances pour évaluer et utiliser toute information, méthodes, composés ou expériences décrits ici. Du fait de l'avancement rapide des sciences médicales, en particulier, une vérification indépendante des diagnostics et dosages des médicaments doit être effectuée. Dans toute la mesure permise par la loi, Elsevier, les auteurs, collaborateurs ou autres contributeurs déclinent toute responsabilité pour ce qui concerne la traduction ou pour tout préjudice et/ou dommages aux personnes ou aux biens, que cela résulte de la responsabilité du fait des produits, d'une négligence ou autre, ou de l'utilisation ou de l'application de toutes les méthodes, les produits, les instructions ou les idées contenus dans la présente publication.

Table des matières

Table des compléments en ligne

Toutes les vidéos concernant les cas cliniques sont disponibles en ligne, des QCM portant sur des cas cliniques similaires sont également en ligne.

Pour voir les vidéos, connectez-vous sur www.em-consulte.com/e-complement/477393 **et suivez les instructions. Pour accéder aux QCM, connectez-vous sur** www.em-consulte.com/e-complement/4773933 **et suivez les instructions.**

Remerciements

À mes enfants Louise-Enda, Anne-Dara, Marie-Théva et Pierre-Véda.
À ma Cécile.

Abréviations

r^{99}mTc	technétium 99 m
AC/FA	arythmie complète par fibrillation auriculaire
AHA	American Heart Association
AIT	accident ischémique transitoire
ALCAPA	syndrome de Bland-White-Garland (*anomalous left coronary artery from the pulmonary artery*)
ANOCOR	anomalie de connexion coronaire congénitale
AOD	anticoagulant oral direct
ARCAPA	*anomalous right coronary artery from the pulmonary artery*
ARM	angio-IRM
AVC	accident vasculaire cérébral
AVF	*augmented vector foot*
AVK	antivitamine K
bat	battement
BBG	bloc de branche gauche
BNP	peptide cérébral natriurétique (*brain natriuretic peptide*)
BPCO	bronchopneumopathie chronique obstructive
bpm	battements par minute
BSA	surface corporelle (*body surface area*)
CAC	calcification coronaire (*coronary artery calcium*)
CAD-RADS	*coronary artery disease-reporting and data system*
CIA	communication interauriculaire
CMD	cardiomyopathie dilatée
CMH	cardiomyopathie hypertrophique
CO	débit cardiaque (*cardiac output*)
CRP	protéine C réactive (*C-reactive protein*)
CTDI	*computed tomography dose index*
DAI	défibrillateur automatique implantable
DLP	produit dose longueur (*dose-length product*)
DS	déviation standard
DVDA	dysplasie ventriculaire droite arythmogène
ECG	électrocardiogramme
ECMO	oxygénation par membrane extracorporelle (*extracorporeal membrane oxygenation*)
ECV	volume extracellulaire (*extracellular volume*)
ED Mass	masse télédiastolique (*end-diastolic mass*)
EDV	volume télédiastolique (*end-diastolic volume*)
EF	fraction d'éjection (*ejection fraction*)
ESC	Société européenne de cardiologie (European Society of Cardiology)
ESV	volume télésystolique (*end-stystolic volume*)/extrasystole ventriculaire
ETO	échocardiographie transœsophagienne
ETT	échocardiographie transthoracique
EVA	échelle visuelle analogique
FA	fibrillation atriale
Fat Sat	saturation en graisse (*fat saturation*)
FC	fréquence cardiaque
FEVG	fraction d'éjection du ventricule gauche
FFR	mesure de la réserve coronarien (*fractional flow reserve*)

FMT	fréquence maximale théorique
FR	fraction de régurgitation
FWHM	largeur à mi-hauteur (*full width at half maximum*)
HDJ	hôpital de jour
HTA	hypertension artérielle
HTAP	hypertension artérielle pulmonaire
HVG	hypertrophie ventriculaire gauche
IA	insuffisance aortique
IDM	infarctus du myocarde
IMC	indice de masse corporelle
IRM	imagerie par résonance magnétique
IT	insuffisance tricuspide
IVA	artère interventriculaire antérieure (*interventricular artery*)
IVD	injection intraveineuse directe
LGE	*late gadolinium enhancement*
MESA (cohorte)	Multi-Ethnic Study of Atherosclerosis
mGy	milligray
MIBI	méthoxy isobutyl isonitrile
MinIP	projection d'intensité minimale (*minimum intenstiy projection*)
MINOCA	survenue d'un infarctus du myocarde sans maladie coronaire obstructive (*myocardial infarction with no obstructive coronary arteries*)
MIP	projection d'intensité maximale (*maximum intensity projection*)
mSv	millisievert
MVO	obstruction microvasculaire (*microvascular obstruction*)
NYHA	New York Heart Association functional classification
OAG	oblique antérieur gauche
OAP	œdème aigu du poumon
OD	oreillette droite
OG	oreillette gauche
PA	pression artérielle
PAPS	pression artérielle pulmonaire systolique
PCC	péricardite chronique constrictive
PPT	probabilité prétest
PSIR	*phase-sensitive inversion recovery*
RAC	rétrécissement aortique calcifié
ROI	zone d'intérêt (*region of interest*)
RVPA	retour veineux pulmonaire anormal
SAM	mouvement systolique antérieur (*systolic anterior movement*)
SAMU	service d'aide médicale urgente
Sat	saturation de graisse
SAU	service d'accueil des urgences
SCA	syndrome coronarien aigu
SSFP	*steady-state free precession imaging*
STIR	*short tau inversion recovery*
SV	volume d'éjection systolique (*stroke volume*)
TA	tension artérielle
TAVI	implantation transcathéter d'une valve aortique (*transcatheter aortic valve implantation*)
TC	tronc commun
TEP	tomographie à émission de positons
TI	temps d'inversion
TIMI	thrombolyse dans l'infarctus du myocarde (*thrombolysis in myocardial infarction*)

TMVI	implantation valvulaire mitrale percutanée (*transcatheter mitral valve implantation*)
UH	unité de Hounsfield
VCI	veine cave inférieure
VD	ventricule droit
VESVD	volume d'éjection systolique ventriculaire droit
VESVG	volume d'éjection systolique ventriculaire gauche
VG	ventricule gauche
Vmax	vélocité maximale
VR	volume régurgitant
VTDVD	volume télédiastolique ventriculaire droit
VTDVG	volume télédiastolique ventriculaire gauche

Cas clinique 1

Présentation du cas

Description du cas clinique

Patient de 54 ans, consulte aux urgences de l'hôpital pour des douleurs médiothoraciques en barre, sans irradiation, majorées à l'inspiration profonde et soulagées en position de chien de fusil, sans dyspnée. Il ne présente pas de facteur de risque cardiovasculaire notable. Ses constantes hémodynamiques sont stables : poids : 92 kg ; taille : 187 cm ; TA : 147/102 mmHg ; FC : 98 bpm ; température : 37,2 °C ; eupnéique.

L'ECG s'inscrit en rythme sinusal sans anomalie de la repolarisation notable. Biologiquement, il y a un syndrome inflammatoire avec une CRP de 122 mg/L, une hyperleucocytose de 10,67 G/L. La troponine I est élevée à 7 µg/L (N < 0,045). L'examen clinique ne retrouve pas de signe périphérique d'insuffisance cardiaque. La coronarographie réalisée en urgence est normale. L'IRM cardiaque est réalisée au 3e jour.

Vidéos 1.1 et 1.2 **Séquence ciné-SSFP dans les incidences 4- et 3-cavités et petit-axe.**

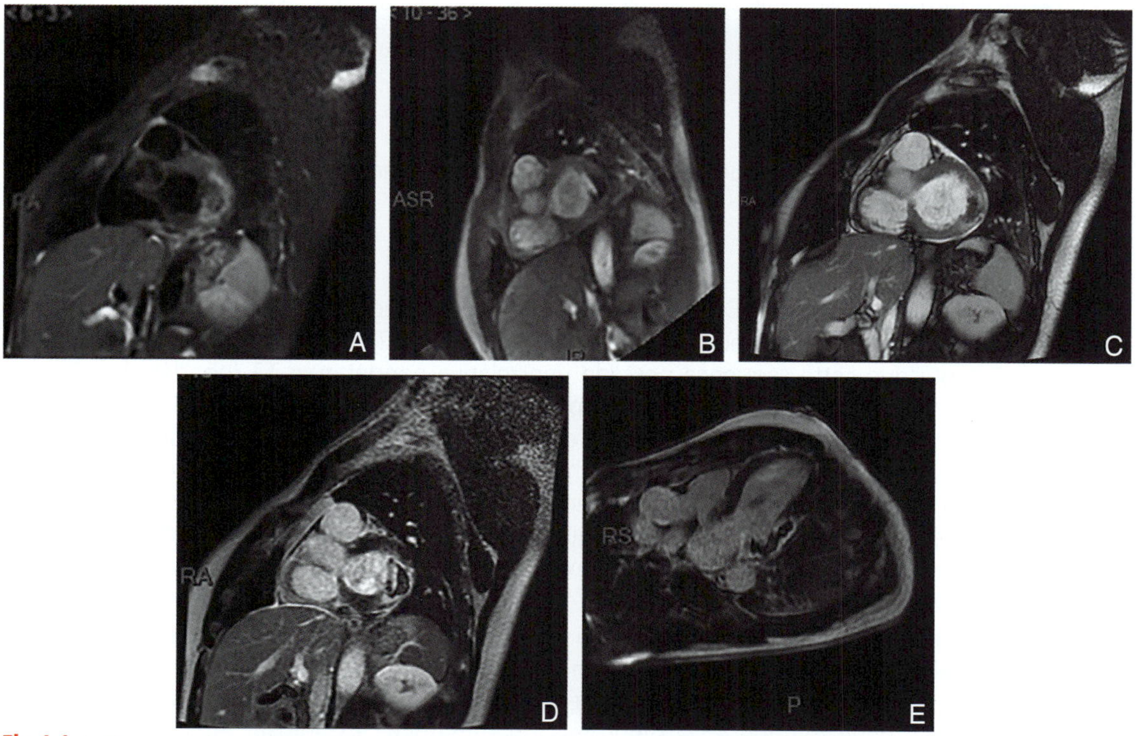

Fig 1.1 **A. T2 sang noir en petit-axe. B. Perfusion de 1er passage avec injection de Dotarem®, en petit-axe (vidéo 1.2). C. Ciné-SSFP après injection de Dotarem® en petit-axe (vidéo 1.2). D, E. Rehaussement tardif en petit-axe et 4-cavités.**

Questions

- Quelles sont vos hypothèses diagnostiques ?
- Comment décrivez-vous la fonction systolique segmentaire et globale du ventricule gauche ?
- Comment décrivez-vous l'examen ?

Interprétation

Interprétation des vidéos

Les séquences ciné-SSFP passant par les incidences long axe du VG (4- et 3-cavités) montrent des cavités cardiaques non dilatées, avec un VG non hypertrophié. Il y a une franche akinésie de la paroi inféro-latéro-basale du VG qui est modérément amincie. La fonction systolique globale est discrètement abaissée avec une FEVG visuelle autour de 50 %. Il n'y a pas de fuite mitrale, tricuspide ou aortique. Il y a une lame d'épanchement péricardique (en hypersignal) en regard de la paroi inféro-latéro-basale.

Interprétation des images

La séquence T2 (Fig 1.1A) montre un œdème en hypersignal transmural du segment inféro-latéro-basal du VG. Il y a un hyposignal (Fig 1.1A et C) au sein de l'hypersignal. Ce segment présente un franc défaut de perfusion qui apparaît en hyposignal de localisation sous-endocardique (Fig 1.1B). Après injection précoce en SSFP (Fig 1.1C) et plus tardive en rehaussement tardif (Fig 1.1D et E), il y a une prise de contraste transmurale avec un hyposignal sous-endocardique, à extension pratiquement transmurale.

Diagnostic

Infarctus du myocarde hémorragique avec no-reflow en inféro-latéro-basal du VG.

Commentaires

C'est l'aspect caractéristique d'un IDM à la phase aigüe ou semi-récente. Le caractère hémorragique est affirmé par la présence de l'hyposignal au centre de la lésion T2. Cet hyposignal est également visible en SSFP puisque cette séquence possède une relative pondération T2 (pondération T2/T1). Le pattern ischémique est orienté par la topographie sous-endocardique du défect de perfusion. Le rehaussement tardif peut faussement orienter le diagnostic vers une prise de contraste sous épicardique si la séquence est analysée seule. En revanche, quand on l'analyse de façon concomitante avec la perfusion de 1er passage, il devient alors évident que le rehaussement est ici transmural avec un hyposignal sous endocardique à extension pratiquement transmural qui correspond à du no-reflow (ou *microvascular obstruction* [MVO], territoire exclu de tout transit entrant ou sortant suite à une obstruction microvasculaire).

L'IRM cardiaque est l'examen de choix pour distinguer un IDM d'une myocardite dans ce contexte de SCA à coronaires saines, chez un patient jeune ne présentant pas ou peu de facteurs de risque cardiovasculaire. Dans notre cas, le diagnostic de myopéricardite était hautement suspecté devant la symptomatologie péricarditique et le syndrome inflammatoire. Il s'agissait effectivement d'une réaction péricarditique post-IDM de type Dressler.

Dans le cas du patient, la relecture de la coronarographie à J3 de l'IDM, orientée par les résultats de l'IRM, a en fin de compte révélé une occlusion de la 3e branche marginale, hors délai de reperfusion.

À retenir

L'IRM cardiaque est l'examen décisionnel du SCA avec élévation de la troponine et ST négatif. Les SCA ST positif sont habituellement pris en charge directement en salle de coronarographie.

Les étiologies classiques des SCA à coronaires saines avec troponine+ et ST– sont l'IDM (hématome ou dissection coronaire, embolie coronaire, spasme coronaire sur intoxication à la cocaïne), la myocardite aiguë, les MINOCA, le syndrome de Tako-Tsubo.

Le diagnostic d'IDM aigu est affirmé par la conjonction des anomalies suivantes : un hypersignal T2 et SSFP traduisant un œdème myocardique, un défect de perfusion sous-endocardique et une prise de contraste en rehaussement tardif (fuite du produit de contraste dans le secteur extracellulaire lésé) dans un territoire coronaire. L'hyposignal T2 au sein de l'hypersignal est inconstant et traduit une hémorragie intralésionnelle. Le no-reflow sous-endocardique se traduit par un hyposignal en perfusion de 1er passage qui persiste en rehaussement tardif. C'est une zone définitivement avasculaire où aucun échange n'est possible. L'hémorragie intramyocardique et le no-reflow sont des facteurs de mauvais pronostic car prédictifs de remodelage péjoratif du VG.

Le pattern ischémique, suggéré par la topographie sous endocardique permet de distinguer l'IDM de la myocardite aiguë où le pattern inflammatoire est de topographie sous-épicardique. Les troubles de la cinétique segmentaire (hypokinésie ou akinésie) sont habituellement plus évidents dans l'IDM que dans la myocardite.

Pour aller plus loin

Leiner T, Bogaert J, Friedrich MG, Mohiaddin R, Muthurangu V, Myerson S, et al. SCMR Position Paper (2020) on clinical indications for cardiovascular magnetic resonance. J Cardiovasc Magn Reson 2020;22:76.

Schuster A, Morton G, Chiribiri A, Perera D, Vanoverschelde JL, Nagel E. Imaging in the management of ischemic cardiomyopathy : special focus on magnetic resonance. J Am Coll Cardiol 2012;59:359–70.

Cas clinique 2

Présentation du cas

Description du cas clinique

Patient que vous connaissez déjà suite à son infarctus (cas clinique 1) sur une dissection d'une branche marginale de la circonflexe, est réhospitalisé à 9 mois de l'infarctus devant l'apparition d'une dyspnée d'effort. Il ne se plaint pas d'angine de poitrine. Son traitement comporte du BisoCé Gé 2,5 mg/j, du Kardégic® 75mg/j, ramipril 5 mg/j. Son examen clinique est normal, sans signe périphérique d'insuffisance cardiaque. L'ECG retrouve un rythme sinusal, des ondes Q en inférolatéral. L'ETT retrouve une altération de la fonction systolique globale avec une FEVG à 38 %. Une IRM cardiaque pour réévaluer la cardiopathie ischémique est alors réalisée.

Vidéo 2.1 **Séquence SSFP 4-cavités et 3-cavités.**

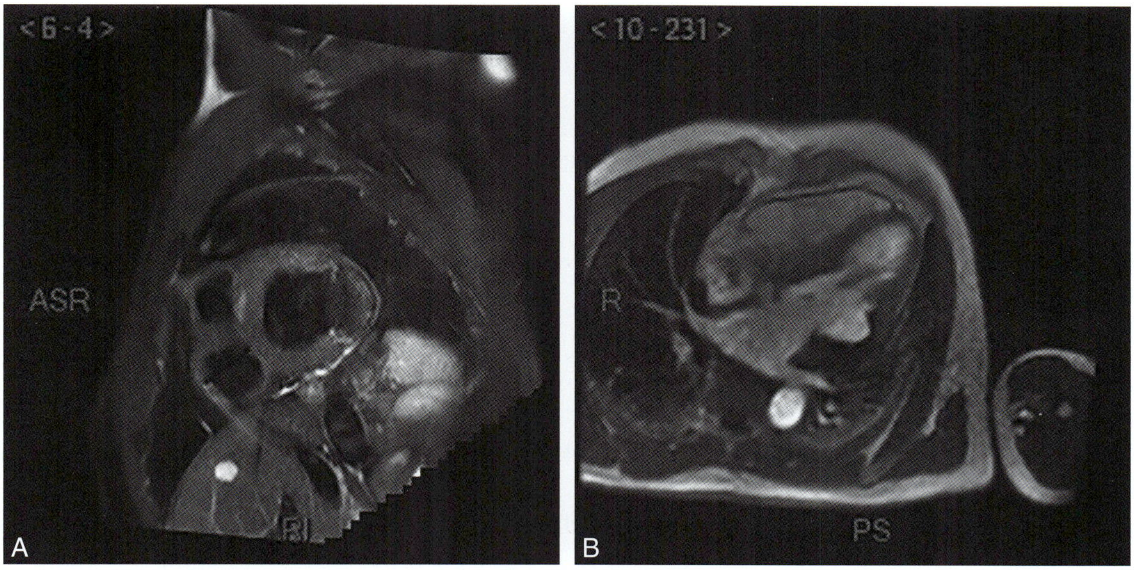

Fig 2.1 **A. T2 sang noir en petit-axe. B. Perfusion de 1er passage 4-cavités.**

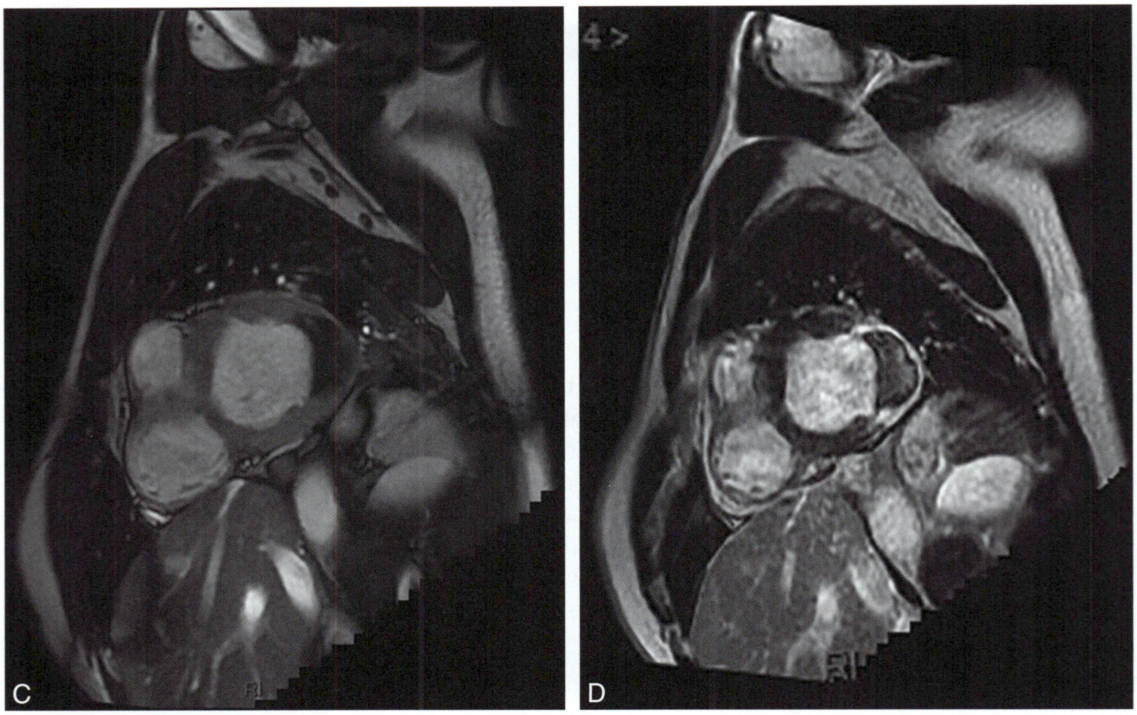

Fig 2.1 Suite. C. Ciné-SSFP postinjection en petit-axe. D. Rehaussement tardif en petit-axe.

Questions

- Analysez les cinétiques globale et segmentaire. Quelle est votre estimation visuelle de la FEVG ?
- Comment décrivez-vous les images (Fig 2.1A-D) ?

Interprétation

Interprétation de la vidéo

Le ventricule gauche est dilaté, globalement hypokinétique avec une dysfonction systolique. La FEVG est estimée visuellement autour de 40 %.

Il y a une poche anévrismale de la paroi inféro-latéro-basale, probablement comblée par du thrombus qui apparaît en hyposignal au fond du sac.

Il n'y a pas d'insuffisance mitrale.

Il n'y a pas d'épanchement péricardique

Interprétation des images

Poche anévrismale sacciforme de la paroi inféro-latéro-basale se traduisant par cette image d'addition se raccordant en pente douce avec le myocarde sain. L'anévrisme est en grande partie comblé par du thrombus qui est en hyposignal T2, SSFP, perfusion et rehaussement tardif. La paroi de l'anévrisme est très amincie et fibrosée, apparaissant en hypersignal linéaire sur le rehaussement tardif.

Diagnostic

Cardiopathie ischémique dilatée avec dysfonction systolique VG.

Anévrisme partiellement thrombosé se développant dans le territoire de l'IDM inféro-latéro-basal.

Commentaires

L'anévrisme du VG est une complication classique de l'IDM, avec une incidence historique d'environ 7 %. Les sites habituels intéressent la paroi antérolatérale (> 80 %), plus rarement la paroi postérieure. Les anévrismes peuvent être le substrat de complications thromboemboliques, d'arythmie ventriculaire et d'insuffisance cardiaque.

La présence d'une hémorragie intramyocardique (hyposignal au sein de l'hypersignal T2), l'étendue du no-reflow (hyposignal sous-endocardique en perfusion et en rehaussement tardif) sont des facteurs prédictifs indépendants associés au risque de survenue d'un anévrisme.

L'angle de raccordement entre l'image d'addition et le myocarde sain permet habituellement de distinguer un anévrisme d'un faux anévrisme (ou pseudoanévrisme). L'anévrisme se raccorde à angle ouvert en pente douce avec le myocarde sain, alors que la zone de transition est brutale avec un angle de raccordement aigu avec le myocarde sain dans le cas du faux anévrisme.

Le thrombus intracardiaque est en général bien décelé sur la séquence de perfusion de 1er passage (hyposignal baignant dans la cavité VG en hypersignal). Il est confirmé en rehaussement tardif et PSIR, sous la forme d'un profond hyposignal typiquement rehaussé en périphérie par une prise de contraste en hypersignal.

Pour aller plus loin

Konen E, Merchant N, Gutierrez C, Provost Y, Mickleborough L, Paul NS, et al. True versus false left ventricular aneurysm: differentiation with MR imaging- -initial experience. Radiology 2005;236:65–70.

Kutty RS, Jones N, Moorjani N. Mechanical complications of acute myocardial infarction. Cardiol Clin 2013;31:519–31. vii-viii.

Cas clinique 3

Présentation du cas

Description du cas clinique

Patient âgé de 19 ans, transféré du SAU pour des douleurs thoraciques de repos constrictives irradiant aux bras, de durée prolongée et récidivantes depuis plus de 12 heures. Il n'y a pas de contexte infectieux, traumatique ou émotionnel récent. Constantes à l'entrée : TA 140/88mmHg, FC 63 bpm, Sat 100 %, T° 36,8° C. L'auscultation cardiopulmonaire est normale. Il n'y a pas de signe périphérique d'insuffisance cardiaque. Biologiquement, la CRP est négative. La troponine hypersensible est augmentée à 10 000 ng/L (N <34). L'ECG est superposable au tracé du SAU et qui était considéré comme dans les limites de la normale. L'ETT retrouve un VG non dilaté, non hypertrophié, avec une hypokinésie globale et une FEVG visuelle à 40 %. Il n'y a pas d'autre anomalie et le péricarde est sec. L'IRM cardiaque est réalisée le lendemain.

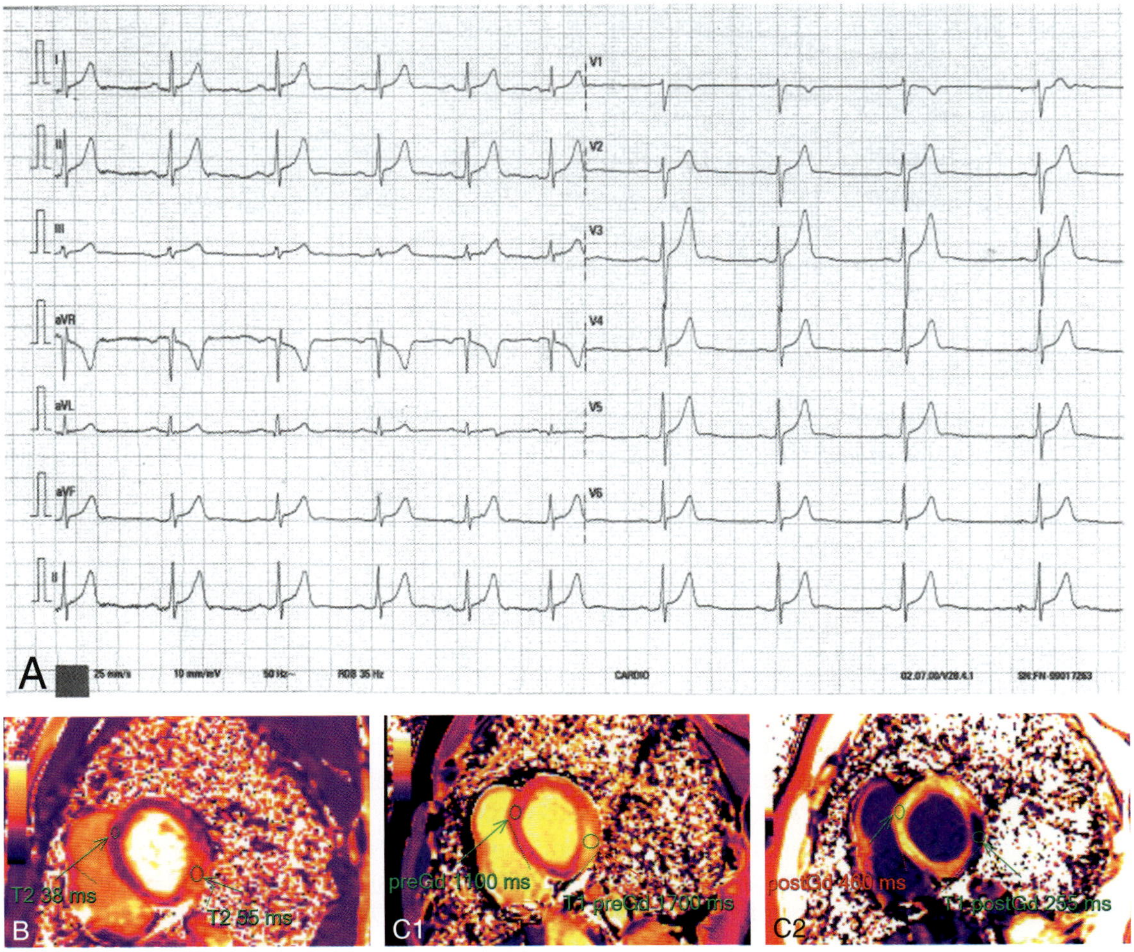

Fig 3.1 **A. ECG à l'admission. B. Cartographie T2 en petit-axe. C. Cartographie T1 natif en petit-axe, avant (C1) et après (C2) injection de gadolinium.**

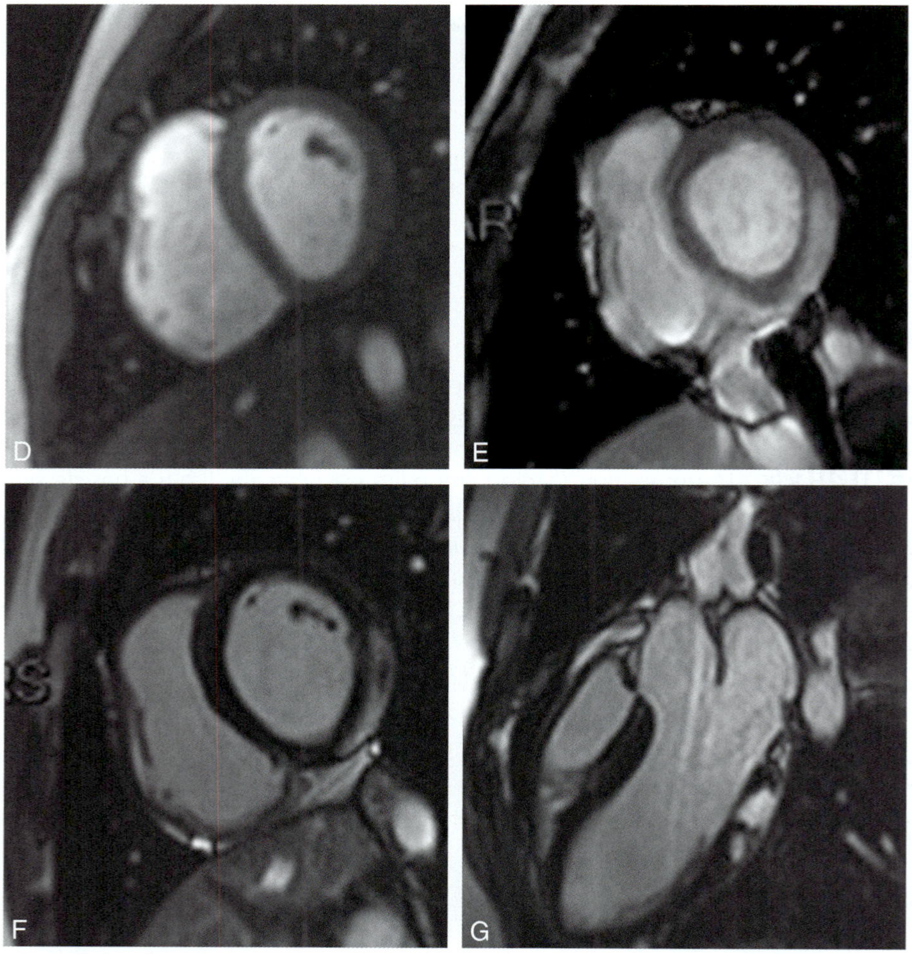

Fig 3.1 Suite. D. Perfusion de 1er passage en petit-axe. E. Ciné-SSFP après injection de Dotarem® en petit-axe. F, G. Rehaussement tardif en petit-axe et 4-cavités.

Questions

- Quelles sont vos hypothèses diagnostiques ?
- Comment décrivez-vous l'ECG et l'IRM ?

Interprétation

Interprétation des images

L'ECG percritique (Fig 3.1A) est évocateur d'une myocardite. Le rythme est sinusal régulier à 59 bpm, avec un intervalle PR normal, des QRS fins d'axe normal, des ondes T amples et pointues diffuses et un sus-décalage ST concave vers le haut diffus, sans miroir.

Les cartographies natives (avant injection) montrent une élévation franche (échelle de couleur décalée vers les couleurs vives rouge-jaune) des valeurs T2 (ROI à 55 ms) et T1 (ROI à 1700 ms) traduisant un œdème pariétal de la paroi inféro-latéro-basale (Fig 3.1B et C). À noter que la valeur du T1 chute comme normalement attendu après injection puisque le chélateur de gadolinium raccourcit le T1 (ROI à 255 ms). Connaissant le T1 pré- et post-injection ainsi que la valeur de l'hématocrite, il est possible de déduire le volume extracellulaire qui est ici augmenté à 45 % (voir cas clinique 24 pour la méthode de calcul du volume extracellulaire).

La perfusion de 1er passage (Fig 3.1D) ne détecte pas défaut de perfusion sous-endocardique, écartant le diagnostic d'infarctus.

La séquence ciné-SSFP postinjection (Fig 3.1E) met en évidence une hyperhémie sous-épicardique, apparaissant sous forme d'un hypersignal au niveau du segment inféro-latéro-basal. Le rehaussement tardif (Fig 3.1F et G) confirme le pattern non ischémique avec une prise de contraste sous-épicardique du segment hyperhémié inféro-latéro-basal, intense sur les 2/3 de l'épaisseur myocardique.

Diagnostic

Myocardite aiguë de la paroi inféro-latéro-basale.

Commentaires

C'est l'aspect caractéristique d'une myocardite aiguë segmentaire. La topographie sous-épicardique de la lésion oriente le diagnostic vers une pathologie inflammatoire de type myocardite. L'œdème est visible sur l'augmentation des valeurs T2 et T1 précontraste sur les cartographies. L'hyperhémie est visible sur la prise de contraste sur la séquence ciné-SSFP postinjection (effet T1 prépondérant après injection par rapport au signal global T2/T1). Le rehaussement tardif confirme les dommages myocardiques.

Le principal diagnostic différentiel est un IDM à coronaires saines (dissection, hématome de paroi coronaire, microembol). Le pattern ischémique est bien différent, complètement en miroir des anomalies de la myocardite. En effet, les lésions ischémiques sont de topographie sous-endocardiques, visibles en perfusion de 1er passage et en rehaussement tardif.

À retenir

L'IRM permet de poser le diagnostic de myocardite aiguë dans un SCA avec élévation de la troponine et ST négatif. La topographie typiquement sous-épicardique des lésions combinant des lésions d'inflammation (hypersignal T2, augmentation des valeurs de T2, T1 précontraste), d'hyperhémie (hypersignal en ciné-SSFP postinjection), et de lyse myocardique (hypersignal en rehaussement tardif) associée à l'absence de défaut de perfusion au 1er passage est assez pathognomonique de la myocardite aiguë.

Pour aller plus loin

Ammirati E, Frigerio M, Adler ED, Basso C, Birnie DH, Brambatti M, et al. Management of acute myocarditis and chronic inflammatory cardiomyopathy: An expert consensus document. Circ Heart Fail 2020;13, e007405.

Ferreira VM, Schulz-Menger J, Holmvang G, Kramer CM, Carbone I, Sechtem U, et al. Cardiovascular magnetic resonance in nonischemic myocardial inflammation: Expert recommendations. J Am Coll Cardiol 2018;72:3158–76.

Friedrich MG, Sechtem U, Schulz-Menger J, Holmvang G, Alakija P, Cooper LT, et al. International Consensus Group on Cardiovascular Magnetic Resonance in Myocarditis. Cardiovascular magnetic resonance in myocarditis: A JACC White Paper. J Am Coll Cardiol 2009;53:1475–87.

Cas clinique 4

Présentation du cas

Description du cas clinique

Patient âgé de 62 ans, hospitalisé pour un bilan prégreffe cardiaque. Il est suivi de longue date pour une cardiopathie dilatée ischémique, avec une dysfonction VG devenue majeure. La radiographie de thorax et l'IRM cardiaque font partie des examens prétransplantation.

Vidéo 4.1 **Séquence ciné-SSFP dans les incidences 4- et 2-cavités.**

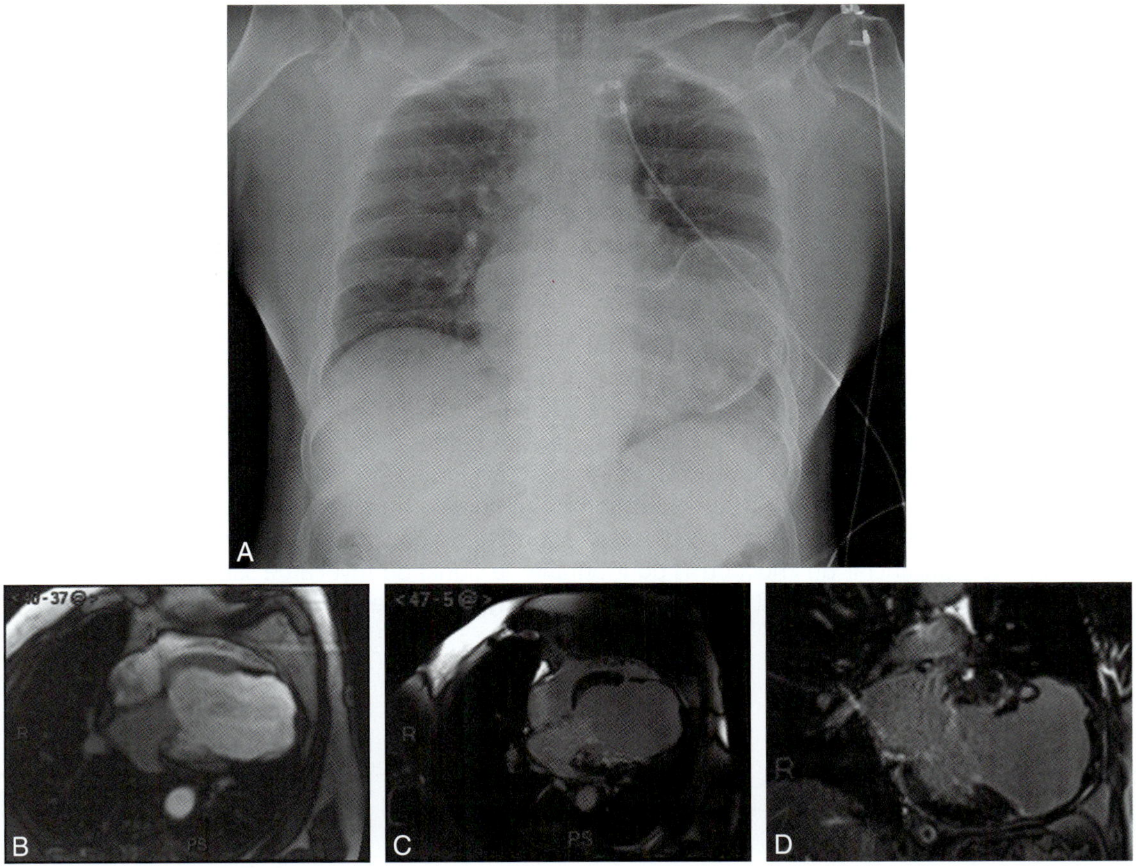

Fig 4.1 **A. Radiographie de thorax de face, au lit. B. Perfusion de 1er passage en 4-cavité. C, D. Rehaussement tardif dans les incidences 4- et 2-cavités.**

Question

- Comment décrivez-vous la radiographie de thorax et l'IRM cardiaque ?

Interprétation

La radiographie de thorax montre une volumineuse poche anévrismale de la paroi antéroapicale du VG, à parois calcifiées.

Les séquences ciné-SSFP sur les longs axes VG montrent une dysfonction VG majeure avec une FEVG visuelle < 10 %, confirmée par les mesures de volumétrie. Il persiste une discrète contractilité de la collerette basale. L'IRM confirme le volumineux anévrisme antéro-septo-apical de 90 mm dans lequel circule un flux extrêmement ralenti à l'origine de volutes de flux lents tourbillonnants.

La perfusion de 1er passage et les séquences de rehaussement tardif retrouvent un thrombus plan tapissant le fond apical de l'anévrisme.

Diagnostic

Volumineux anévrisme du VG avec thrombus plan sur cardiopathie ischémique.

Commentaires

C'est la complication classique d'un IDM non reperfusé. Le patient avait été pris en charge il y a plus d'une vingtaine d'année pour un IDM sur une occlusion monotronculaire de l'IVA proximale, vu très tardivement et hors délai de reperfusion. La désobstruction tardive de l'IVA n'avait, à l'époque, pas permis une quelconque récupération.

Les calcifications pariétales apparaissent en hyposignal sur les différentes séquences en IRM. Elles attestent du caractère ancien de l'anévrisme. Même sous traitement anticoagulant, un thrombus plan peut venir tapisser ces anévrismes qui sont particulièrement volumineux dans lesquels circule un flux extrêmement ralenti préthrombotique. La combinaison de séquence de perfusion de 1er passage et de séquence rehaussement tardif et/ou PSIR est particulièrement utile pour détecter les thrombi, apparaissant en franc hyposignal.

En IRM, le thrombus est en discret hyposignal SSFP, franc hyposignal T1 et T2, et profond hyposignal en perfusion de 1er passage et rehaussement tardif. De tous ces aspects, c'est l'absence de rehaussement (car avasculaire contrairement à une masse tissulaire) sur les séquences de viabilité qui est la caractéristique fondamentale du thrombus. En cas de doute sur une prise de contraste intralésionnelle, il ne faut pas hésiter à renouveler les acquisitions tardives avec un TI plus long (600–700 ms) et/ou recourir à la séquence PSIR. La relaxation longitudinale du thrombus étant très longue, son contraste est meilleur sur des images acquises avec un TI long. Quant à la séquence PSIR, elle offre la possibilité de s'affranchir du choix du TI pour annuler le signal du myocarde sain. Le thrombus et le liquide péricardique apparaissent toujours en profond hyposignal en PSIR.

À retenir

L'IRM permet de bien caractériser un anévrisme VG ainsi que la détection de thrombus intracardiaque.

Le thrombus est en hyposignal sur les différentes séquences SSFP, T1, T2, perfusion de 1er passage, rehaussement tardif et PSIR.

Pour aller plus loin

Konen E, Merchant N, Gutierrez C, Provost Y, Mickleborough L, Paul NS, et al. True versus false left ventricular aneurysm: differentiation with MR imaging- -initial experience. Radiology 2005;236:65–70.

Kutty RS, Jones N, Moorjani N. Mechanical complications of acute myocardial infarction. Cardiol Clin 2013;31:519–31. vii-viii.

Cas clinique 5

Présentation du cas

Description du cas clinique

Patiente âgée de 22 ans, hospitalisée en HDJ pour un bilan cardiovasculaire. Elle n'a pas de facteur de risque cardiovasculaire notable. Elle a dans ses antécédents une notion de bicuspidie aortique avec une fuite aortique minime. Elle se plaint de douleurs thoraciques atypiques depuis l'enfance. L'ECG de repos est en rythme sinusal avec des ondes T négatives en DIII et AVF, un segment ST raide en latéral. L'épreuve d'effort (charge maximale à 87 % théorique, FC 83 % FMT) est positive cliniquement et électriquement. L'ETT retrouve un VG modérément dilaté et modérément hypokinétique (FEVG 50 %). Il y a une bicuspidie aortique de type 0 (ouverture horizontale), modérément fuyante. La patiente réalise un scanner cardiaque pour évaluation des coronaires et de la racine aortique, ainsi qu'une IRM cardiaque.

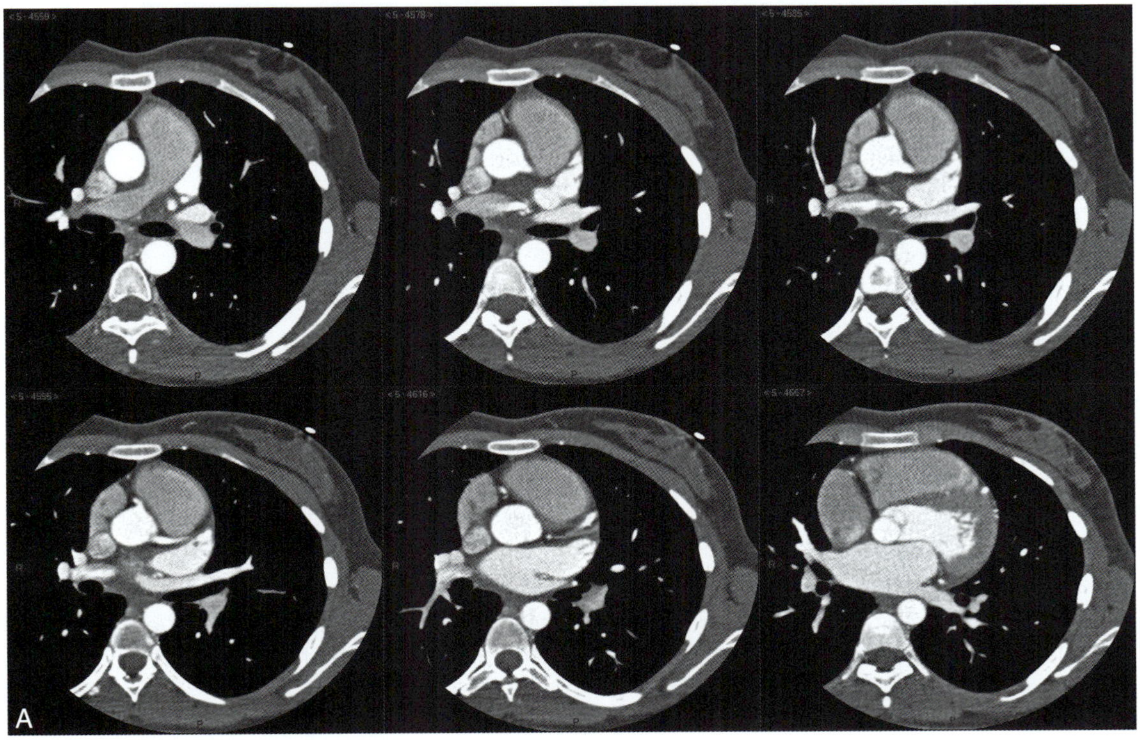

Fig 5.1 **A. Coroscanner : échantillons de coupes axiales successives.**

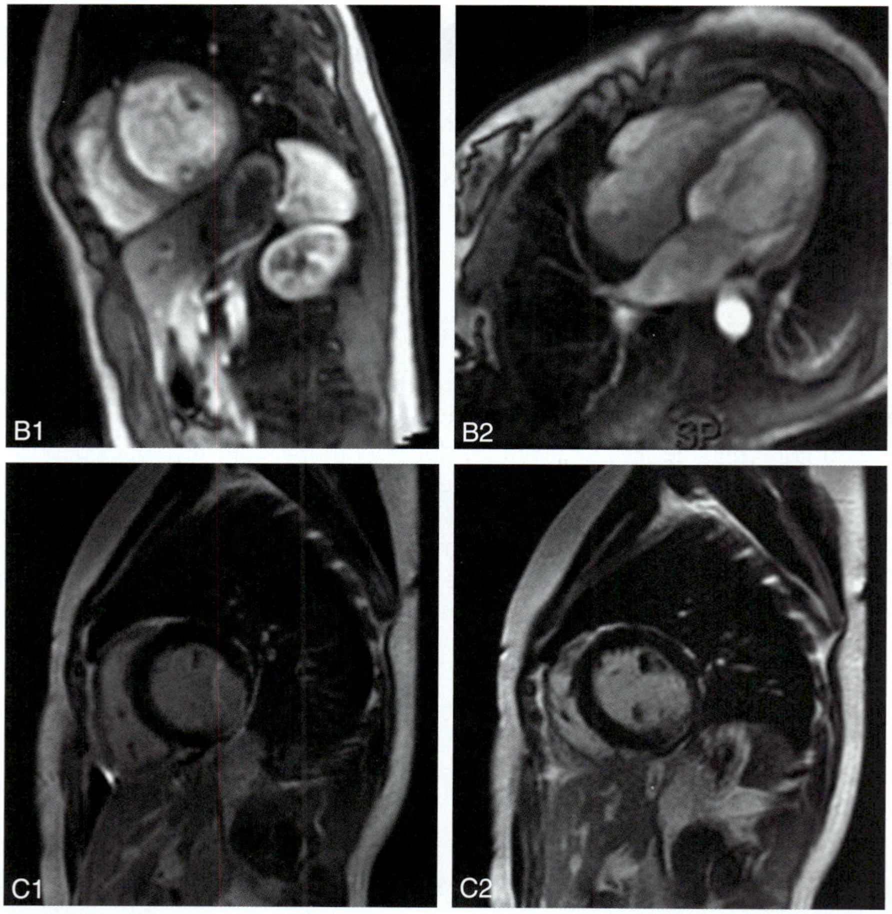

Fig 5.1 **Suite. B. IRM, perfusion de 1er passage en petit-axe et 4-cavité. C. Rehaussement tardif dans l'incidence petit-axe.**

Question

- Comment décrivez-vous le scanner et l'IRM cardiaque ?

Interprétation

Le coroscanner (Fig 5.1A) retrouve une connexion anormale de l'artère circonflexe qui se jette à plein canal dans l'origine de l'artère pulmonaire droite. On visualise un shunt gauche/droit (Fig 5.2) avec le produit de contraste sur la phase artérielle (hyperdense) qui lave le flux de l'artère pulmonaire (plus hypodense). La connexion est normale sur le culot aortique pour l'IVA et la coronaire à droite.

La perfusion de 1er passage (Fig 5.1B) est normale.

Le rehaussement tardif (Fig 5.1C) retrouve une prise de contraste sous-endocardique de la paroi inféro-latéro-basale qui est amincie, traduisant une nécrose myocardique rudimentaire.

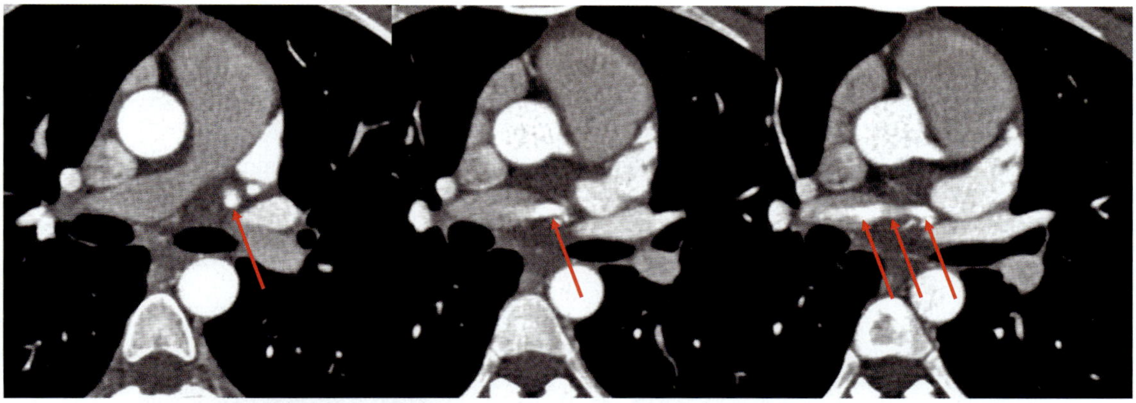

Fig 5.2 **Artère circonflexe dilatée (reconnaissable à son trajet dans le sillon auriculo-ventrioculaire gauche) et anormalement connectée à l'artère pulmonaire droite. Le shunt gauche/droit est objectivé par le gradient du produit de contraste, avec une franche opacification de l'artère pulmonaire droite par la circonflexe (flèches).**

Diagnostic

ALCAPA de l'artère circonflexe.

Commentaires

L'ALCAPA est une anomalie de connexion rare de la coronaire gauche à l'artère pulmonaire. Elle concerne 1/300 000 naissances vivantes et représente 0,25–0,5 % des cardiopathies congénitales. Elle peut concerner toute la coronaire gauche ou uniquement l'artère circonflexe. L'ARCAPA est la connexion anormale de la coronaire droite à l'artère pulmonaire.

La malformation n'est pas symptomatique les premiers mois de vie du nourrisson car la perfusion postnatale coronaire est initialement maintenue grâce aux résistances vasculaires pulmonaires qui sont encore élevées et qui limitent ainsi le shunt gauche/droit. Vers l'âge de 3–6 mois, lorsque les résistances vasculaires pulmonaires chutent, le shunt gauche/droit par l'ALCAPA devient alors important avec un vol diastolique dans l'artère pulmonaire au détriment du myocarde, entraînant un défaut de perfusion myocardique dans le territoire antérolatéral. Il se développe une circulation collatérale à contre-courant permettant la reprise de cette coronaire gauche mal implantée par la coronaire droite.

La présentation clinique est celle d'une cardiomyopathie dilatée ischémique avec une nécrose plus ou moins profonde antérolatérale. L'étendue de la nécrose est fonction de l'importance du vol diastolique dans l'artère pulmonaire. En cas d'ALCAPA complète de toute la coronaire avec un shunt gauche/droit massif, l'IDM est étendu. Au contraire, l'ischémie est limitée en cas d'ALCAPA incomplète limitée à la circonflexe ou en cas de sténose ostiale de la coronaire sur l'artère pulmonaire faisant barrage au vol diastolique.

Dans tous les cas, le traitement est chirurgical, avec nécessité de réimplantation de la coronaire anormale à la racine aortique.

À retenir

Il est important de vérifier systématiquement la connexion des coronaires à la racine aortique sur tous les scanners cardiaques. La coronaire droite est connectée au sinus antérodroit ; la coronaire gauche est connectée au sinus antérogauche.

En cas de connexion coronaire anormale, il faut savoir identifier les formes à risque qui peuvent menacer le pronostic vital du patient (ALCAPA, ARCAPA, ANOCOR à risque).

Pour aller plus loin

Cowles RA, Berdon WE. Bland-White-Garland syndrome of anomalous left coronary artery arising from the pulmonary artery (ALCAPA): A historical review. Pediatr Radiol 2007;37:890–5.

Kubota H, Endo H, Ishii H, Tsuchiya H, Inaba Y, Terakawa K, et al. Adult ALCAPA: From histological picture to clinical features. J Cardiothorac Surg 2020;15:14.

Yau JM, Singh R, Halpern EJ, Fischman D. Anomalous origin of the left coronary artery from the pulmonary artery in adults: a comprehensive review of 151 adult cases and a new diagnosis in a 53-year-old woman. Clin Cardiol 2011;34:204–10.

Cas clinique 6

Présentation du cas

Description du cas clinique

Patient âgé de 51 ans, amené par le SAMU pour une tachycardie ventriculaire paroxystique à 200 bpm confirmée par le tracé ECG percritique. On retrouve un antécédent de palpitations depuis plusieurs mois, pour lesquels un bilan (ECG, Holter, ETT) fait en ville était normal.

À l'entrée, ses constantes hémodynamiques sont normales. Son ECG de base est en rythme sinusal régulier à 72 bpm, axe normal, QRS fins, quelques ESV isolées, pas de troubles de la repolarisation. L'ETT retrouve une hypokinésie antéro-septo-apicale avec une FEVG autour de 50 %, et des pressions de remplissage normales. La coronarographie est normale. Vous réalisez une IRM cardiaque.

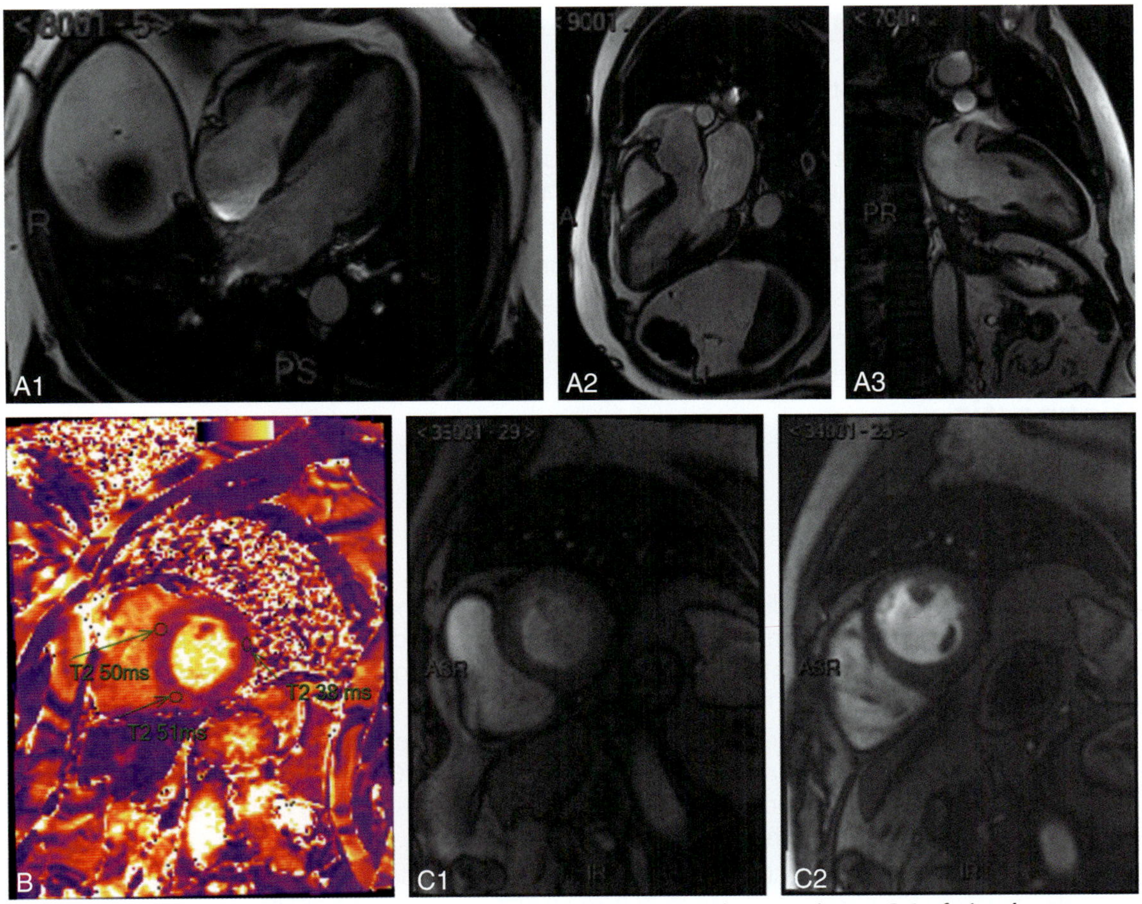

Fig 6.1 **A. Séquence ciné-SSFP dans les 3 plans long-axe du VG. B. T2 mapping en petit- axe. C. Perfusion de 1er passage en petit-axe.**

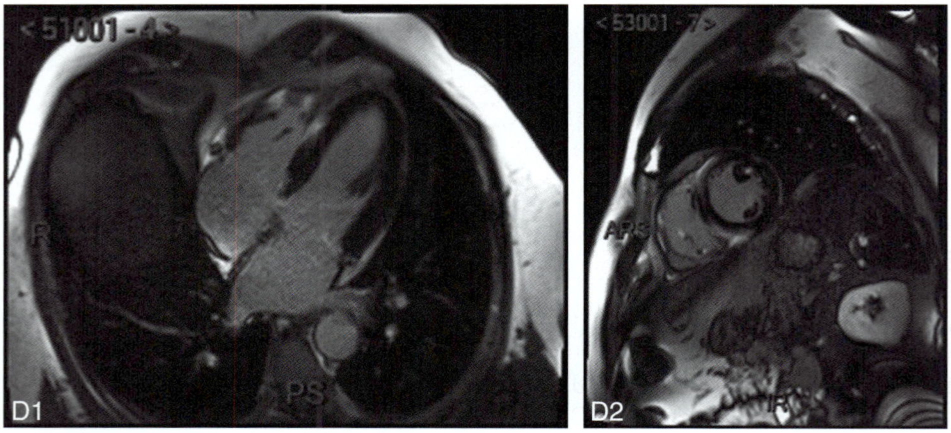

Fig 6.1 Suite. D. Rehaussement tardif dans les incidences 4-cavités et petit-axe.

Question

- Comment décrivez-vous l'IRM cardiaque ?

Interprétation

Les cavités cardiaques sont de morphologie dans les limites de normale, non dilatées et non hypertrophiées (Fig 6.1A).

La cartographie T2 montre une élévation des valeurs > 50 ms sur la paroi septale, comparativement à la paroi latérale qui est normale (Fig 6.1B), traduisant un processus inflammatoire évolutif.

La perfusion de 1er passage est normale, sans défect de perfusion ni hyperhémie (Fig 6.1C).

Le rehaussement tardif est hautement pathologique retrouvant une prise de contraste intense de la paroi libre du VD et de ses trabéculations, ainsi qu'au niveau du VG sur les 2/3 basaux des parois antéroseptale et inféroseptale.

Diagnostic

Sarcoïdose cardiaque.

Commentaires

Le pattern du rehaussement tardif oriente ici le diagnostic pour une sarcoïdose avec une forte probabilité : aspect en motte, caractère très intense et atteinte prépondérante des points d'insertion avec un envahissement direct du septum et une extension par contiguïté au VD réalisant le *hook sign* (signe du crochet ; Vita et al., 2018)

Les localisations cardiaques intéressent par ordre de fréquence la paroi libre du VG (96 %), le septum basal (73 %), la paroi libre du VD (46 %), les oreillettes (< 10 %). On retrouve pratiquement toujours d'autres localisations extracardiaques (ganglions, poumons) accessibles à la biopsie qui permettent la confirmation diagnostique sur l'histologie.

La phase inflammatoire aiguë est suggérée par l'hypersignal T2 dans le même territoire que la prise de contraste tardive T1 postgadolinium. La TEP au 18-FDG montre une hyperfixation en rapport avec l'activité hypermétabolique, comme dans le cas du patient (Fig 6.2).

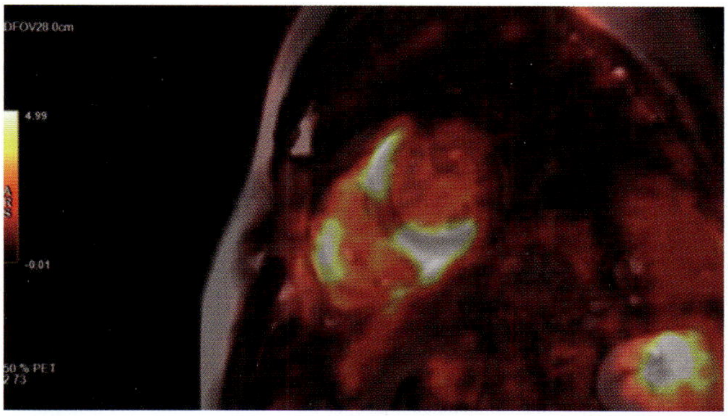

Fig 6.2 TEP-scanner au 18-FDG.

Coupe selon l'incidence petit-axe montrant des hyperfixations intenses dans les mêmes territoires (points d'insertion VD supérieur et inférieur, paroi libre du VD) que les prises de contraste en rehaussement tardif en IRM.

La phase cicatricielle montre la persistance des hypersignaux T1 en rehaussement tardif, moins étendus et moins intenses, sans anomalie T2 et sans activité sur la TEP. Les hypersignaux T1 postgadolinium correspondent à de la fibrose séquellaire.

Le diagnostic différentiel est la dysplasie arythmogène du VD. L'absence de dilatation du VD dont la fonction systolique segmentaire et globale est subnormale contraste avec la sévérité des lésions en rehaussement tardif, plaidant ainsi moins pour une DVDA. Il n'y a donc pas de critère majeur pour une DVDA selon les dernières recommandations de 2010 (voir cas clinique 22). Par ailleurs, le patient ne présente pas d'antécédents familiaux de mort subite ou trouble du rythme.

À retenir

L'atteinte biventriculaire du VD et du VG avec des prises de contraste du septum basal débordant dans les zones d'insertion VD/VG (*hook sign*) oriente fortement vers une sarcoïdose. La complémentarité avec la TEP au 18-FDG augmente la performance diagnostique. La confirmation est histologique avec le granulome sarcoïdosique retrouvé sur une localisation extracardiaque.

Pour aller plus loin

Bargout R, Kelly RF. Sarcoid heart disease: Clinical course and treatment. Int J Cardiol 2004;97:173–82.

Hulten E, Agarwal V, Cahill M, Cole G, Vita T, Parrish S, et al. Presence of late gadolinium enhancement by cardiac magnetic resonance among patients with suspected cardiac sarcoidosis is associated with adverse cardiovascular prognosis: A systematic review and meta-analysis. Circ Cardiovasc Imaging 2016;9, e005001.

Vita T, Okada DR, Veillet-Chowdhury M, Bravo PE, Mullins E, Hulten E, et al. Complementary value of cardiac magnetic resonance imaging and positron emission tomography/computed tomography in the assessment of cardiac sarcoidosis. Circ Cardiovasc Imaging 2018;11, e007030.

Cas clinique 7

Présentation du cas

Description du cas clinique

Patient âgé de 75 ans, qui se présente aux urgences pour douleurs hémithoraciques droites persistantes. Ses antécédents comportent un diabète de type 2, une cirrhose hépatique œnolique. Il présente une plaie du pied droit infectée évoluant depuis 1 mois. L'angioscanner thoracique a permis d'éliminer une embolie pulmonaire, mais retrouve une image d'addition sur la crosse aortique. Vous complétez l'examen par un angioscanner de l'aorte thoracique, réalisé en contraste spontané puis après injection de produit de contraste iodé à la phase artérielle et portale.

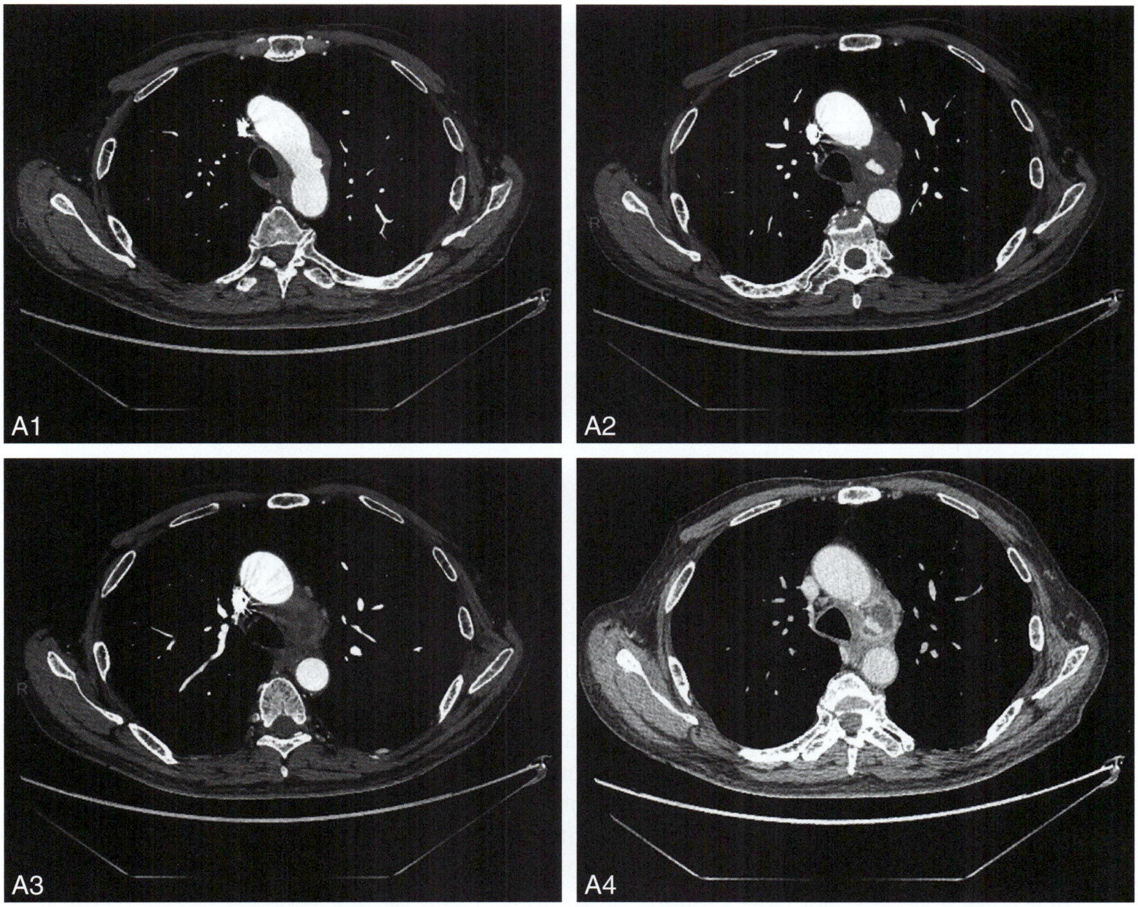

Fig 7.1 **A. Série de coupes axiales passant par la crosse aortique, avec injection de produit de contraste iodé à la phase artérielle (1, 2, 3) et portale (4).**

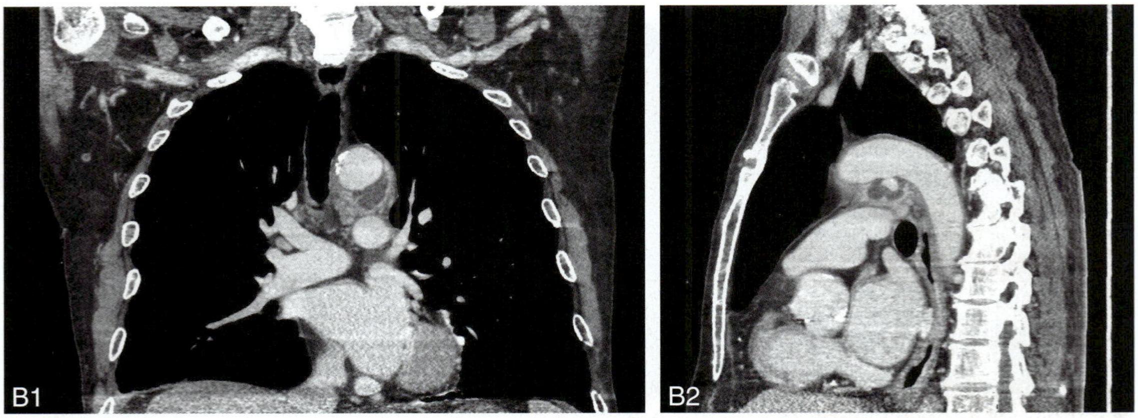

Fig 7.1 Suite. B. Reconstructions dans les plans coronal et sagittal des images de la phase portale.

Question

- Comment décrivez-vous l'angioscanner aortique ?

Interprétation

L'angioscanner montre une aorte globalement non dilatée, présentant quelques calcifications pariétales banales. Il y a une image d'addition partiellement thrombosée dans la concavité de la crosse aortique, évoquant un faux anévrisme avec un large collet. La coque du faux anévrisme est fortement rehaussée par le contraste, accompagnée d'une infiltration franche du tissu périadventiel ainsi que de la graisse autour. Il y a enfin de nombreux ganglions satellites, centimétriques pour certains.

Diagnostic

Faux anévrisme infectieux de la crosse aortique.

Commentaires

Les aortites infectieuses aiguës à pyogènes (staphylocoques 40 %, streptocoques, salmonelles, agents fongiques) peuvent se développer sur une paroi aortique fragilisée (athérome, anévrisme, malformation vasculaire) chez un patient ayant des comorbidités cardiovasculaires (immunodépression, diabète). L'infection diffuse par voie hématogène, plus rarement par contiguïté, à partir d'une porte d'entrée. Les aortites infectieuses chroniques sont plus rares (tuberculose, syphilis, *Coxiella burnetii*).

Les caractéristiques au scanner permettent de différencier l'origine infectieuse de l'athérome qui est le principal diagnostic différentiel. L'association d'une prise de contraste franche de la paroi du faux anévrisme accompagnée d'une infiltration inflammatoire du tissu périadventiel et de ganglions satellites signe généralement le diagnostic d'aortite infectieuse. La pneumatose pariétale (présence d'air dans la paroi aortique) est exceptionnelle et pathognomonique. L'apparition d'un épanchement ou d'une collection périlésionnelle préfigure la rupture et impose une prise en charge chirurgicale urgente.

La TEP au 18-FDG et la scintigraphie aux leucocytes marqués sont complémentaires de l'angioscanner, montrant une hyperfixation. Ils sont également utiles pour évaluer la réponse sous traitements antibiotiques (Fig 7.2).

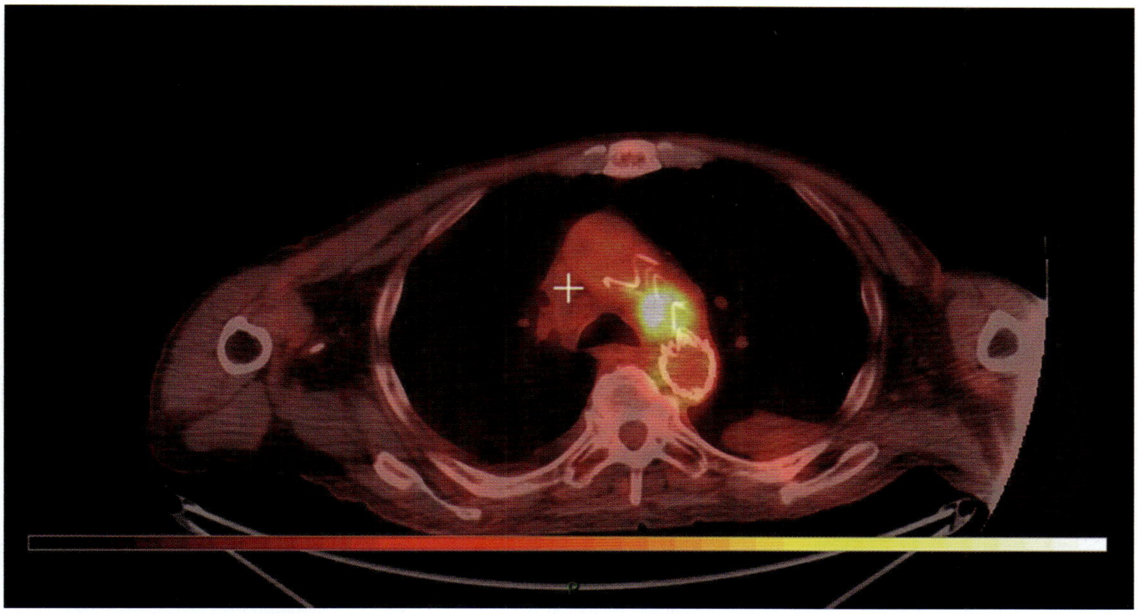

Fig 7.2 **TEP-scanner au 18-FDG.**

Coupe axiale passant par la crosse aortique montrant une hyperfixation traduisant un processus inflammatoire évolutif. Notez que la patient a bénéficié d'une endoprothèse aortique pour exclure le faux anévrisme.

À retenir

L'origine infectieuse d'une aortite est suggérée au scanner par l'existence de complications de type anévrisme ou faux anévrisme avec une paroi anormalement épaissie associée à une infiltration voire d'une collection périadventielle et des ganglions inflammatoires satellites. La présence d'une pneumatose pariétale aortique est exceptionnelle et pathognomonique.

Pour aller plus loin

Restrepo CS, Ocazionez D, Suri R, Vargas D. Aortitis: imaging spectrum of the infectious and inflammatory conditions of the aorta. Radiographics 2011;31:435–51.

Sharma S, Pandey NN, Sinha M, Chandrashekhara SH. Etiology, diagnosis and management of aortitis. Cardiovasc Intervent Radiol 2020;43:1821–36.

Cas clinique 8

Présentation du cas

Description du cas clinique

Patient de 36 ans, porteur d'une maladie de Marfan avec mutation FBN1 ayant été opéré d'une intervention de Bentall mécanique. L'ETT de surveillance systématique au cours d'un bilan à 7 ans de la chirurgie retrouve une image circulante anormale en arrière du culot aortique. Le patient est totalement asymptomatique, apyrétique, en bon état général. Le bilan biologique est normal, sans syndrome inflammatoire. Vous réalisez un scanner cardiaque.

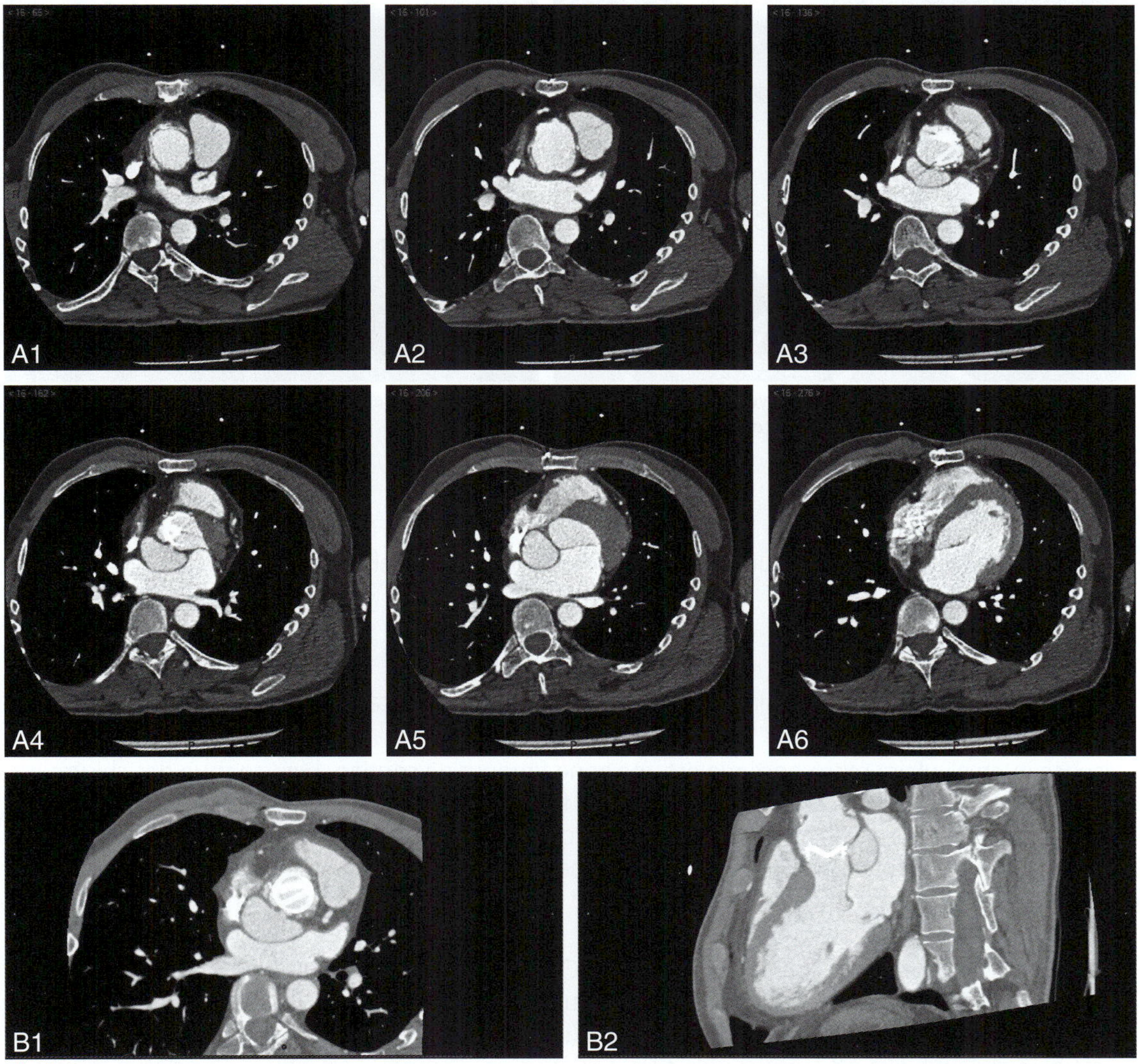

Fig 8.1 **A. Succession de coupes axiales avec injection de produit de contraste iodé. B. Reconstructions multiplanaires centrées sur le culot aortique, axial (1), sagittal (2).**

Question

- Comment décrivez-vous le scanner cardiaque ?

Interprétation

Il y a une image d'addition circulante, en arrière du culot aortique. Les reconstructions permettent d'identifier un pertuis (flèche) au niveau de l'anneau aortique, entre les cups postérieure et gauche, communiquant avec le faux anévrisme. La vue sagittale localise précisément le pertuis au niveau de l'espace intervalvulaire mitroaortique (flèche) (Fig. 8.2).

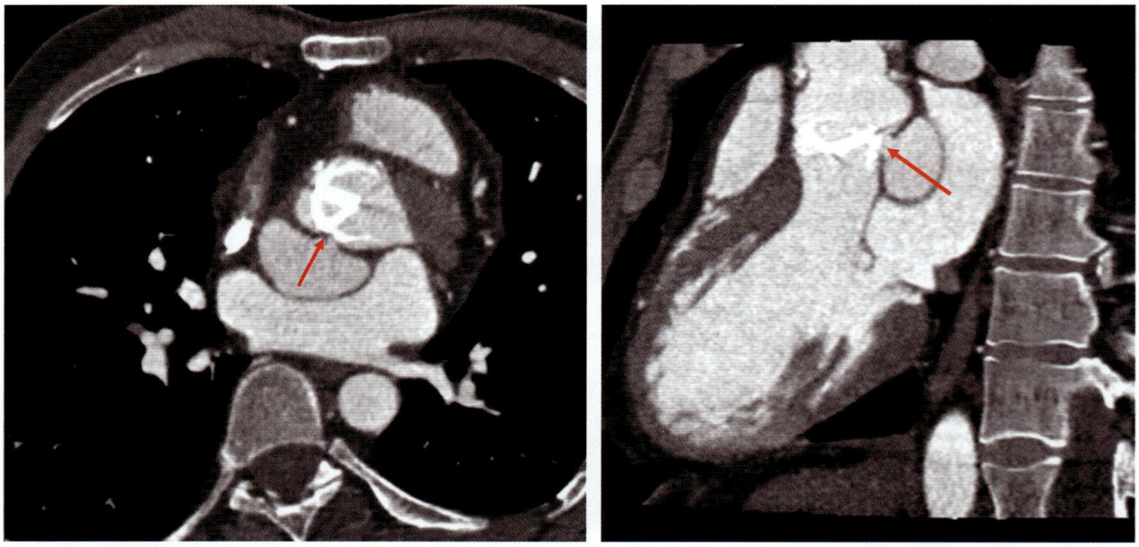

Fig 8.2 Faux anévrisme circulant se développant en arrière de l'anneau aortique dans l'espace mitroaortique, alimenté par un pertuis au niveau de l'espace intervalvulaire mitroaortique (flèche).

Diagnostic

Faux anévrisme sur lâchage de suture au niveau de l'espace intervalvulaire mitroaortique.

Commentaires

Les faux anévrismes après une chirurgie de Bentall sont des complications classiques, retrouvées dans environ 2 % des cas.

L'espace intervalvulaire mitro-aortique est une zone fibreuse de soutien, bien connue des chirurgiens cardiaques, qui est utilisée comme support pour fixer les points de suture lors d'un remplacement valvulaire aortique. Le lâchage de suture est une complication classique ayant pour conséquence le développement d'un faux anévrisme immédiatement sous l'anneau aortique. Le faux anévrisme est donc alimenté par la chambre de chasse du VG et se développe en arrière de la racine aortique vers l'oreillette gauche.

Le bilan infectieux comportant la TEP au 18-FDG et la scintigraphie aux leucocytes marqués ont permis d'écarter une origine infectieuse. La TEP a une forte valeur prédictive négative mais une faible spécificité, surtout en cas de matériel prothétique (inflammation, remaniements postopératoires, prolifération cellulaire). Elle est surtout utile pour la détection d'emboles septiques. La scintigraphie aux leucocytes marqués est plus spécifique que la TEP en cas d'infection sur matériel prothétique.

Le patient a bénéficié d'une chirurgie de Bentall redux. Le pertuis du faux anévrisme a été fermé par un point en U appuyés sur des pledgets de Téflon.

À retenir

Le scanner cardiaque est l'examen de choix pour caractériser un faux anévrisme périprothétique. Il permet de bien préciser le faux anévrisme, son collet et ses rapports avec la prothèse. Une origine infectieuse doit être éliminée, avec la TEP 18-FDG et la scintigraphie aux leucocytes marqués.

Pour aller plus loin

Boccalini S, Swart LE, Bekkers JA, Nieman K, Krestin GP, Bogers AJ, et al. CT angiography for depiction of complications after the Bentall procedure. Br J Radiol 2019;92:20180226.

Prescott-Focht JA, Martinez-Jimenez S, Hurwitz LM, Hoang JK, Christensen JD, Ghoshhajra BB, et al. Ascending thoracic aorta: Postoperative imaging evaluation. Radiographics 2013;33:73–85.

Cas clinique 9

Présentation du cas

Description du cas clinique

Patient de 74 ans, ayant été opéré d'un remplacement valvulaire aortique par une bioprothèse il y a 11 ans. Le patient présente une élévation progressive des gradients sur les 4 dernières années. Depuis quelques mois, il se plaint d'une dyspnée d'effort inhabituelle. L'ETT retrouve une franche majoration du gradient moyen à 40 mmHg, avec une cinétique conservée des feuillets de la bioprothèse, sans thrombus. L'ETO confirme le caractère moyennement serré de la bioprothèse avec un gradient moyen à 30 mmHg, une limitation d'ouverture d'une des cups. Vous réalisez un scanner cardiaque.

Vidéo 9.1 Ciné multiplanaire du culot aortique.

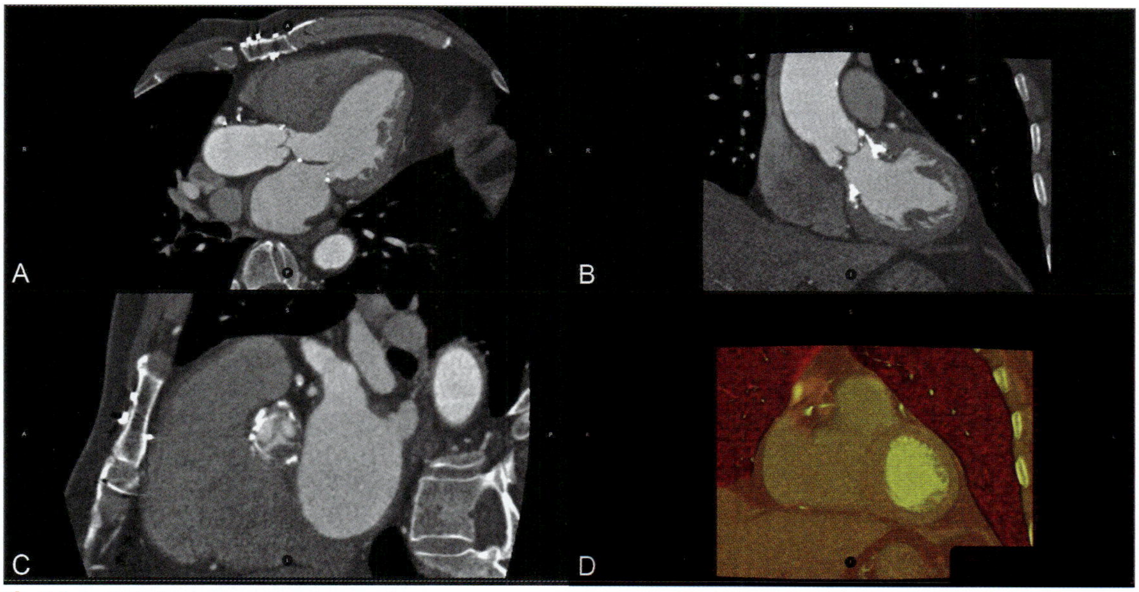

Fig 9.1 A–D. Reformatage du culot aortique.

Question

- Comment décrivez-vous le scanner cardiaque ?

Interprétation

Mise en évidence d'hypodensité pseudonodulaires (flèche) tapissant la base de la cusp postérieure et, de façon moindre, la cusp coronaire gauche. En mode dynamique, il y a une restriction de la cinétique de la cusp postérieure (Fig. 9.2).

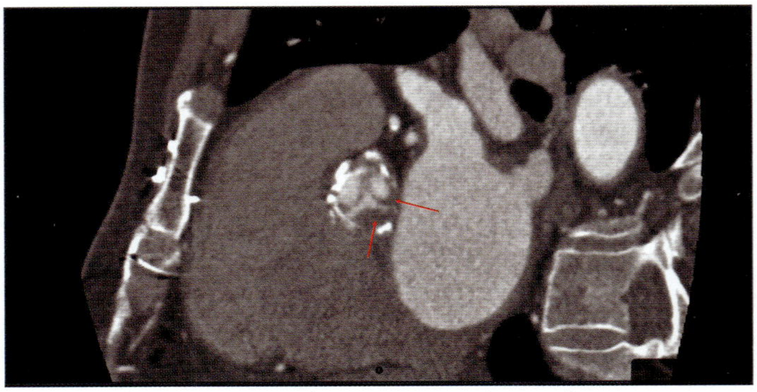

Fig 9.2 **Thrombus (flèche) au niveau de la cusp postérieure et coronaire gauche.**

Diagnostic

Thrombose partielle de bioprothèse.

Commentaires

Une thrombose peut survenir dans les suites de l'implantation d'une bioprothèse aortique (12 % des patients) chirurgicale ou percutanée, avec une nette prédominance après une procédure de TAVI, exposant les patients au risque d'AVC.

L'échocardiographie enregistre habituellement une élévation des gradients, mais l'image directe du thrombus peut être difficile à mettre en évidence.

Le scanner cardiaque permet de confirmer le diagnostic en retrouvant des images caractéristiques : épaississements hypodenses, pseudonodulaires, localisés à la base des cusps de la bioprothèse. Il s'y associe en général une diminution du mouvement du feuillet thrombosé. Le thrombus se distingue du pannus par son caractère pseudonodulaire et sa topographie à la base des cusps. Le pannus est vu au scanner comme une bande hypodense, plus ou moins circonférentielle, immédiatement dans la chambre de chasse du VG sous la bioprothèse.

Les anticoagulants AOD ou AVK sont plus efficaces que les antiagrégants plaquettaires.

À retenir

Le scanner cardiaque permet habituellement d'identifier l'obstacle à l'origine d'une élévation inexpliquée des gradients d'une bioprothèse (pannus, thrombus, mismatch).

Pour aller plus loin

Rashid HN, Gooley RP, Nerlekar N, Ihdayhid AR, McCormick LM, Nasis A, et al. Bioprosthetic aortic valve leaflet thrombosis detected by multidetector computed tomography is associated with adverse cerebrovascular events: A meta-analysis of observational studies. EuroIntervention 2018;13:e1748–55.

Cas clinique 10

Présentation du cas

Description du cas clinique

Patient âgé de 80 ans, hospitalisé en vue d'une fermeture percutanée de l'auricule gauche. L'indication est posée devant une fibrillation auriculaire permanente non valvulaire chez un patient ayant des hématomes sous-duraux chroniques qui contre-indiquent les anticoagulants. Vous réalisez un scanner cardiaque d'évaluation avant la procédure.

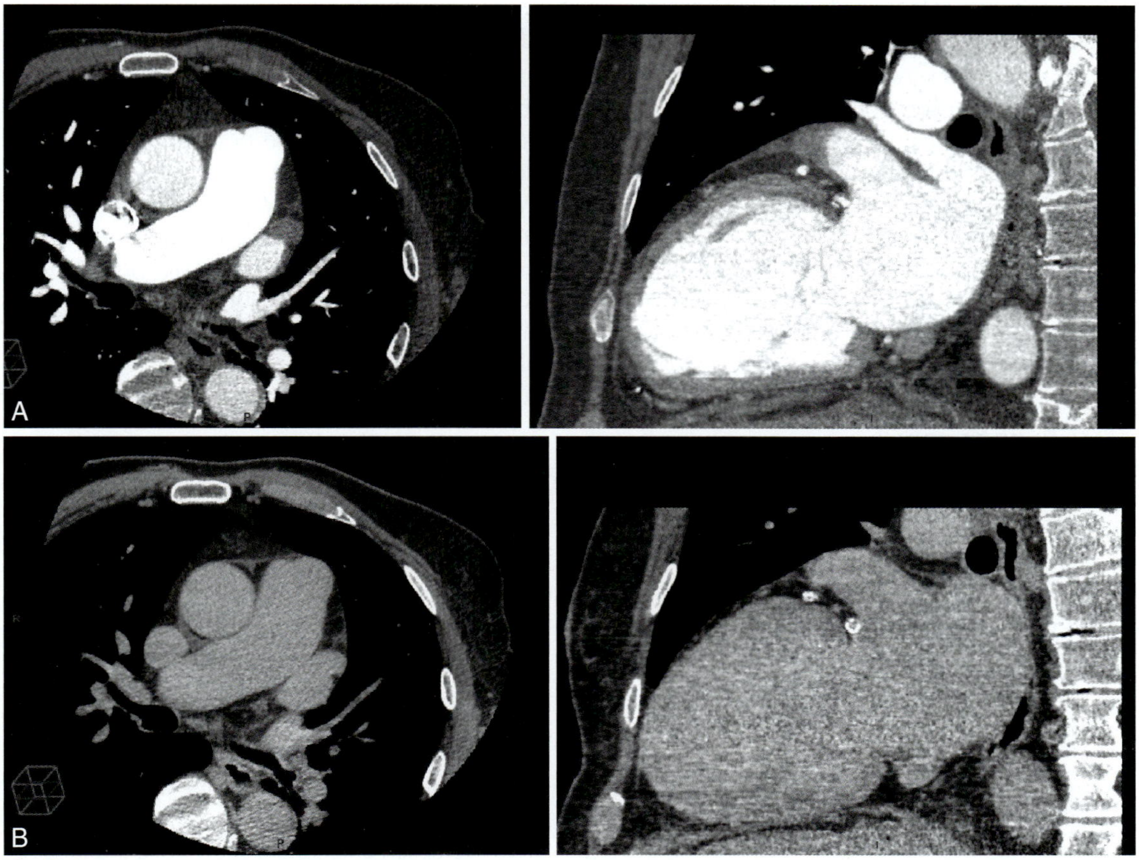

Fig 10.1 A. Scanner cardiaque avec injection de produit de contraste iodé à la phase artérielle, sur les incidences axiale et sagittale. B. Scanner cardiaque à la phase tardive à 2 minutes postinjection du produit de contraste iodé, sur les mêmes incidences, axiale et sagittale.

Question

- Comment décrivez-vous le scanner cardiaque ?

Interprétation

Les images acquises à la phase artérielle après injection de produit de contraste iodé (Fig 10.1A) montrent une hypodensité comblant le fond de l'auricule gauche, faisant suspecter un thrombus. Cependant, l'hypodensité disparaît sur la phase tardive à 2 minutes postinjection (Fig 10.1B) ; le fond de l'auricule se retrouvant parfaitement libre, sans aucune image résiduelle anormale. Il s'agit d'un phénomène de flux lent circulant au fond de l'auricule gauche. Il n'y a donc pas de contre-indication à la fermeture de l'auricule gauche.

Diagnostic

Flux lent au sein de l'auricule gauche, sans thrombus.

Commentaires

Le scanner est une excellente alternative à l'ETT et à l'ETO pour la détection de thrombus dans l'auricule gauche. La métaanalyse publiée par Romero et al. (2013) rapporte une sensibilité de 100 %, une spécificité de 99 % et une valeur prédictive négative de 100 %.

La technique comporte une acquisition volumique sur le massif cardiaque, avec synchronisation à l'ECG en mode prospectif, après injection de produit de contraste iodé sur deux phases, artérielle et tardive à 2 minutes. La phase artérielle permet d'opacifier l'auricule gauche pour étudier son anatomie (morphologie, diamètre du collet et longueur de l'appendice, nombre de lobes). Une auricule gauche fonctionnelle est opacifiée de façon homogène et de même intensité que l'OG sur la phase artérielle. La présence d'un flux lent ou de thrombus au fond de l'auricule se traduit par une franche hypodensité sur la phase artérielle. La phase tardive permet de distinguer le flux lent du thrombus. En effet, le flux lent est lavé sur la phase tardive libérant totalement le fond de l'auricule. La persistance d'une hypodensité sur la phase tardive signe la présence d'un thrombus.

À retenir

La recherche de thrombus intracardiaque au scanner nécessite une acquisition sur deux temps, artériel et tardif.

Le flux lent et le thrombus de l'auricule gauche se présentent sous la forme d'une hypodensité au fond de l'auricule. L'hypodensité disparaît à la phase tardive en cas de flux lent, mais persiste en cas de thrombus.

Pour aller plus loin

Romero J, Cao JJ, Garcia MJ, Taub CC. Cardiac imaging for assessment of left atrial appendage stasis and thrombosis. Nat Rev Cardiol 2014;11:470–80.

Romero J, Husain SA, Kelesidis I, Sanz J, Medina HM, Garcia MJ. Detection of left atrial appendage thrombus by cardiac computed tomography in patients with atrial fibrillation: A meta-analysis. Circ Cardiovasc Imaging 2013;6:185–94.

Spagnolo P, Giglio M, Di Marco D, Cannaò PM, Agricola E, Della Bella PE, et al. Diagnosis of left atrial appendage thrombus in patients with atrial fibrillation: delayed contrast-enhanced cardiac CT. Eur Radiol 2021;31:1236–44.

Cas clinique 11

Présentation du cas

Description du cas clinique

Patiente de 67 ans aux antécédents de cardiopathie valvulaire rhumatismale opérée d'un double remplacement valvulaire mécanique aortique et mitral avec annuloplastie tricuspide il y a 9 ans, puis appareillée d'un défibrillateur automatique implantable il y a 4 ans.

La patiente se plaint d'une dyspnée croissante. L'ETT suspecte une thrombose de la prothèse bi-ailette aortique avec une élévation du gradient moyen à 47 mmHg. Un scanner cardiaque est réalisé, avec une acquisition volumique de 16 cm, prenant l'ensemble du cycle cardiaque sur un battement, après injection de produit de contraste iodé à la phase artérielle.

Vidéo 11.1 Scanner dynamique.
Mode ciné centré sur la prothèse aortique.

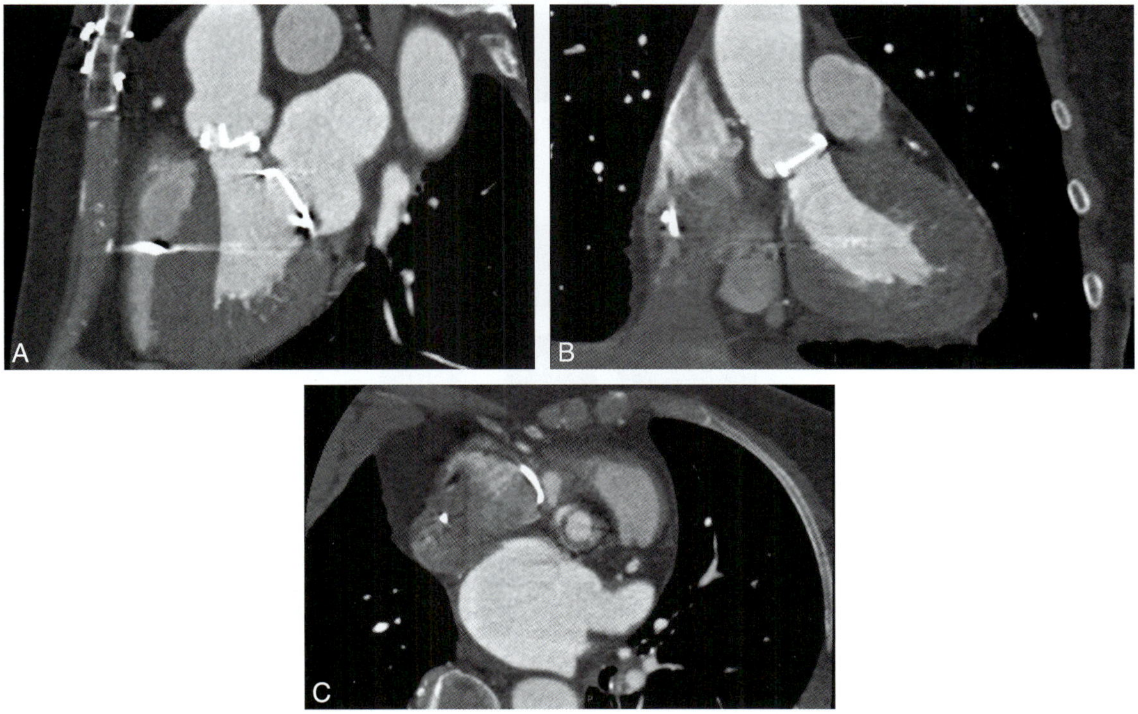

Fig 11.1 Reconstructions multiplanaires dans les deux voies VG-aorte, 3-cavités (A), coronal oblique (B), et dans le plan axial de l'anneau aortique (C).

Question

- Comment décrivez-vous le scanner cardiaque ?

Interprétation

On retrouve une image hypodense en bande circonférentielle, immédiatement sous la prothèse aortique. Cette pseudomembrane réduit significativement la voie d'éjection sous-prothétique (Fig 11.2). En mode dynamique, une des ailettes de la prothèse mécanique est figée.

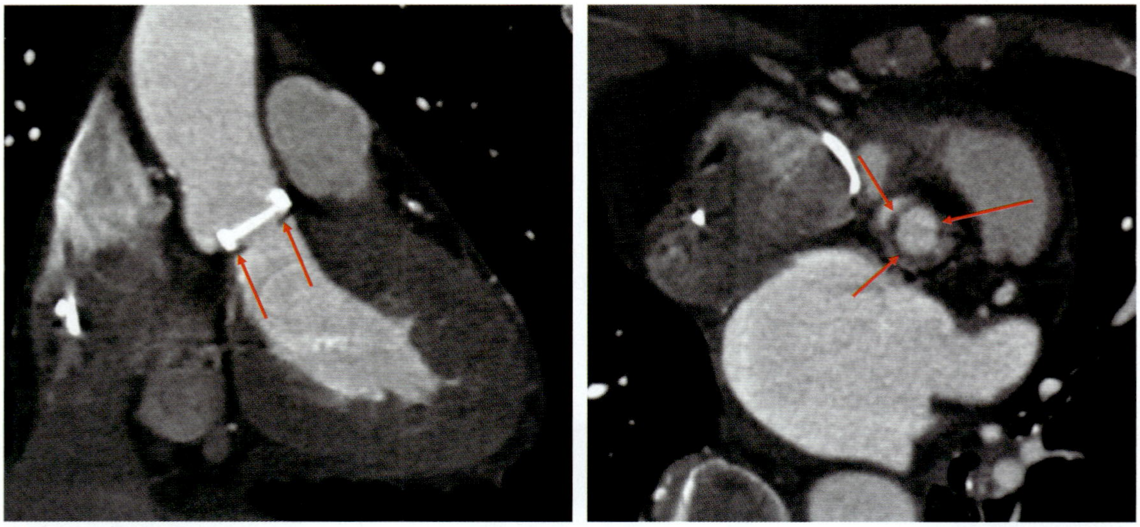

Fig 11.2 Image de pannus reconnaissable à l'aspect d'une bande hypodense (flèches) plus ou loins circonférentielle, immédiatement à la prothèse.

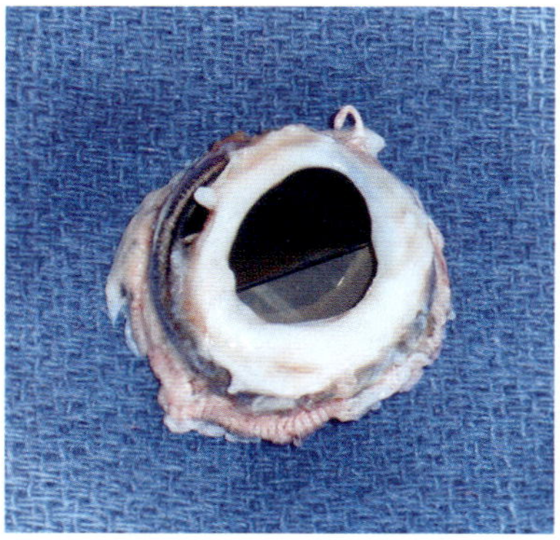

Fig 11.3 Explantation de prothèse aortique bi-ailette. On confirme le pannus qui tapisse tout le pourtour ventriculaire de l'anneau de la prothèse.

Diagnostic

Pannus sous-prothétique aortique.

Commentaires

Le pannus est une excroissance fibreuse qui se développe sous la prothèse (biologique ou mécanique) à l'origine d'une réduction de la surface effective de la prothèse. Le pannus est de taille variable, allant d'un simple diaphragme à une coulée pseudotumorale épaisse pouvant venir engainer les articulations de la prothèse et gêner son fonctionnement (Fig 11.3).

Le pannus se développe le plus souvent sur les prothèses mécaniques (à disque basculant plus que les doubles ailettes) en position plus aortique que mitrale.

Le diagnostic clinique et échographique est parfois difficile et nécessite une confrontation avec un scanner cardiaque en cas d'élévation inhabituelle du gradient transvalvulaire prothétique.

À retenir

Le diagnostic de pannus aortique au scanner est suggéré sur la présence d'une bande hypodense, plus ou moins circonférentielle, sous-prothétique. Une dysfonction de prothèse est recherchée sur le mode ciné à partir des reconstructions tous les 10 % du cycle RR sur un volume d'acquisition rétrospective.

Pour aller plus loin

Han K, Yang DH, Shin SY, Kim N, Kang JW, Kim DH, et al. Subprosthetic pannus after aortic valve replacement surgery: Cardiac CT findings and clinical features. Radiology 2015;276:724–31.

Cas clinique 12

Présentation du cas

Description du cas clinique

Patient de 37 ans, suivi pour une maladie de Marfan, avec un anévrisme de l'aorte ascendante. Les ETT de contrôle sur les dernières années montrent une augmentation progressive du diamètre maximal, approchant du seuil chirurgical. Un angioscanner aortique est alors demandé.

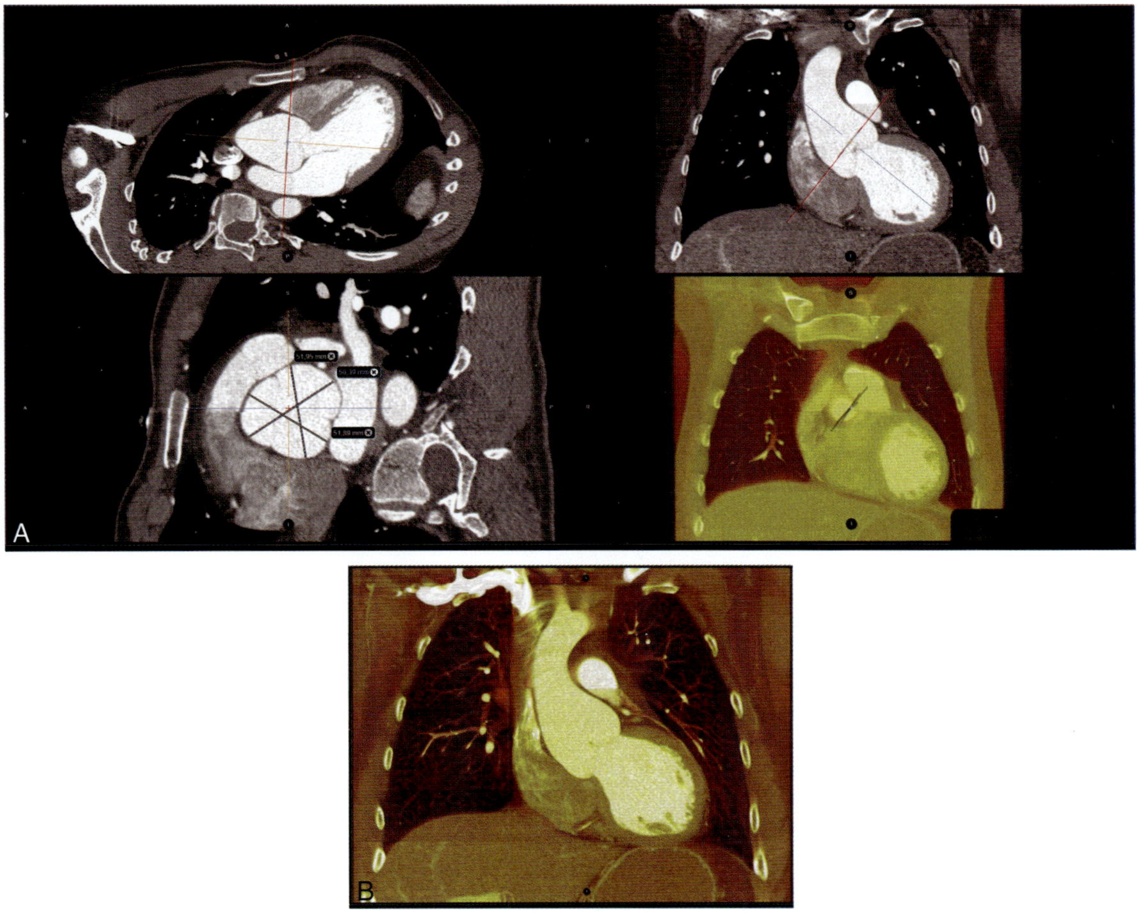

Fig 12.1 **A. Angioscanner aortique centré sur le culot aortique. Mesure du diamètre maximal au niveau des sinus de Valsalva. B. Reconstruction 3D.**

Question

- Comment décrivez-vous l'angioscanner aortique ?

Interprétation

Il y a une dilatation piriforme de l'aorte ascendante, prédominant sur le culot aortique depuis l'anneau jusqu'au tube ascendant initial. La dilatation est maximale au niveau des sinus de Valsalva qui sont discrètement asymétriques, avec une mesure maximale à 56 mm entre les deux sinus coronaires.

Diagnostic

Anévrisme de la racine aortique.

Commentaires

Le scanner est l'examen de référence pour l'évaluation de l'aorte, permettant de réaliser des mesures bien plus précises que n'importe quelle autre technique du diamètre maximal surtout lorsque ce dernier est proche du seuil chirurgical.

L'acquisition se fait avec une synchronisation prospective à l'ECG lors du passage sur le thorax, après injection de produit de contraste iodé à la phase artérielle.

Le diamètre maximal est obtenu sur la mesure en double obliquité perpendiculaire à l'axe du segment aortique étudié. On effectue la mesure de bord interne à bord interne (à la différence de la mesure de bord d'attaque à bord d'attaque en échocardiographie). La mesure est plus délicate au niveau des sinus de Valsalva en raison du caractère parfois asymétrique de la dilatation. Le diamètre maximal est recherché sur la mesure du fond de sinus à fond de sinus opposé, au niveau des 3 sinus.

Les dernières recommandations de l'ESC (2014) fixent le seuil chirurgical à 50 mm pour les patients souffrant d'une maladie de Marfan et abaisse le seuil à 45 mm chez ceux présentant des facteurs de risque (antécédent de dissection, progression rapide de la dilatation).

Le seuil chirurgical des patients ayant une bicuspidie avec des facteurs de risque est également à 50 mm. Dans tous les autres cas d'anévrisme de l'aorte sans contexte de maladie du tissu élastique, le seuil chirurgical est à 55 mm.

À retenir

L'angioscanner est l'examen le plus fiable pour la mesure des diamètres aortiques, surtout en cas de dilatation asymétrique qui peut prendre à défaut l'échocardiographie.

Le seuil chirurgical pour opérer un anévrisme de l'aorte est à 50 mm dans la maladie de Marfan, et abaissé à 45 mm s'il y a des facteurs de risque. Ce seuil à 50 mm est également conseillé dans la bicuspidie aortique avec des facteurs de risque.

Pour aller plus loin

Erbel R, Aboyans V, Boileau C, Bossone E, Bartolomeo RD, Eggebrecht H, et al.; ESC Committee for Practice Guidelines. 2014 ESC Guidelines on the diagnosis and treatment of aortic diseases: Document covering acute and chronic aortic diseases of the thoracic and abdominal aorta of the adult. The Task Force for the Diagnosis and Treatment of Aortic Diseases of the European Society of Cardiology (ESC). Eur Heart J 2014;35:2873–926.

Cas clinique 13

Présentation du cas

Description du cas clinique

Patiente de 86 ans, hospitalisée pour un OAP. Elle n'a pas de facteur de risque ni d'antécédent médical notable. Son ECG d'entrée montre un rythme sinusal avec un aspect QS antérieur et un sus-décalage ST antérieur. L'ETT au lit retrouve une dysfonction systolique du VG avec une FEVG à 30 % et une akinésie antéro-septo-apicale. La coronarographie montre des coronaires infiltrées sans sténose significative. Vous réalisez une IRM cardiaque.

Vidéo 13.1 **Ciné-SSFP 4-, 3-cavités et petit-axe.**

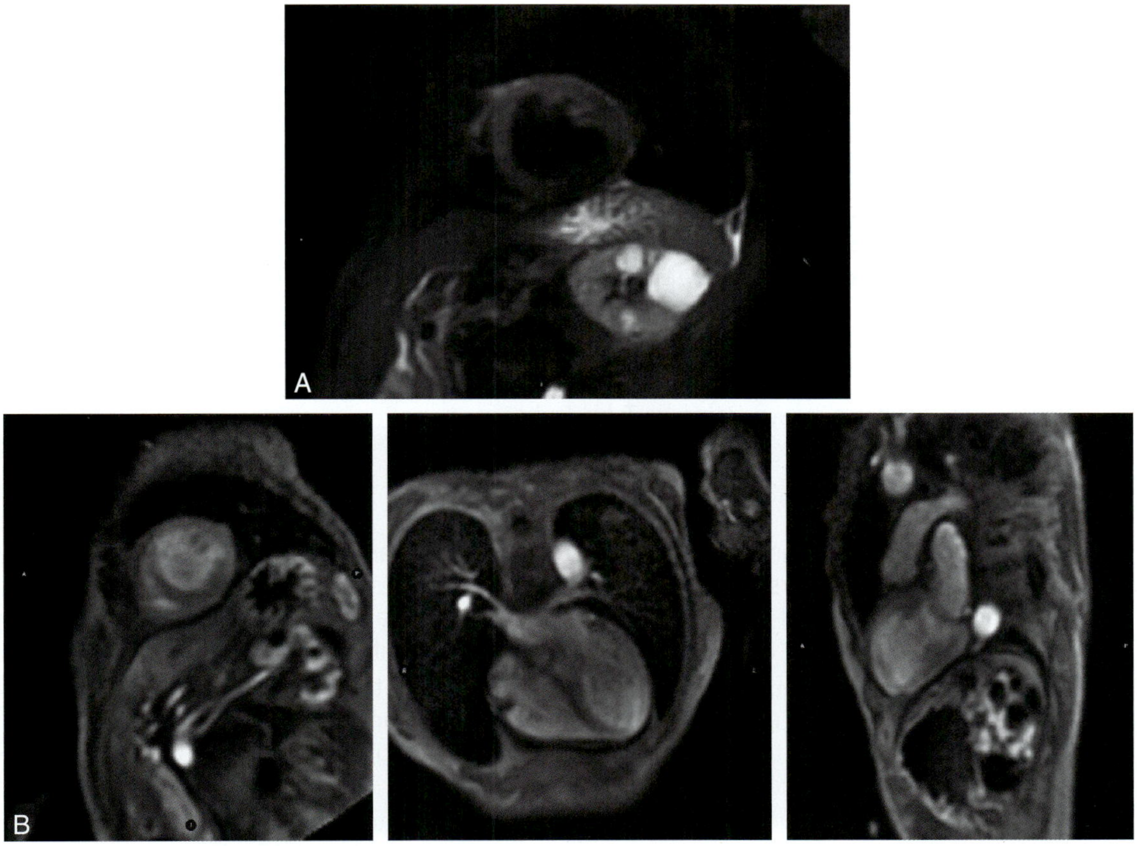

Fig 13.1 **A. T2-STIR en petit-axe. B. Perfusion de 1er passage.**

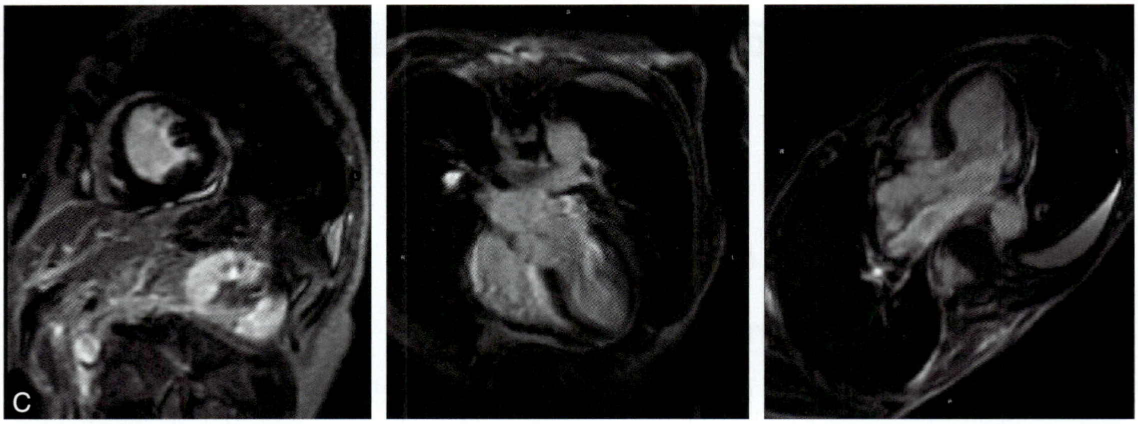

Fig 13.1 Suite. C. Rehaussement tardif.

Question

- Comment décrivez-vous l'IRM cardiaque ?

Interprétation

L'examen montre une dilatation akinétique de la paroi antéro-septo-apicale qui est amincie (Vidéo 13.1). Il y a une hyperkinésie de la collerette basale du VG.

La séquence T2-STIR met en évidence un hypersignal transmural au niveau antéro-septo-apical, traduisant un œdème aigu.

La perfusion de 1er passage est normale, sans défaut de perfusion. Il n'y a pas non plus de prise de contraste tardive anormale dans ce territoire akinétique. Pas de thrombus non plus décelé.

Diagnostic

Cardiomyopathie de stress ou syndrome de Tako-Tsubo.

Commentaires

Le syndrome de Tako-Tsubo, dans sa forme classique apicale, est caractérisé par une dilatation akinétique voire dyskinétique du tiers apical du VG avec une hyperkinésie compensatrice de la collerette basale. Le diagnostic différentiel est un IDM antéro-septo-apical. À la différence de l'infarctus, la perfusion de 1er passage est normale, de même que le rehaussement tardif dans le syndrome de Tako-Tsubo.

À la phase très précoce, le rehaussement tardif peut être discret et transmural sans gradient entre les couches sous-endocardique et épicardique. L'œdème est inconstamment visible sur la séquence T2 et STIR. Les séquences paramétriques (T2 mapping et T1 mapping) sont plus sensibles pour mettre en évidence l'œdème myocardique.

Un facteur déclenchant (stress émotionnel ou physique) est habituellement retrouvé à l'interrogatoire. La récupération est rapide dans les heures ou jours qui suivent, sans séquelle.

Plus rares, les formes médiane et inversée du syndrome de Tako-Tsubo présentent des anomalies de la cinétique respectivement dans les régions médiale et basale du VG.

À retenir

Le syndrome de Tako-Tsubo dans sa forme classique est reconnaissable en IRM sur la dilatation akinétique antéro-septo-apicale du VG, sans anomalie de la perfusion et sans prise de contraste anormale sur le rehaussement tardif. Il se distingue de l'infarctus du myocarde qui présente un pattern ischémique sous-endocardique, avec un franc défaut de perfusion et une prise de contraste tardive à point de départ sous-endocardique.

Pour aller plus loin

Ghadri JR, Wittstein IS, Prasad A, Sharkey S, Dote K, Akashi YJ, et al. International Expert Consensus Document on Takotsubo Syndrome (Part I): Clinical characteristics, diagnostic criteria, and pathophysiology. Eur Heart J 2018;39:2032–46.

Ghadri JR, Wittstein IS, Prasad A, Sharkey S, Dote K, Akashi YJ, et al. International Expert Consensus Document on Takotsubo Syndrome (Part II): Diagnostic workup, outcome, and management. Eur Heart J 2018;39:2047–62.

Pelliccia F, Kaski JC, Crea F, Camici PG. Pathophysiology of Takotsubo syndrome. Circulation 2017;135:2426–41.

Cas clinique 14

Présentation du cas

Description du cas clinique

Patient de 72 ans, adressé pour une IRM cardiaque de stress. Ses facteurs de risque comportent une HTA, une dyslipidémie et un diabète non insulinodépendant. Il a été opéré il y a 5 ans d'un triple pontage aortocoronarien tout mammaire sur l'IVA, la diagonale et la marginale. Il se plaint de douleur thoracique atypique, semblant être rythmé par l'effort. Son ECG de base est normal, de même que l'ETT. Vous réalisez l'IRM de stress au régadénoson (Rapiscan®).

Vidéo 14.1 Perfusion sous stress.

Vidéo 14.2 Perfusion au repos.

Vidéo 14.3 Ciné-SSFP sous stress.

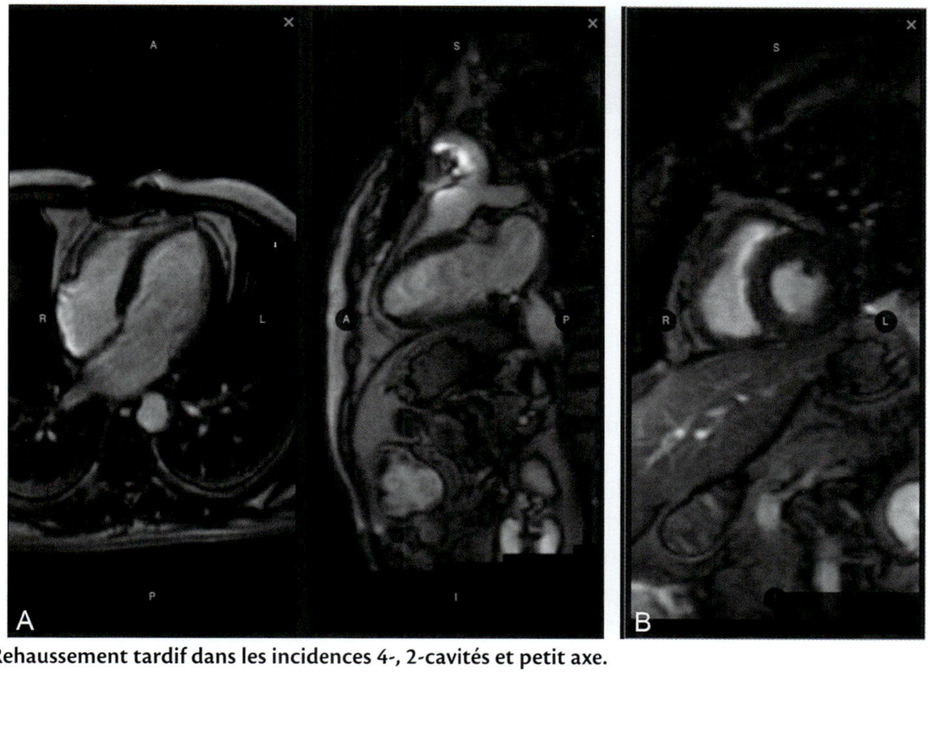

Fig 14.1 Rehaussement tardif dans les incidences 4-, 2-cavités et petit axe.

Question

- Comment décrivez-vous l'IRM cardiaque ?

Interprétation

Les images ciné-SSFP montrent des cavités cardiaques de morphologie normale, avec un VG non hypertrophié, de signal homogène normal. La perfusion de 1er passage sous stress met en évidence un franc hyposignal sous-endocardique de toute la paroi inférieure du VG. Le défaut de perfusion est réversible et disparaît sur l'acquisition de repos effectuée 5 minutes après (Fig 14.2).

Le rehaussement tardif est normal, sans séquelle ni prise de contraste pathologique dans le territoire inférieur.

La coronarographie a retrouvé une sténose résiduelle mono tronculaire du segment II de la coronaire droite qui a été traitée par angioplastie avec pose d'un stent actif.

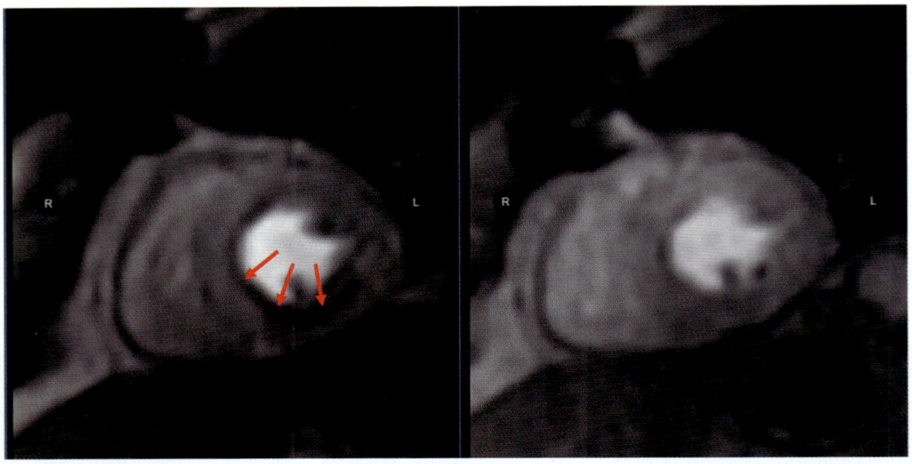

Fig 14.2 **A. Franc défaut de perfusion sous-endocardique (flèche) de la paroi inférieure sous régadénson. B. Normalisation de la perfusion au repos.**

Diagnostic

IRM cardiaque de stress sous régadénoson positive.

Commentaires

L'IRM des stress présente des performances diagnostiques et pronostiques pour l'ischémie myocardique équivalentes, voire meilleures que les autres tests (FFR, TEP, scintigraphie myocardique) [1-3]. L'étude récente MR-INFORM [3] a définitivement ancré la place de l'IRM dans cette indication en démontrant la non-infériorité de l'IRM de stress par rapport à la FFR dans la prise en charge des patients coronariens (revascularisation ou traitement médical).

Les vasodilatateurs (régadénoson, dipyridamole, adénosine) provoquent un vol vasculaire avec redirection du flux sanguin coronaire vers les territoires sains au détriment des territoires ischémiques post-sténotiques.

Le régadénoson est la drogue la plus récente et d'utilisation croissante malgré un coût plus élevé que les autres produits. Il est particulièrement adapté à un usage en IRM : simplicité d'utilisation (1 ampoule de 400 µg en IVD sur 1 minute), demi-vie courte (2-4 minutes) de la phase active (contrairement à l'action trop fugace de l'adénosine et à l'action trop prolongée du dipyridamole), peu ou pas de contre-indication (peut être utilisé chez les patients asthmatiques et BPCO contrairement au dipyridamole, précaution toutefois chez les patients épileptiques en raison de l'abaissement du seuil épileptogène), ne nécessite pas d'antagoniste (contrairement au dipyridamole qui nécessite une perfusion d'antagoniste avec du salbutamol).

La réponse chronotrope normale élève la fréquence cardiaque de 10-20 bpm quel que soit le vasodilatateur utilisé. La douleur thoracique peut être reproduite au pic de la vasodilatation.

L'ischémie se traduit par un hyposignal franc et persistant sous-endocardique sur une épaisseur myocardique variable, visible sur la séquence de perfusion de 1er passage du produit de contraste gadoliné. Le défect de perfusion est systématisé à un territoire vasculaire coronaire, et persiste pendant toute la durée de l'acquisition sur généralement plusieurs intervalles (> 3 intervalles RR). Une hypoperfusion ≥ 2/17 segments adjacents traduit une ischémie significative.

En cas d'ischémie sous vasodilatateur, on répète la perfusion au repos entre 5 et 7 minutes. On confirme la réversibilité de l'ischémie sur la disparition du défect de perfusion au repos. On évalue le comportement du territoire ischémique sur la cinétique segmentaire et sur le rehaussement tardif.

Un rehaussement tardif présent et superposable à l'hyposignal en perfusion de 1er passage sous vasodilatateur signifie qu'il y a une séquelle de nécrose. La revascularisation n'est envisagée qu'en cas de viabilité suffisante. Si le défaut de perfusion sous vasodilatateur est plus étendu que le rehaussement tardif, cela signifie qu'il y a une ischémie périlésionnelle qui pourrait bénéficier d'une revascularisation.

À retenir

Les recommandations européennes 2013 [4] ont validé l'IRM de stress pour la recherche d'ischémie myocardique chez le patient coronarien.

Le test est hémodynamiquement positif si on démasque une hypoperfusion sous forme d'un hyposignal franc et persistant, visible sur la perfusion de 1er passage du produit de contraste au pic de la vasodilatation. L'ischémie myocardique est significative si l'hypoperfusion est retrouvée sur au moins 2/17 segments adjacents de l'AHA.

Pour aller plus loin

Greenwood JP, Maredia N, Younger JF, Brown JM, Nixon J, Everett CC, et al. Cardiovascular magnetic resonance and single-photon emission computed tomography for diagnosis of coronary heart disease (CE-MARC): a prospective trial. Lancet 2012;379:453–60.

Knuuti J, Ballo H, Juarez-Orozco LE, Saraste A, Kolh P, Rutjes AWS, et al. The performance of non-invasive tests to rule-in and rule-out significant coronary artery stenosis in patients with stable angina: a meta-analysis focused on post-test disease probability. Eur Heart J 2018;39:3322–30.

Nagel E, Greenwood JP, McCann GP, Bettencourt N, Shah AM, Hussain ST, et al.; MR-INFORM Investigators. Magnetic resonance perfusion or fractional flow reserve in coronary disease. N Engl J Med 2019;380:2418-28.

Members Task Force, Montalescot G, Sechtem U, Achenbach S, Andreotti F, Arden C, et al. 2013 ESC guidelines on the management of stable coronary artery disease: The Task Force on the management of stable coronary artery disease of the European Society of Cardiology. Eur Heart J 2013;34:2949–3003.

Cas clinique 15

Présentation du cas

Description du cas clinique

Patient de 71 ans, adressé pour une IRM cardiaque, en complément de l'ETT pour exploration d'une hypertrophie ventriculaire gauche. Il n'a pas d'antécédent personnel ou familial notable. Il présente une dyspnée d'effort croissante depuis quelques mois, sans douleur thoracique. Son tracé ECG au repos est en rythme sinusal avec un BBG complet. Son ETT montre un VG dilaté, modérément hypertrophié de façon concentrique avec une épaisseur septale de 15 mm. Le VG est globalement hypokinétique avec une dysfonction systolique modérée (FEVG 45 %). L'OG est moyennement dilatée. Les cavités cardiaques droites sont normales, avec des pressions artérielles pulmonaires augmentées (PAPS 45 mmHg).

Vidéo 15.1 **Ciné-SSFP multiplan.**

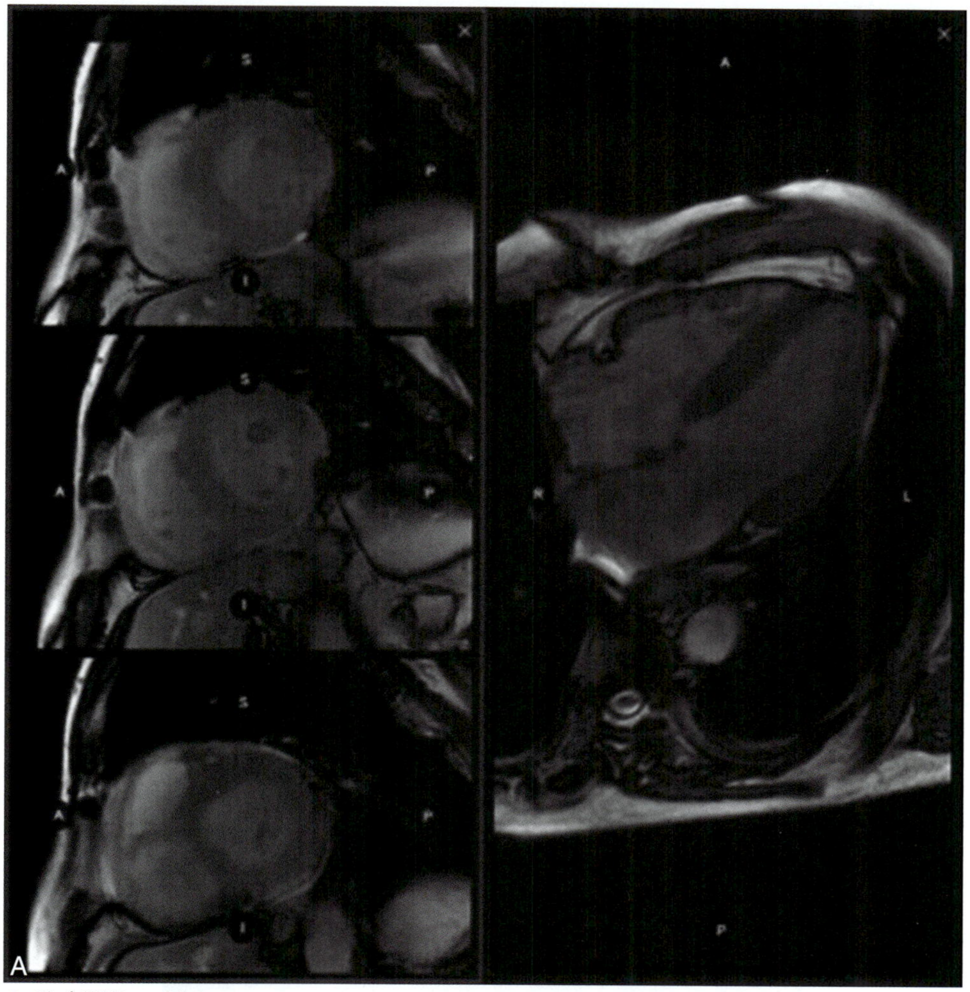

Fig 15.1 **A. Ciné-SSFP multiplan.**

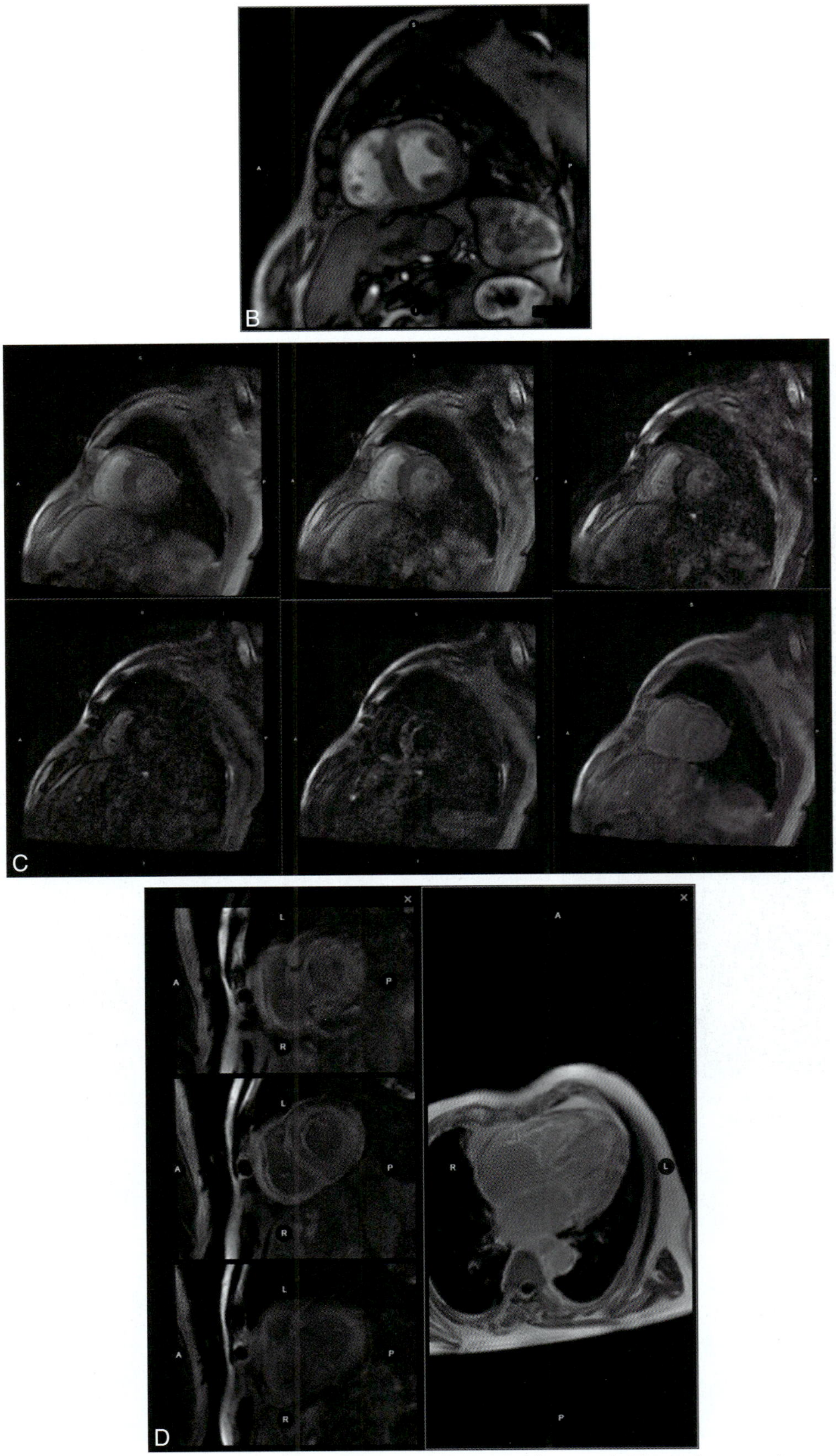

Fig 15.1 Suite. B. Séquence de perfusion de 1er passage en petit-axe. C. Séquence de TI scouting en petit-axe. D. Rehaussement tardif dans les incidences petit-axe et 4-cavités.

Question

- Comment décrivez-vous l'IRM cardiaque ?

Interprétation

Les deux oreillettes sont dilatées, prédominant sur l'OG. Le ventricule gauche est aussi modérément dilaté, hypertrophié de façon concentrique avec un septum interventriculaire à 16 mm d'épaisseur. Il est modérément hypokinétique avec une dysfonction systolique globale et une FEVG estimée visuellement à 40 %.

La perfusion de 1er passage montre des hyposignaux sous-endocardiques non systématisés.

La séquence de TI scouting retrouve un raccourcissement du TI du myocarde (180 ms) (Fig 15.2). Il y a même une inversion du TI avec le signal myocardique (flèche) qui s'annule avant celui du sang cavitaire (étoile).

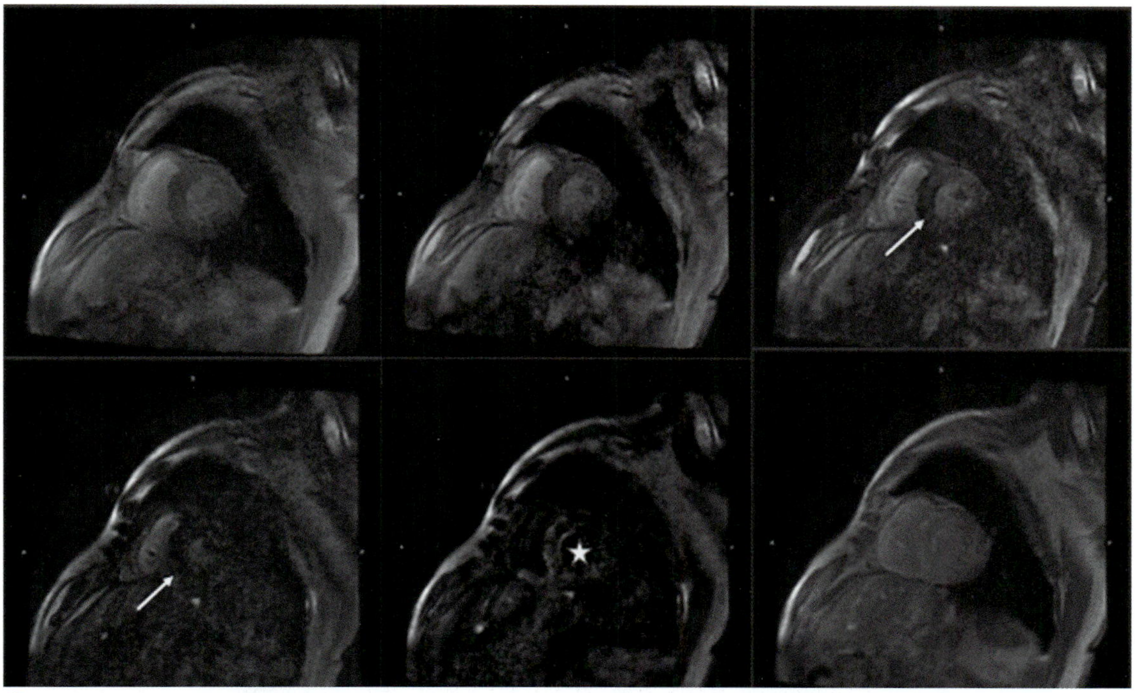

Fig 15.2 **TI scouting, retrouvant une inversion du TI avec le signal du myocarde (flèche) qui s'annule avec le signal du sang cavitaire (étoile).**

En rehaussement tardif, il y a une prise de contraste hétérogène en plage diffuse intéressant toutes les couches myocardiques des 4 cavités cardiaques.

Diagnostic

Amylose cardiaque à transthyrétine, sénile.

Commentaires

L'amylose est une maladie de système, au pronostic sévère, secondaire à des dépôts extracellulaires de protéines amyloïdes dans les tissus des organes cibles entraînant leur dysfonction (rein, cœur, nerfs, glandes salivaires).

L'amylose peut être acquise ou transmise selon le mode autosomal dominant. La forme la plus fréquente est l'amylose AL qui correspond à des dépôts extracellulaires de chaînes légères d'immunoglobulines κ ou λ dans un contexte de myélome. Le deuxième type d'amylose est l'amylose ATTR à transthyrétine mutée. Il s'agit d'une mutation génétique de type autosomal dominant dans le gène de la transthyrétine ayant pour conséquence la synthèse par le foie d'une transthyrétine anormale instable. Le troisième type est l'amylose à transthyrétine sauvage dite aussi « sénile » (survient avec l'âge avancé) dans laquelle la transthyrétine synthétisée est normale mais pour une raison encore obscure, va se déposer préférentiellement dans le cœur et les nerfs.

La scintigraphie osseuse aux diphosphonates marqués au ^{99m}Tc est spécifique de l'amylose à transthyrétine. Elle montre une hyperfixation myocardique pathologique diffuse à prédominance septale. Dans notre exemple, la captation est intense sur le myocarde avec un ratio de fixation cœur/poumon égale à 9 (pathologique si > 1,3) (Fig 15.3).

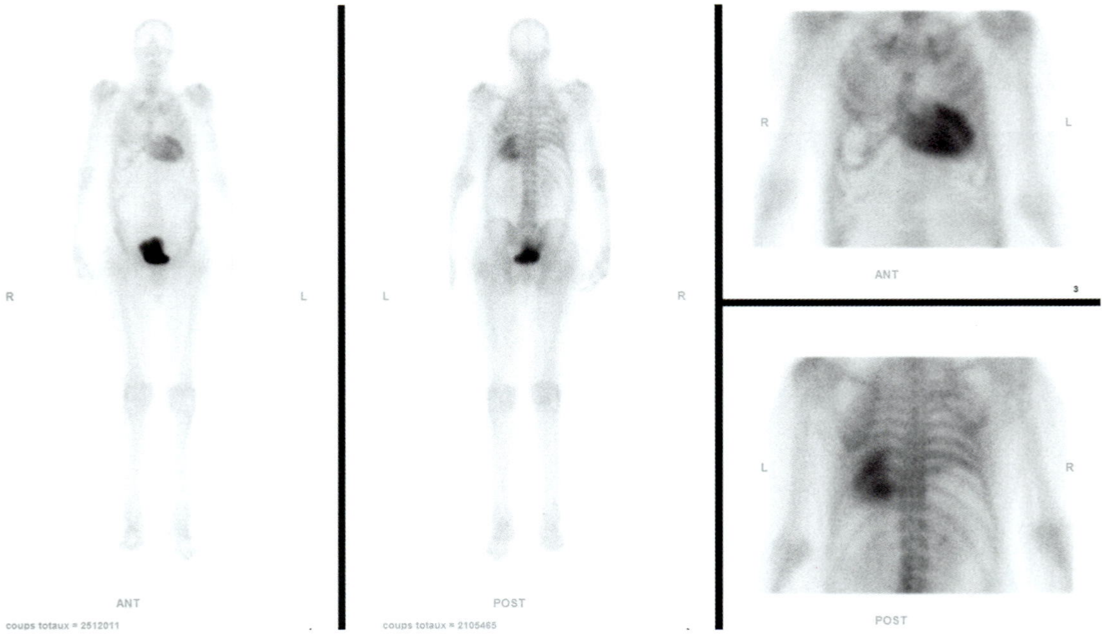

Fig 15.3 **Scintigraphie osseuse aux ^{99}Tc-diphosphonates montrant une franche hyperfixation cardiaque**

Le diagnostic d'amylose en IRM repose sur un faisceau d'arguments. L'HVG est homogène et concentrique, secondaire à l'infiltration du secteur extracellulaire par les dépôts amyloïdes. Après injection de chélateur de gadolinium, le signal du myocarde est altéré avec une difficulté à identifier son TI qui est d'autant plus raccourci que la maladie est avancée. Dans les formes sévères, il y a une inversion du TI du myocarde qui s'annule avant le TI du sang intraventriculaire. Ce signe inconstant et assez rare est pathognomonique de l'amylose cardiaque. La séquence PSIR qui ne dépend pas du TI est donc particulièrement adaptée pour le diagnostic d'amylose.

En perfusion de 1er passage, on peut déceler des troubles de la microcirculation avec un low-flow sous forme d'un hyposignal peu intense sous-endocardique non systématisé à un territoire coronaire.

La séquence de rehaussement tardif montre typiquement des prises de contraste hétérogènes non systématisées d'étendue variable, allant de l'atteinte sous-endocardique éparse à l'atteinte en plage plus diffuses intramyocardiques et transmurales des 4 cavités cardiaques.

Les séquences de T1 mapping avant et après injection de chélateur de gadolinium complètent le bilan, en montrant un allongement du temps relaxation T1 (> 1 100 ms) et une augmentation du volume extracellulaire (ECV > 35 %).

À retenir

Les trois types d'amylose pouvant entraîner une atteinte cardiaque sont, par ordre de fréquence : l'amylose AL, l'amylose ATTR mutée et l'amylose ATTR sénile.

En IRM, l'HVG est au premier plan. Elle est régulière, homogène et concentrique. L'infiltration amyloïde est à l'origine d'une modification du TI du myocarde qui se raccourcit jusqu'à s'inverser par rapport au TI du pool sanguin intracavitaire. La prise de contraste tardive est classiquement diffuse, circonférentielle, non systématisée à prédominance sous-endocardique avec un gradient transmural. L'infiltration myocardique est à l'origine de l'allongement du temps de relaxation T1 et de l'augmentation du volume extracellulaire.

Pour aller plus loin

Banypersad SM, Moon JC, Whelan C, Hawkins PN, Wechalekar AD. Updates in cardiac amyloidosis: A review. J Am Heart Assoc 2012;1, e000364.

Dorbala S, Ando Y, Bokhari S, Dispenzieri A, Falk RH, Ferrari VA, et al. ASNC/AHA/ASE/EANM/HFSA/ISA/SCMR/SNMMI expert consensus recommendations for multimodality imaging in cardiac amyloidosis: Part 1 of 2. Evidence base and standardized methods of imaging. J Nucl Cardiol 2019;26:2065–123.

Dorbala S, Ando Y, Bokhari S, Dispenzieri A, Falk RH, Ferrari VA, et al. ASNC/AHA/ASE/EANM/HFSA/ISA/SCMR/SNMMI expert consensus recommendations for multimodality imaging in cardiac amyloidosis: Part 2 of 2. Diagnostic criteria and appropriate utilization. J Nucl Cardiol 2020;27:659–73.

Cas clinique 16

Présentation du cas

Description du cas clinique

Patiente de 57 ans, amenée par les pompiers au SAU de l'hôpital pour douleur thoracique rétrosternale sans irradiation, de diminution progressive. Elle est en bon état général, eupnéique, avec des constantes hémodynamiques stables (TA 155/95 mmHg symétriques aux deux bras, FC à 100 bpm). Ses antécédents comportent une HTA et un tabagisme ancien. Son tracé ECG de base est en rythme sinusal sans anomalie de la repolarisation. La radiographie de thorax montre un élargissement du médiastin. Vous réalisez un angioscanner aortique pour suspicion de dissection aortique.

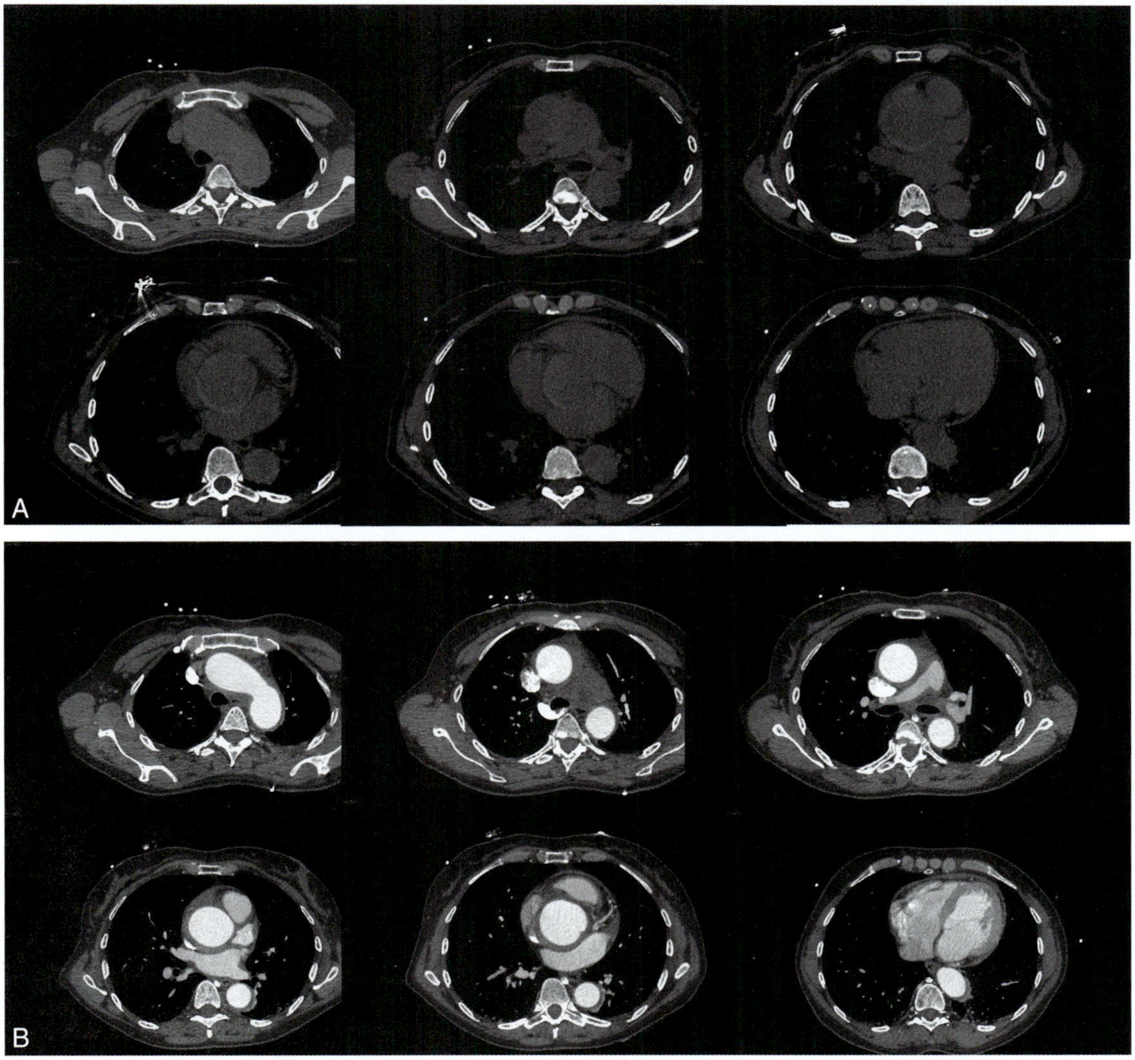

Fig 16.1 **A. Coupes axiales en contraste spontané. B. Coupes axiales après injection à la phase artérielle.**

Question

- Comment décrivez-vous l'angioscanner aortique ?

Interprétation

L'angioscanner montre une aorte ascendante dilatée prédominant sur les sinus de Valsalva. Sur la série sans injection de produit de contraste, on voit une hyperdensité spontanée, épaisse et franche, en croissant sur la paroi aortique (Fig 16.2). Il y a une lame d'hémopéricarde. La série après injection à la phase artérielle confirme la dilatation de la racine aortique que l'on peut mesurer à 59 mm de diamètre.

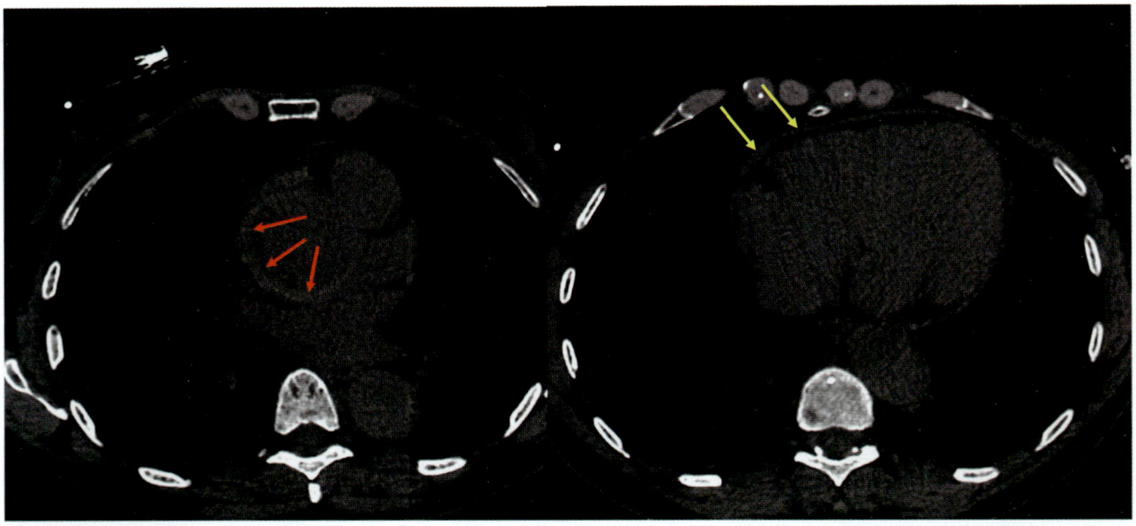

Fig 16.2 Acquisition en contraste spontané montrant un hématome de paroi aortique: le saignement intramural se traduit par un épaississement franchement hyperdense (> 50–70 UH) de la paroi aortique, de façon plus ou moins corconférentielle (flèches rouges). Il s'y associe également un épanchement péricardique de densité également augmenté (> 40UH), correspondant à un hémopéricarde (flèches jaunes).

Diagnostic

Hématome de paroi de l'aorte ascendante.

Commentaires

L'hématome de paroi aortique représente 5–15 % des syndromes aortiques aigus (qui incluent aussi la dissection aortique et la rupture de l'ulcère athéromateux pénétrant). L'atteinte de l'aorte ascendante est une urgence chirurgicale, équivalente à la dissection de type A. La patiente a donc été opérée en urgence d'une intervention de Bentall avec pose d'une prothèse aortique mécanique.

Le mécanisme sous-jacent est une hémorragie dans la média de la paroi aortique en l'absence de porte d'entrée ni déchirure intimale. On suspecte une rupture de petits vaisseaux intrapariétaux, les vasa vasorum au sein de la paroi aortique.

L'évaluation d'un syndrome aortique aigu au scanner comporte trois acquisitions successives, prenant toute l'aorte thoracoabdominale et ses branches, synchronisée à l'ECG sur la partie thoracique de l'aorte. La phase sans injection de produit de contraste est essentielle pour affirmer le saignement intramural qui apparaît spontanément hyperdense. La densité dans une région d'intérêt mesurée sur la paroi anormale est élevée (> 50–70 UH). L'hémopéricarde est également affirmé par sa densité spontanément élevée. L'acquisition sans injection permet aussi de détecter des déplacements intraluminaux de calcifications en cas de vraie dissection avec détachement et flottement du voile intimal dans la lumière aortique. La phase artérielle permet d'évaluer l'aorte dans son ensemble ainsi que ses branches principales. La phase portale est importante pour étudier la perfusion des organes profonds.

À retenir

L'hématome de paroi de l'aorte ascendante est une urgence vitale qui nécessite une prise en charge chirurgicale immédiate, comme pour la dissection de type A.

Le diagnostic est donné par le scanner aortique sans injection. L'hyperdensité franche et épaisse en croissant de la paroi aortique correspond à un hématome en rapport avec un saignement intramural.

Pour aller plus loin

Bossone E, Eagle KA. Epidemiology and management of aortic disease: Aortic aneurysms and acute aortic syndromes. Nat Rev Cardiol 2021;18:331–48.

Nienaber CA, Powell JT. Management of acute aortic syndromes. Eur Heart J 2012;33:26–35b.

Cas clinique 17

Présentation du cas

Description du cas clinique

Patiente de 94 ans, ayant eu une fermeture percutanée de l'auricule gauche dans les suites d'un AVC ischémique sylvien gauche. L'indication de l'exclusion percutanée de l'auricule gauche a été motivée par la fibrillation auriculaire permanente sur un terrain à très haut risque de complications hémorragiques sous anticoagulation (chutes à répétition, épistaxis, rectorragies sévères). L'ETT à 3 mois de la procédure retrouve une image suspecte de thrombus sur la prothèse. Vous réalisez un scanner cardiaque.

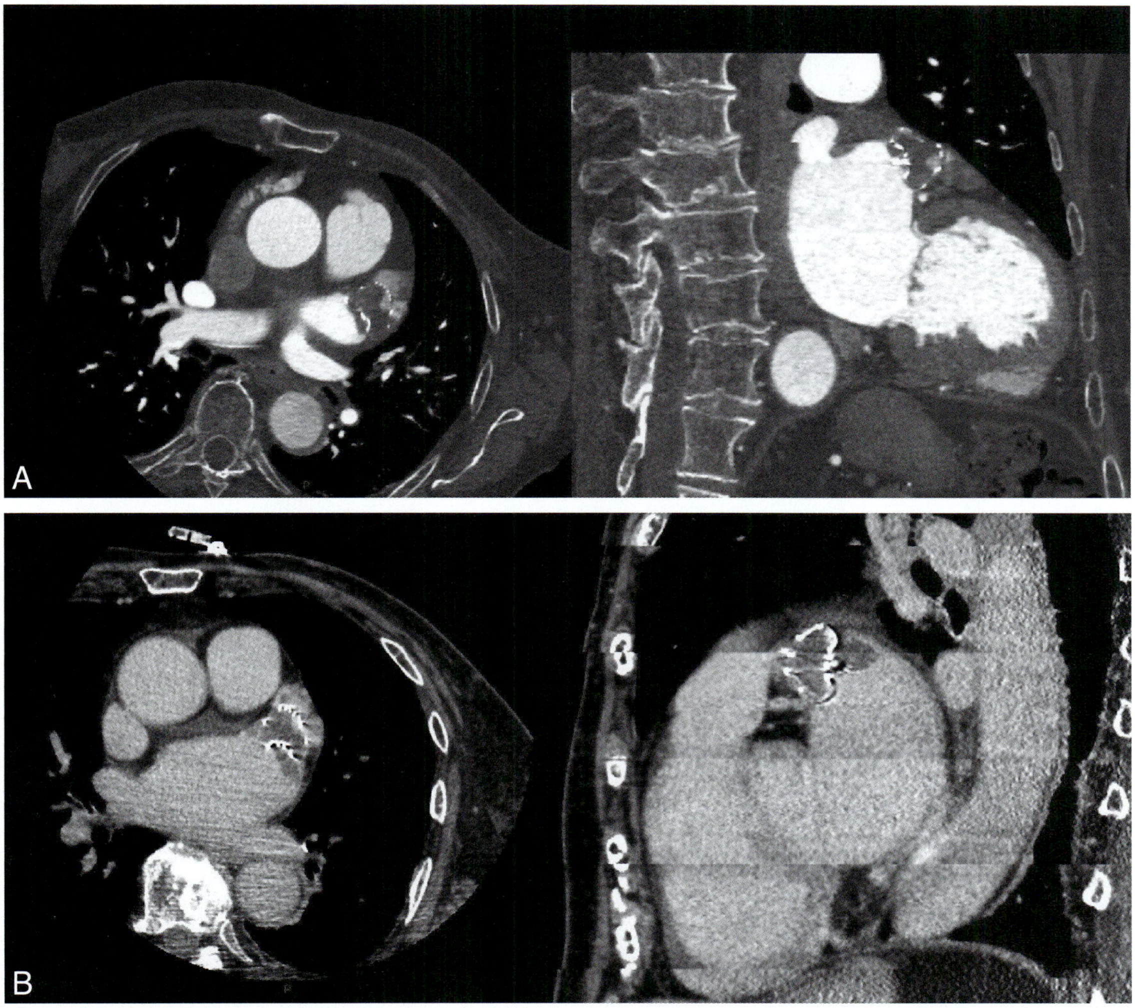

Fig 17.1 **A. Scanner cardiaque à la phase artérielle de l'injection du produit de contraste iodé, sur les incidences axiale et sagittale, centrées sur l'auricule gauche. B. Scanner cardiaque répété à la phase tardive à 2 minutes postinjection.**

Question

- Comment décrivez-vous le scanner cardiaque ?

Interprétation

La prothèse est bien positionnée dans l'auricule gauche, mais il persiste encore un shunt intraprothétique qui opacifie le fond de l'auricule aux deux temps. La thrombose intraprothétique est incomplète. Il y a une image d'addition anormale, hypodense, appendue sur le versant auriculaire de la prothèse. L'image devient plus évidente et de taille mieux circonscrite sur la phase tardive (Fig 17.2). Il s'agit d'un thrombus anormalement développé sur le versant auriculaire de la prothèse, exposant ainsi le patient à un risque élevé de complications emboliques.

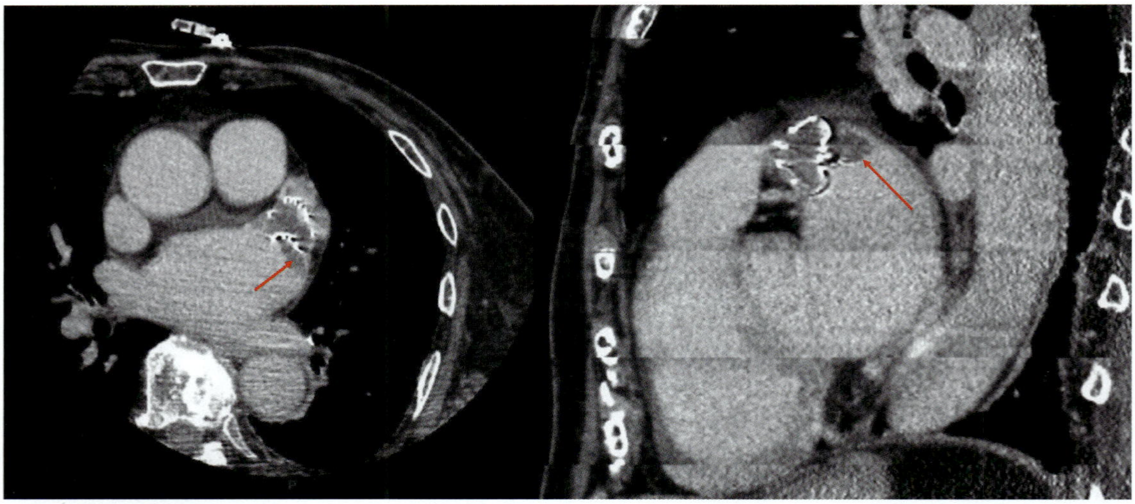

Fig 17.2 **Thrombus (flèche) appendu sur le versant auriculaire de la prothèse, à haut risque emboligène.**

Diagnostic

Thrombose de prothèse de l'auricule gauche.

Commentaires

On estime que 91 % des thrombi dans la fibrillation auriculaire non valvulaire se développent dans l'auricule gauche. Les anticoagulants oraux sont efficaces pour prévenir les accidents thromboemboliques mais s'accompagnent forcément d'un risque hémorragique. La fermeture percutanée de l'auricule gauche est proposée aux patients à haut risque thromboembolique (CHA_2DS_2-VASc ≥ 2) et à haut risque hémorragique.

Une exclusion efficace de l'auricule gauche peut être obtenue en 7–8 semaines si la prothèse est bien positionnée pour être parfaitement occlusive à l'ostium de l'auricule permettant une thrombose complète intraprothétique et ne laissant aucun shunt périprothétique.

Une association aspirine + clopidogrel est empiriquement conseillée pendant les 8 premières semaines suivant la procédure jusqu'au contrôle de l'ETT et du scanner cardiaque. En cas de contrôle satisfaisant, c'est-à-dire sans thrombus et sans flux résiduel, le traitement antithrombotique peut alors être arrêté.

À retenir

Le scanner permet de détecter une malposition de la prothèse dans l'auricule gauche, la persistance de shunt intra- et périprothétique et la présence de thrombi sur le versant auriculaire de la prothèse.

Pour aller plus loin

Glikson M, Wolff R, Hindricks G, Mandrola J, Camm AJ, Lip GYH, et al. EHRA/EAPCI expert consensus statement on catheter-based left atrial appendage occlusion - an update. EuroIntervention 2020;15:1133–80.

Cas clinique 18

Présentation du cas

Description du cas clinique

Patient de 90 ans, hospitalisé pour un SCA ST négatif et une discrète élévation de la troponine à 6 mois d'un TAVI pour RAC. Ses constantes hémodynamiques sont stables ; il est apyrétique et ne présente pas de signe périphérique d'insuffisance cardiaque. Son ECG d'entrée est en rythme sinusal avec des microondes Q et des ondes T négatives en latéral. L'ETT au lit retrouve un VG non dilaté avec une FEVG à 50 % et une hypokinésie des deux tiers apicaux de la paroi antérolatérale. La valve aortique est épaissie et peu mobile avec une Vmax à 3,8 m/s. Vous réalisez un scanner cardiaque pour suspicion de thrombose de prothèse de TAVI.

Vidéo 18.1 **Ciné multiplan centré sur le culot aortique.**

Vidéo 18.2 **Ciné multiplan selon les incidence 2-, 3-cavités et petit-axe du VG.**

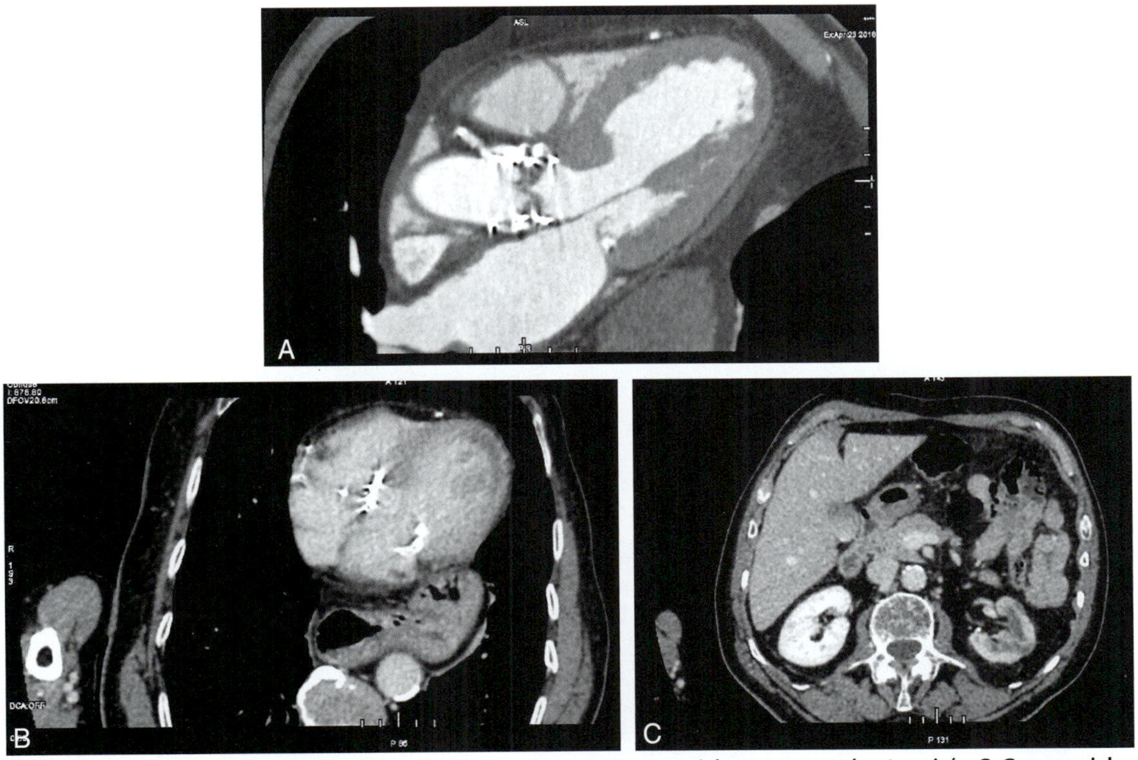

Fig 18.1 **A. Incidence 3-cavités centrée sur le culot aortique. B. Coupe axiale passant par les 4-cavités. C. Coupe axiale au niveau rénal.**

Questions

- Comment décrivez-vous les Vidéos 18.1 et 18.2 ?
- Comment interprétez-vous les Fig 18.1A, B et C ?

Interprétation

Vidéo 18.1 et Fig 18.1A : épaississement hypodense pseudonodulaire à la base des feuillets de la bioprothèse Sapien, prédominant sur les cups postérieur et antérogauche, entraînant une franche restriction des mouvements de ces feuillets. Il y a une akinésie de la paroi inféroapicale qui est discrètement amincie et présentant un défaut de rehaussement sous-endocardique.

Vidéo 18.2 : les incidences 2- et 3-cavités et petit-axe montrent un VG non dilaté, de fonction systolique globale conservée. Il y a un défaut de rehaussement sous-endocardique de la paroi antéro-latéro-apicale qui est hypokinétique.

Fig 18.1B : franche hypodensité sous-endocardique à extension pratiquement transmurale de la paroi latéroapicale du VG, en rapport avec un infarctus postembolique.

Fig 18.1C : défaut de rehaussement du rein gauche, en rapport avec une complication embolique rénale.

Diagnostic

Thrombose de prothèse de TAVI, avec complications emboliques myocardique et rénale gauche.

Commentaires

L'implantation de la première valve percutanée a été réalisée en 2002 par le Pr Alain Cribier. L'essor du TAVI a été considérable, la procédure occupant désormais une place centrale dans la prise en charge des patients ayant un rétrécissement aortique calcifié, avec près de 14000 procédures réalisées en France en 2020.

Les complications thrombotiques post-TAVI sont rarement symptomatiques (< 1 % révélées par des manifestations cliniques). Elles sont habituellement infracliniques et documentées en imagerie (jusqu'à 13 % en scanner). Les traitements anticoagulants oraux sont efficaces.

L'aspect caractéristique d'une thrombose de bioprothèse de TAVI est une hypodensité pseudonodulaire en coussinet se logeant à la base des feuillets (Fig 18.2).

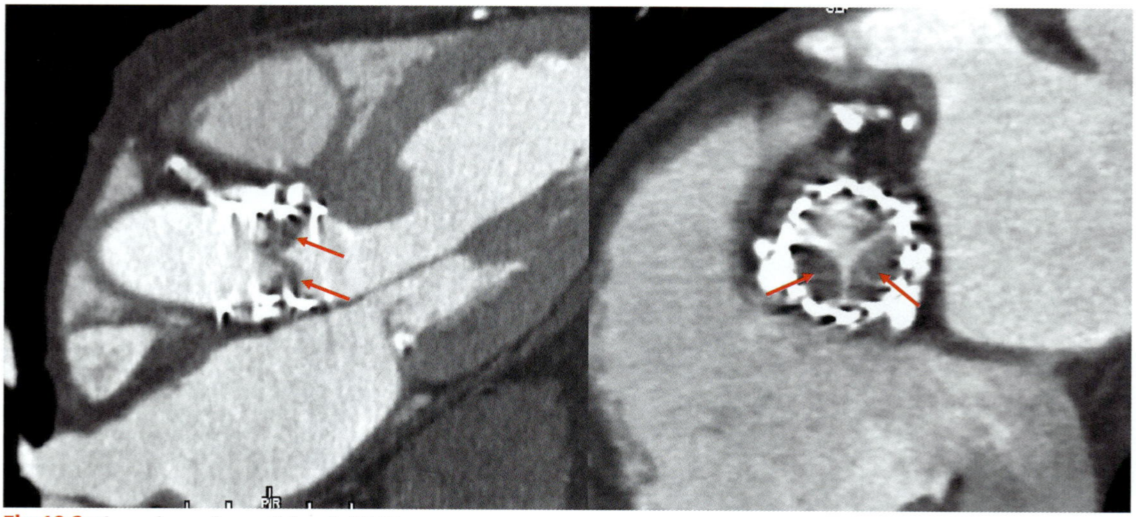

Fig 18.2 Thrombose de prothèse de TAVI.
Hypodensités pseudonodulaire à la base des feuillets (flèches).

À retenir

La thrombose de valve TAVI est suggérée au scanner par l'apparition d'un épaississement hypodense, de forme typiquement pseudonodulaire, localisé à la base des feuillets, associé à une diminution de la mobilité valvulaire.

Pour aller plus loin

Chakravarty T, Sondergaard L, Friedman J. Subclinical leaflet thrombosis in surgical and transcatheter bioprosthetic aortic valves: An observational study. Lancet 2017;389:2383–92.

Cribier A, Eltchaninoff H, Bash A, Borenstein N, Tron C, Bauer F, et al. Percutaneous transcatheter implantation of an aortic valve prosthesis for calcific aortic stenosis: First human case description. Circulation 2002;106:3006–8.

Makkar RR, Blanke P, Leipsic J, Thourani V, Chakravarty T, Brown D, et al. Subclinical leaflet thrombosis in transcatheter and surgical bioprosthetic valves: PARTNER 3 Cardiac Computed Tomography Substudy. J Am Coll Cardiol 2020;75:3003–15.

Makkar RR, Fontana G, Jilaihawi H, Chakravarty T, Kofoed KF, De Backer O, et al. Possible subclinical leaflet thrombosis in bioprosthetic aortic valves. N Engl J Med 2015;373:2015–24.

Rodriguez-Gabella T, Voisine P, Puri R, Pibarot P, Rodés-Cabau J. Aortic bioprosthetic valve durability: Incidence, mechanisms, predictors, and management of surgical and transcatheter valve degeneration. J Am Coll Cardiol 2017;70:1013–28.

Cas clinique 19

Présentation du cas

Description du cas clinique

Patiente de 83 ans, opérée il y a une dizaine d'années d'un remplacement valvulaire mitral par une bioprothèse péricardique en raison d'une maladie mitrale calcifiée. Elle présente actuellement une dyspnée classe II de la NYHA, d'aggravation croissante sur les derniers mois. L'ETT retrouve une augmentation du gradient moyen transmitral à 21 mmHg, sans image de thrombus. Un scanner cardiaque est réalisé.

Vidéo 19.1 **Scanner cardiaque dynamique.**

Vidéo 19.2 **Scanner cardiaque de contrôle post-TMVI.**

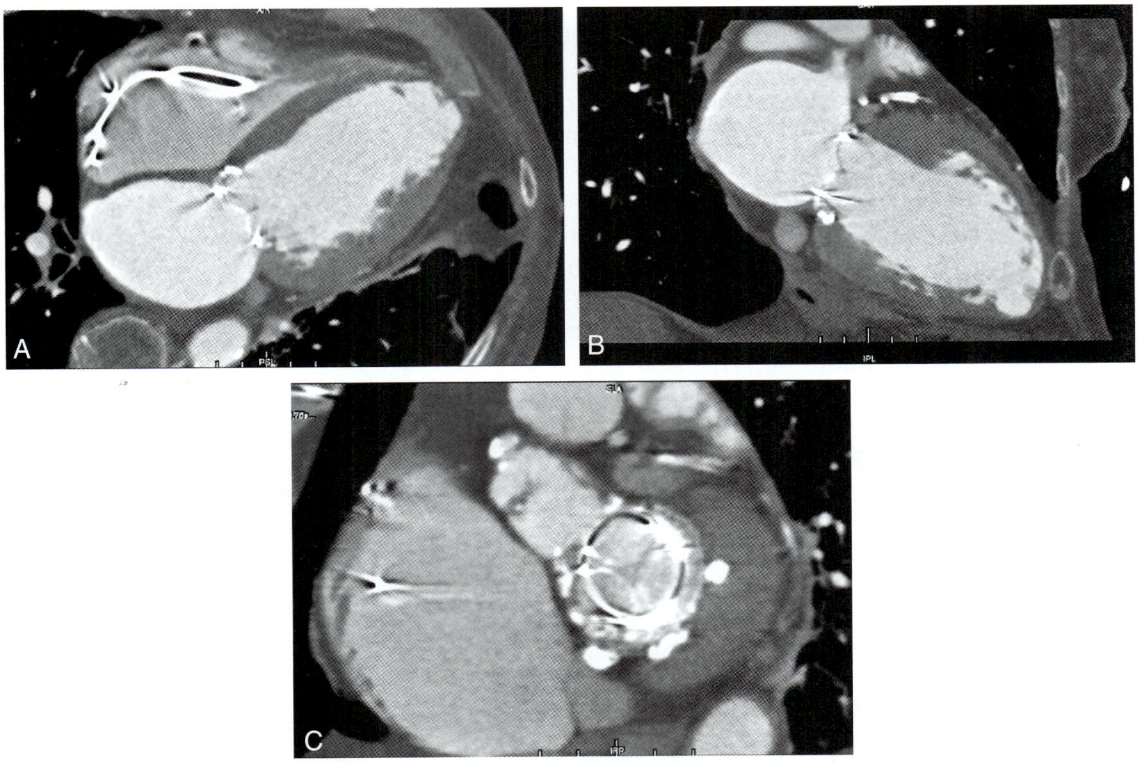

Fig 19.1 **A–C. Incidence 4-, 2-cavités et petit-axe de l'anneau mitral.**

Question

- Comment décrivez-vous la Vidéo 19.1 et la Fig 19.1 ?

Interprétation

L'analyse cinétique montre un VG modérément dilaté, présentant un amincissement sévèrement hypokinétique de la paroi antéro-septo-apicale. Il n'y a pas de thrombus apical décelé. À noter que le patient est porteur d'un pacemaker (Vidéo 19.1).

La bioprothèse mitrale est bien en place. Ses feuillets sont modérément épaissis sur leur bord libre, avec surtout des calcifications qui prédominent sur les commissures qui sont fusionnées. Il y a une franche restriction des mouvements valvulaires avec une quasi-immobilité des feuillets postérieur et antérogauche.

Diagnostic

Dégénérescence sténosante de bioprothèse mitrale.

Commentaires

Le scanner cardiaque est parfaitement complémentaire de l'ETT pour l'étude des bioprothèses cardiaques. La technique nécessite une acquisition sur tout le cycle cardiaque, idéalement sur un battement (pour éviter les artéfacts) avec un système récent à large couverture (320 détecteurs pour couvrir 16 cm par rotation).

On reconnaît une bioprothèse à ses 3 picots métalliques soutenant 3 feuillets fins et symétriques. On recherche des images d'addition anormales comme les thrombi et végétations (images pseudonodulaires hypodenses), le pannus (couronne plus ou moins circonférentielle tapissant la surface interne de l'anneau de la bioprothèse) ou les calcifications (images hyperdenses). L'analyse en mode dynamique sur une série de 10 phases (reconstruction tous les 10 % du cycle RR à partir du volume d'acquisition) permet de déceler une dysfonction de bioprothèse sur l'étude de la cinétique des feuillets.

La dégénérescence se traduit par un épaississement des bords libres des feuillets, associé à des calcifications surtout au niveau des commissures qui peuvent être anormalement fusionnées, à l'origine d'une restriction de la cinétique valvulaire (Fig 19.2). Le traitement est une chirurgie de remplacement valvulaire redux ou une implantation d'une prothèse par voie percutanée (TMVI) chez les patients âgés à haut risque chirurgical.

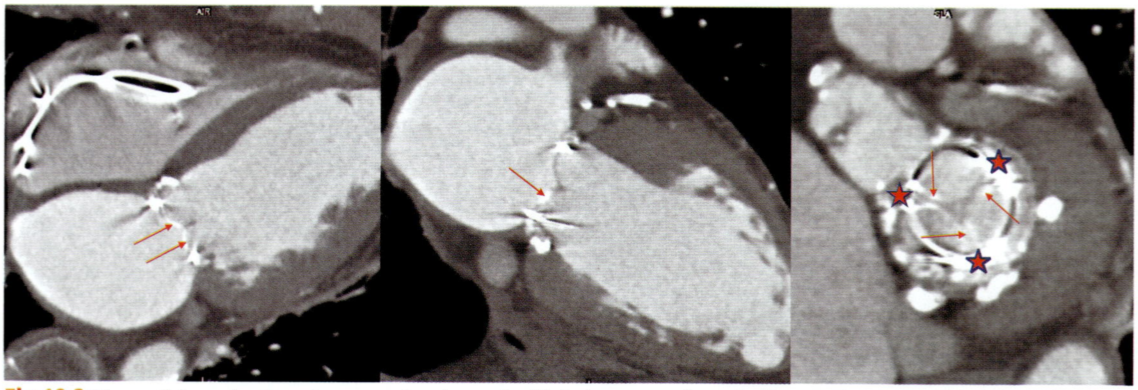

Fig 19.2 Bioprothèse mitrale présentant des signes de dégénérescence des 3 feuillets qui sont calcifiés (flèches).
La bioprothèse mitrale est en place et bien aligné dans le grand axe du VG; son anneau n'est pas déformé, apparaissant parfaitement circulaire et soutenu par les 3 picots (étoiles) sur lesquels sont cousus les 3 feuillets

La patiente a bénéficié d'une TMVI. Le scanner cardiaque de contrôle (Vidéo 19.2) montre une bioprothèse bien aligné dans le grand axe du VG, sans obstacle sous-aortique. La cinétique des feuillets est globalement correcte avec cependant une discrète restriction à l'ouverture du feuillet antérogauche. Il n'y a pas de thrombus décelé.

Le scanner de la patiente retrouve également un amincissement akinétique de la paroi antéro-septo-apicale du VG. Il s'agit d'une séquelle d'infarctus du myocarde. Il est important de signaler l'absence de thrombus dans ce territoire apical.

À retenir

L'étude fonctionnelle d'une prothèse cardiaque au scanner nécessite une acquisition de tout le volume cardiaque prenant l'ensemble du cycle RR pour permettre des reconstructions multiphasiques (habituellement tous les 10 % du cycle RR).

Les bioprothèses se reconnaissent à leur anneau métallique qui supporte 3 picots sur lesquels sont cousus 3 feuillets.

La dégénérescence de bioprothèse se traduit par un épaississement allant jusqu'à la calcification des feuillets qui sont de mobilité limitée en raison d'une fusion souvent partielle des commissures.

Pour aller plus loin

Capodanno D, Petronio AS, Prendergast B, Eltchaninoff H, Vahanian A, Modine T, et al. Standardized definitions of structural deterioration and valve failure in assessing long-term durability of transcatheter and surgical aortic bioprosthetic valves: a consensus statement from the European Association of Percutaneous Cardiovascular Interventions (EAPCI) endorsed by the European Society of Cardiology (ESC) and the European Association for Cardio-Thoracic Surgery (EACTS). Eur Heart J 2017;38:3382–90.

Dvir D, Bourguignon T, Otto CM, Hahn RT, Rosenhek R, Webb JG, et al. Standardized definition of structural valve degeneration for surgical and transcatheter bioprosthetic valves. Circulation 2018;137:388–99.

Lancellotti P, Pibarot P, Chambers J, Edvardsen T, Delgado V, Dulgheru R, et al. Recommendations for the imaging assessment of prosthetic heart valves: a report from the European Association of Cardiovascular Imaging endorsed by the Chinese Society of Echocardiography, the Inter-American Society of Echocardiography, and the Brazilian Department of Cardiovascular Imaging. Eur Heart J Cardiovasc Imaging 2016;17:589–90.

Cas clinique 20

Présentation du cas

Description du cas clinique

Patient de 66 ans, est hospitalisé pour une dyspnée d'effort stade III de la NYHA. L'examen clinique retrouve un reflux hépatojugulaire et de discrets œdèmes de membres inférieurs avec des pouls distaux normalement perçus. L'auscultation cardiopulmonaire est normale, sans signe d'insuffisance cardiaque gauche. L'ECG est en rythme sinusal, avec des ondes T négatives en inférolatéral. Les NT-proBNP sont normaux. L'ETT retrouve un VG non dilaté normokinétique avec une FEVG à 60 %. L'OG est dilatée. Les cavités cardiaques droites et la PAPS sont normales. En revanche, la veine cave inférieure est dilatée et non compliante. Vous réalisez une IRM et un scanner cardiaques.

Vidéo 20.1 **Ciné-SSFP 4-cavités.**

Vidéo 20.2 **Ciné-SSFP en petit-axe, en respiration libre et en inspiration forcée.**

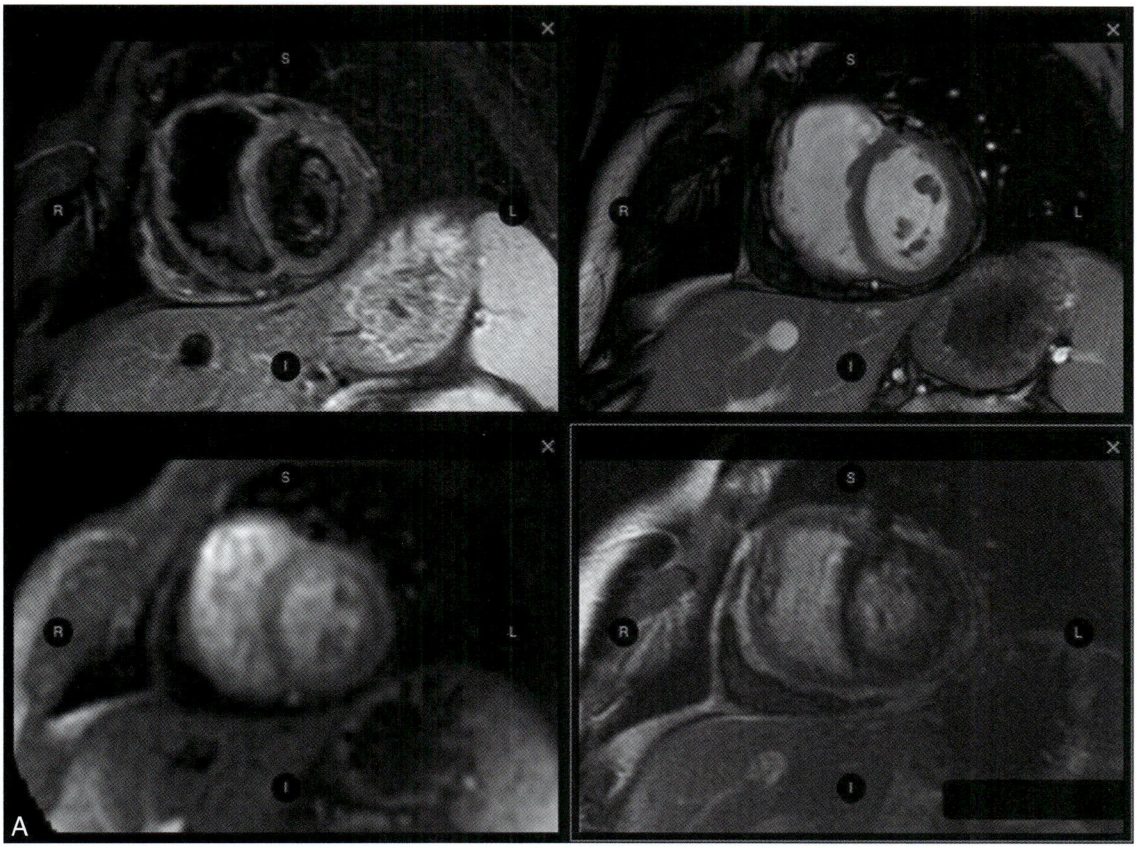

Fig 20.1 **A. IRM, séquence selon l'incidence petit-axe du VG en pondération STIR, ciné-SSFP postinjection précoce, perfusion de 1er passage et rehaussement tardif.**

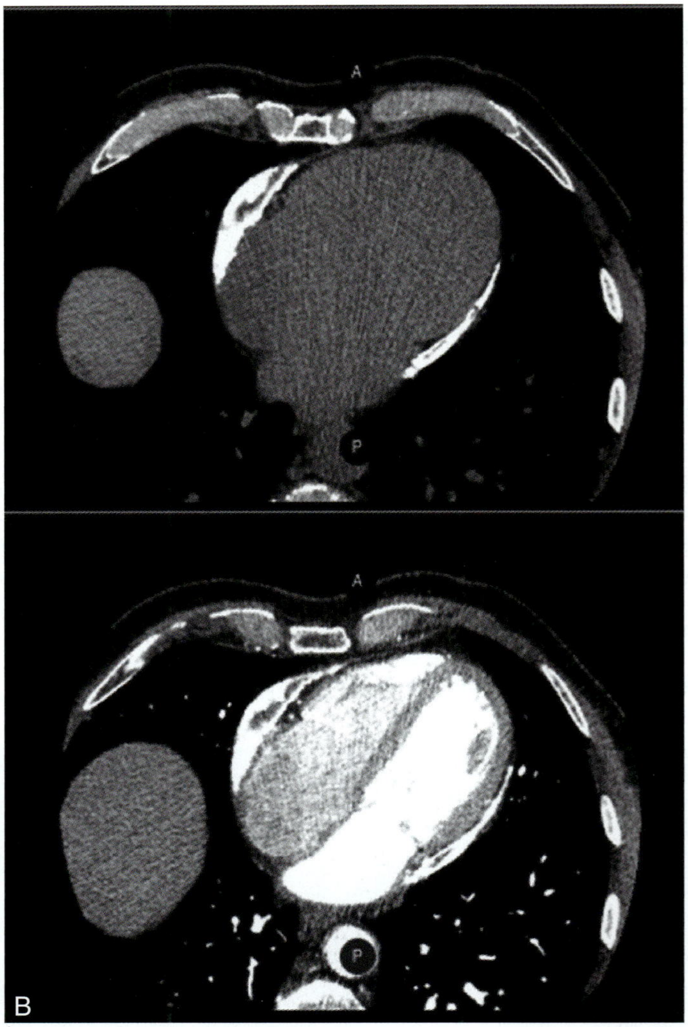

Fig 20.1 Suite B. Scanner sur l'incidence 4-cavités en contraste spontané et après injection de produit de contraste iodé.

Question

- Comment décrivez-vous l'IRM et le scanner cardiaques ?

Interprétation

L'IRM montre un aspect tubulisé des ventricules qui ne sont pas dilatés, avec une encoche en « coup de hache » sur la paroi libre médiale du VD. L'OD et la VCI sont dilatées. La fonction systolique des ventricules est subnormale. Le péricarde est épaissi et calcifié avec une plaque épaisse en regard de l'OD, s'étendant le long de la paroi latérobasale du VD et exerçant une encoche en « coup de hache » sur la paroi libre médiale du VD (Fig 20.2). Il n'y a pas d'épanchement péricardique. En respiration libre, il y a un fasseyement du septum interventriculaire qui se majore clairement en inspiration profonde. Il n'y a pas de prise de contraste tardive anormale.

Le scanner confirme les calcifications péricardiques qui étranglent le massif cardiaque autour des sillons auriculoventriculaires avec une coulée le long des parois latérobasales des ventricules prédominant sur le VD.

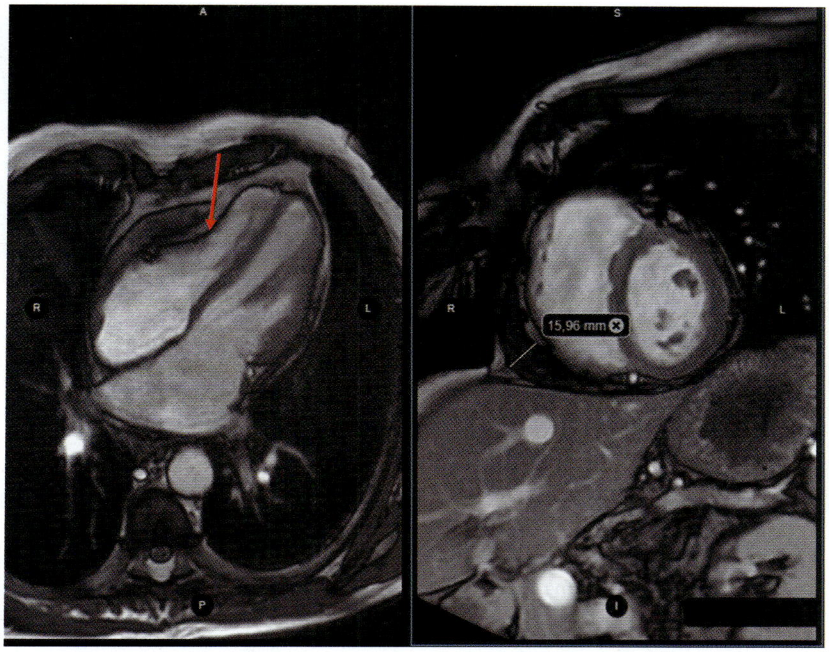

Fig 20.2 Péricarde calcifié en hyposignal SSFP, très épaissi à 16 mm, engainant la base du cœur et comprimant la paroi libre du VD qui est anormalement allongé avec une empreinte en coup de hache (flèche) sur sa partie médiale.

Diagnostic

Péricardite chronique constrictive.

Commentaires

La péricardite chronique constrictive (PCC) a pour conséquence une insuffisance cardiaque droite diastolique. La prévalence réelle de la PCC est inconnue, mais elle est retrouvée chez 0,2 à 0,4 % des patients ayant un antécédent de chirurgie cardiaque, de traumatisme péricardique ou de péricardite d'étiologies diverses.

Le péricarde est franchement épaissi (> 4 mm). L'épanchement péricardique et les calcifications sont en revanche inconstants.

Les calcifications péricardiques sont facilement identifiées au scanner en contraste spontané. L'injection de produit de contraste iodé permet de déceler une prise de contraste péricardique en cas de processus inflammatoire actif.

En IRM, les calcifications apparaissent en hyposignal T1, T2 et SSFP. L'absence de prise de contraste sur la séquence de rehaussement tardif traduit le caractère chronique et organisé sans stigmate d'inflammation évolutive.

L'engainement autour des sillons auriculaires ventriculaires et de la base des ventricules est à l'origine de la déformation tubulaire des ventricules. L'empreinte en coup de hache médio-VD est assez caractéristique de la compression extrinsèque. La dilatation de l'OD et de la VCI est secondaire aux troubles de remplissage diastolique du VD.

Des formes constrictives sans calcifications ne sont pas rares. Dans tous les cas, il faut savoir rechercher des troubles de remplissage en IRM sur l'interdépendance VD/VG en analysant la cinétique de la courbure septale en petit-axe ou 4-cavités. En cas d'adiastolie, il y a un fasseyement protodiastolique avec un refoulement d'intensité variable du septum interventriculaire vers le VG avec la respiration. Sur la séquence ciné en respiration libre en petit-axe, le septum s'aplatit en inspiration, c'est-à-dire lorsque le diaphragme s'abaisse. Dans les formes sévères, la courbure septale est inversée (Fig 20.3) entraînant une déformation « banane » du VG lors de l'inspiration forcée (équivalent du dip-plateau au cathétérisme cardiaque droit).

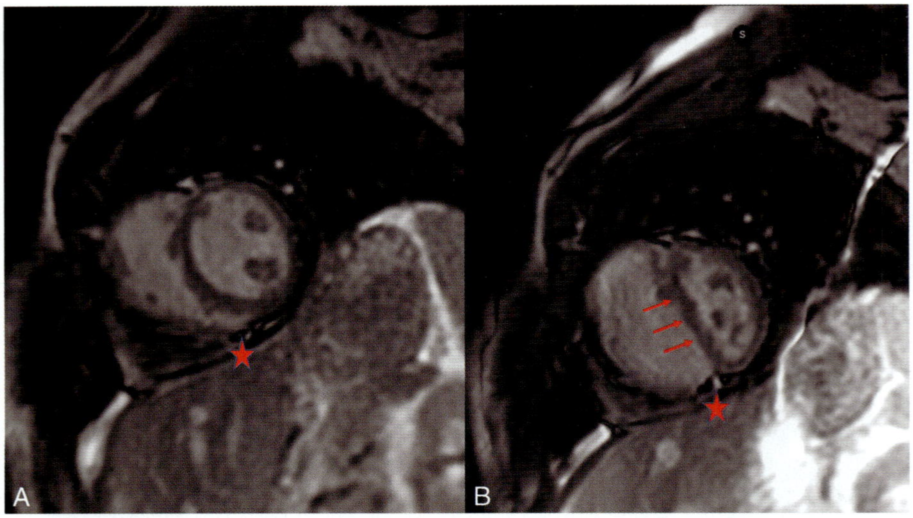

Fig 20.3 Signe d'adiastolie sur les manœuvres respiratoires.

A. En expiration, l'aspect du septum interventriculaire est normal avec un VG parfaitement arrondi. B. En inspiration forcée, se traduisant par l'aplatissement du diaphragme (étoile), le retour veineux cave est plus important et dilate le VD. Ne pouvant se dilater correctement vers l'extérieur en raison de la coque péricardique, le VD se dilate en refoulant le septum interventriculaire vers le VG. C'est le fasseyement du septum interventriculaire avec verticalisation de la courbure septale (flèche) gênant le remplissage diastolique du VG.

À retenir

Le scanner et l'IRM sont complémentaires pour l'évaluation d'une PCC. Les calcifications sont mieux décelées au scanner. Les anomalies de remplissage et d'adiastolie du VD sont recherchées en IRM avec des manœuvres respiratoires.

Pour aller plus loin

Bogaert J, Francone M. Pericardial disease: value of CT and MR imaging. Radiology 2013;267:340–56.
Miranda WR, Oh JK. Constrictive pericarditis: A practical clinical approach. Prog Cardiovasc Dis 2017;59:369–79.
Welch TD. Constrictive pericarditis: diagnosis, management and clinical outcomes. Heart 2018;104:725–31.

Cas clinique 21

Présentation du cas

Description du cas clinique

Patiente de 71 ans, sans antécédent, amenée par les pompiers pour un syndrome coronarien ST+ (sus-décalage ST de V2 à V4 avec miroir en DIII et aVF). L'examen cardiovasculaire est globalement rassurant, avec de discrets crépitants aux bases pulmonaires. La coronarographie est normale. L'ETT retrouve une dysfonction du VG avec une FEVG à 35 %, une akinésie antéro-septo-apicale. Vous réalisez une IRM cardiaque à 24 heures après la coronarographie normale.

Vidéo 21.1 **Ciné-SSFP multiplan.**

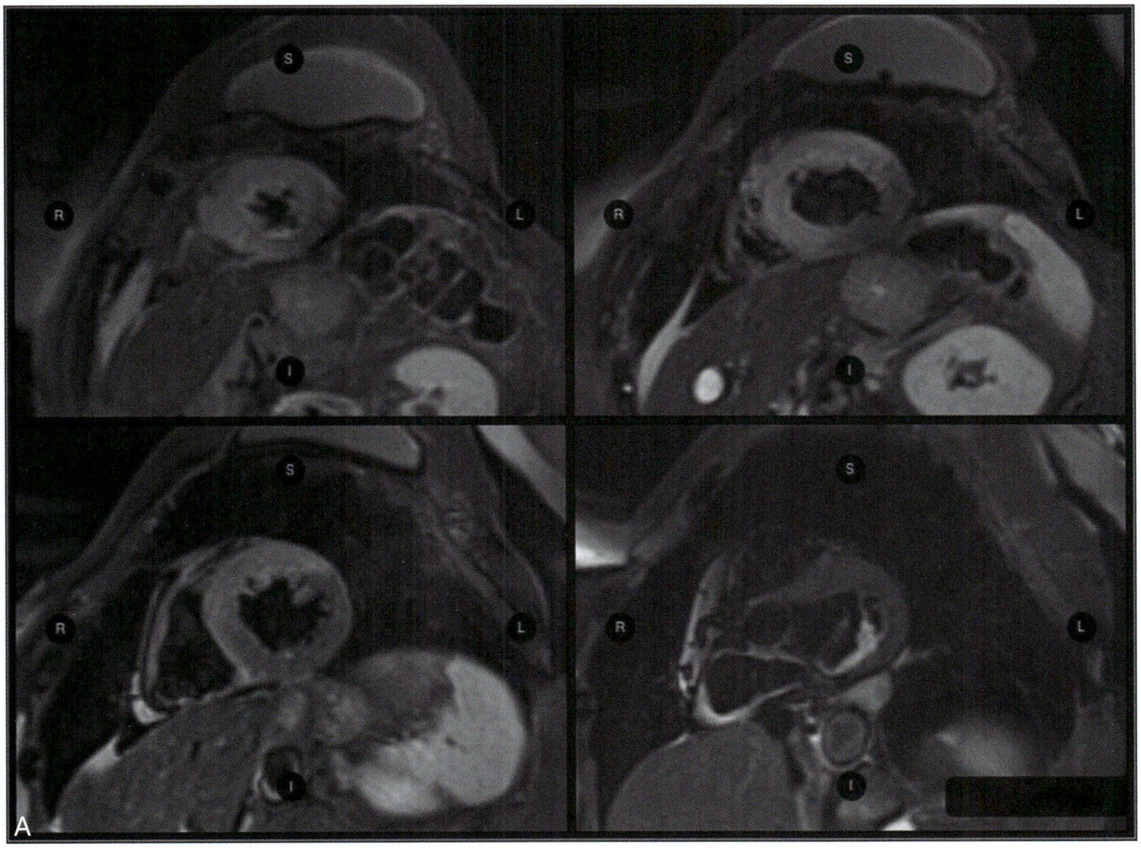

Fig 21.1 **A. STIR multicoupes en petit-axe.**

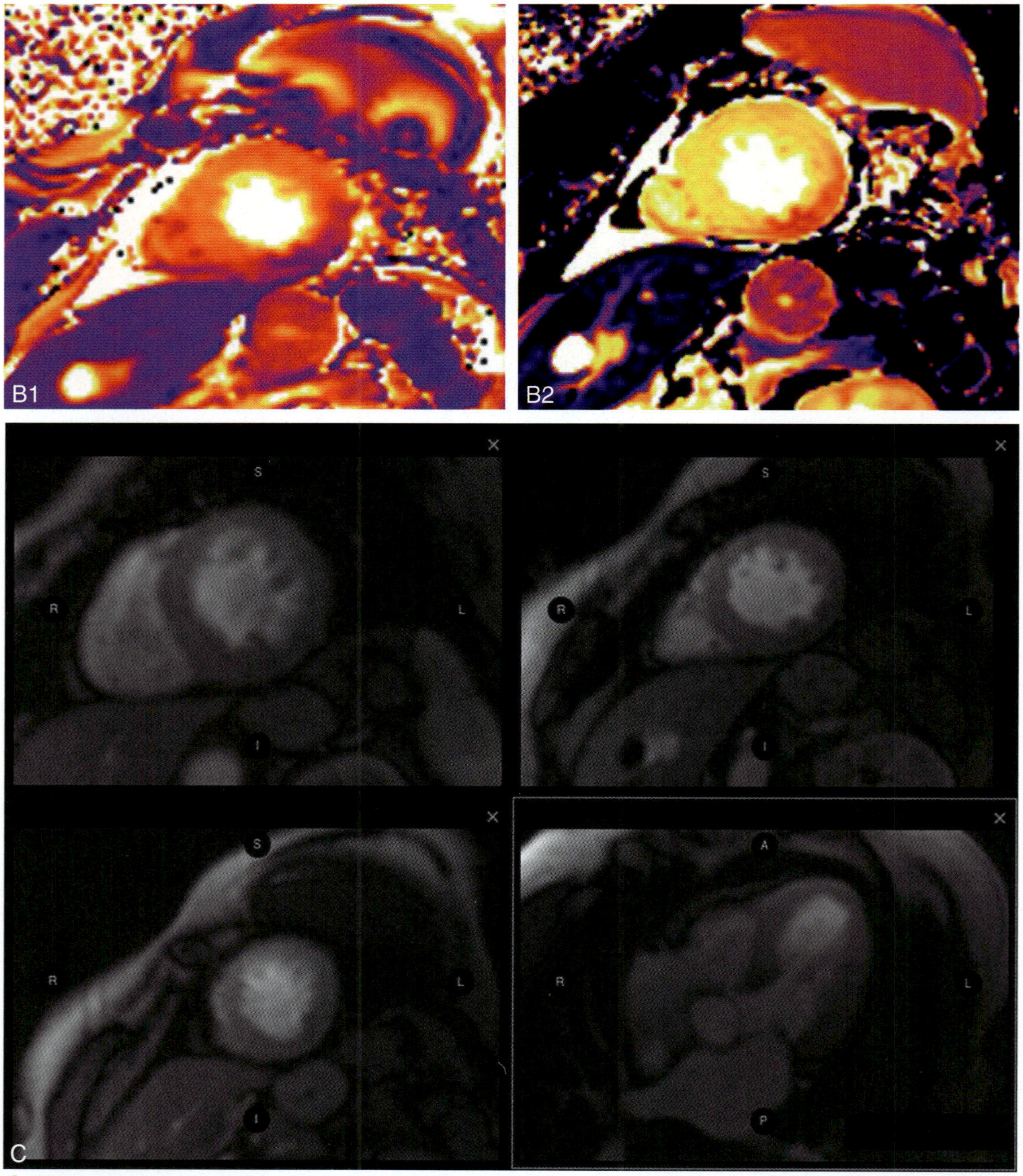

Fig 21.1 Suite.B. T2 (à gauche) et T1 (à droite) mapping de la couronne apicale. C. Perfusion de 1er passage multiplan.

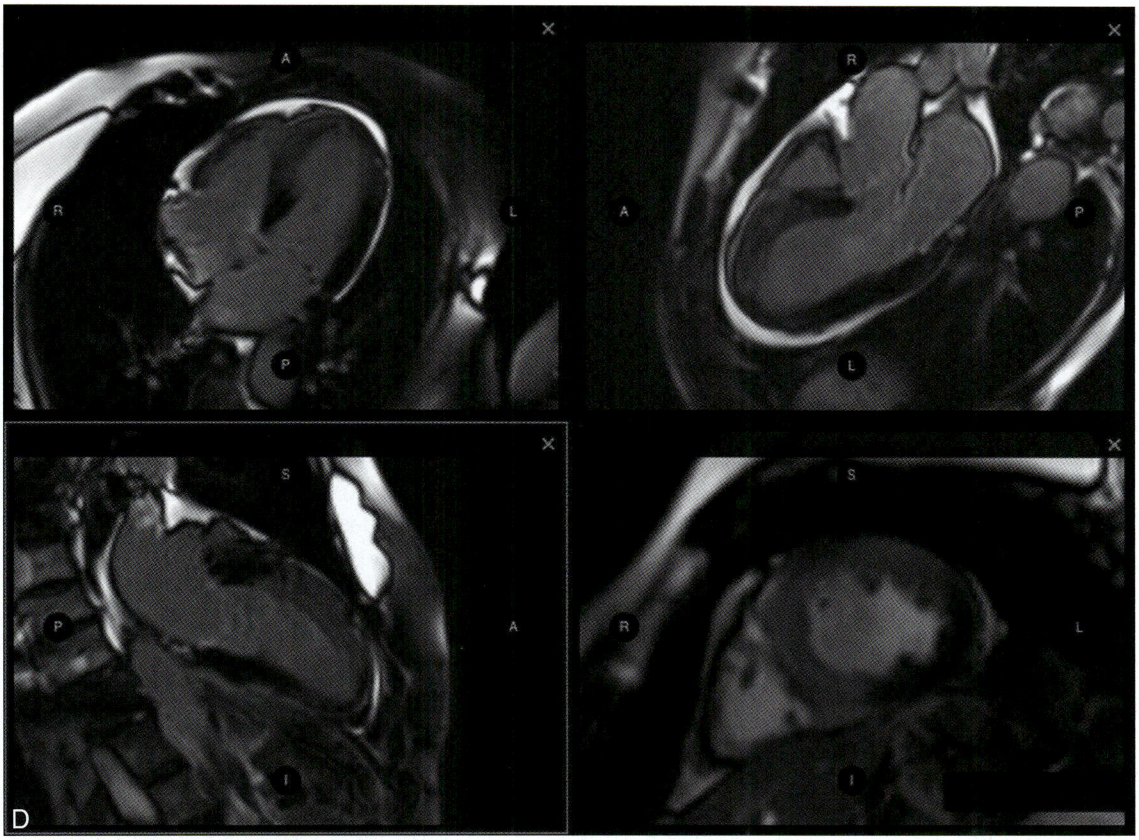

Fig 21.1 Suite. D. Rehaussement tardif multiplan.

Question

- Comment décrivez-vous l'IRM cardiaque ?

Interprétation

Les séquences ciné-IRM (Vidéo 21.1) montrent une dilatation akinétique antéro-septo-apicale, avec une hyperkinésie de la collerette basale. Il n'y a pas de thrombus apical. La fonction systolique globale du VG est abaissée, avec une FEVG visuelle estimée à 35–40 %.

Il y a un hypersignal franc et transmural de cette paroi akinétique. Les valeurs de T2 et de T1 précontraste sont augmentées, à 67 ms et 1 700 ms respectivement. Sur une représentation en échelle de couleurs, ces valeurs augmentées apparaissent avec des couleurs chaudes jaune-orange, se distinguant des zones de valeurs normales qui sont de couleur plus foncée.

La perfusion de 1er passage est normale, sans défaut de perfusion.

En rehaussement tardif, il y a une prise de contraste peu intense, transmurale dans le territoire antéro-septo-apical.

Diagnostic

Syndrome de Tako-Tsubo à la phase aiguë.

Commentaires

Dans ce contexte de SCA ST+ et troponine positive, le principal diagnostic est un IDM en voie de constitution dans le territoire de l'IVA. La coronarographie est normale écartant a priori l'infarctus.

L'IRM est ici capitale dans la démarche diagnostique. Elle montre clairement un œdème aigu (hypersignal STIR, T2 et T1 précontraste augmentés) transmural de la paroi antéro-septo-apicale qui est dilatée et akinétique. Ces anomalies miment un IDM en voie de constitution. Cependant, la perfusion normale écarte la cause ischémique coronarienne. Le pattern du rehaussement tardif n'est pas non plus en faveur d'une origine ischémique coronarienne. La prise de contraste est discrète et transmurale contrastant avec l'intensité de l'œdème. Il n'y a par ailleurs pas de gradient entre les couches sous-endocardique et sous-épicardique comme on pourrait s'y attendre en cas d'IDM.

À retenir

Le syndrome de Tako-Tsubo dans la forme apicale classique mime un IDM antéro-septo-apical en voie de constitution. De toutes les séquences, la perfusion de 1er passage est la plus discriminante pour affirmer le diagnostic, en retrouvant une perfusion normale au sein de la dilatation akinétique antéro-septo-apicale. Le rehaussement tardif est aussi classiquement normal, ce qui permet d'écarter le diagnostic d'infarctus. Cependant, à la phase très précoce pendant les toutes premières heures, la prise de contraste tardive peut parfois être retrouvée mais de façon très discrète et sans gradient transmural.

Pour aller plus loin

Citro R, Okura H, Ghadri JR, Izumi C, Meimoun P, Izumo M, et al. EACVI Scientific Documents Committee. Multimodality imaging in takotsubo syndrome: a joint consensus document of the European Association of Cardiovascular Imaging (EACVI) and the Japanese Society of Echocardiography (JSE). Eur Heart J Cardiovasc Imaging 2020;21:1184–207.

Eitel I, von Knobelsdorff-Brenkenhoff F, Bernhardt P, Carbone I, Muellerleile K, Aldrovandi A, et al. Clinical characteristics and cardiovascular magnetic resonance findings in stress (takotsubo) cardiomyopathy. JAMA 2011;306:277–86.

Cas clinique 22

Présentation du cas

Description du cas clinique

Patient de 34 ans, hospitalisé pour bilan d'extrasystoles documentées sur les enregistrements Holter ECG réalisé pour palpitations. Il ne présente pas d'angor ni de syncope ou dyspnée. L'examen cardiovasculaire est normal. L'ECG de base est en rythme sinusal, avec des QRS larges ayant un aspect de retard droit, des ondes T négatives de façon diffuse. L'ETT retrouve un VG non dilaté non hypertrophié (FEVG 70 %) de cinétique segmentaire homogène en dehors du septum aplati de surcharge du VD. Les cavités cardiaques droites sont très dilatées avec un VD hypokinétique présentant des hypertrabéculations apicales. Vous réalisez une IRM cardiaque.

Vidéo 22.1 **Ciné-SSFP multiplan.**

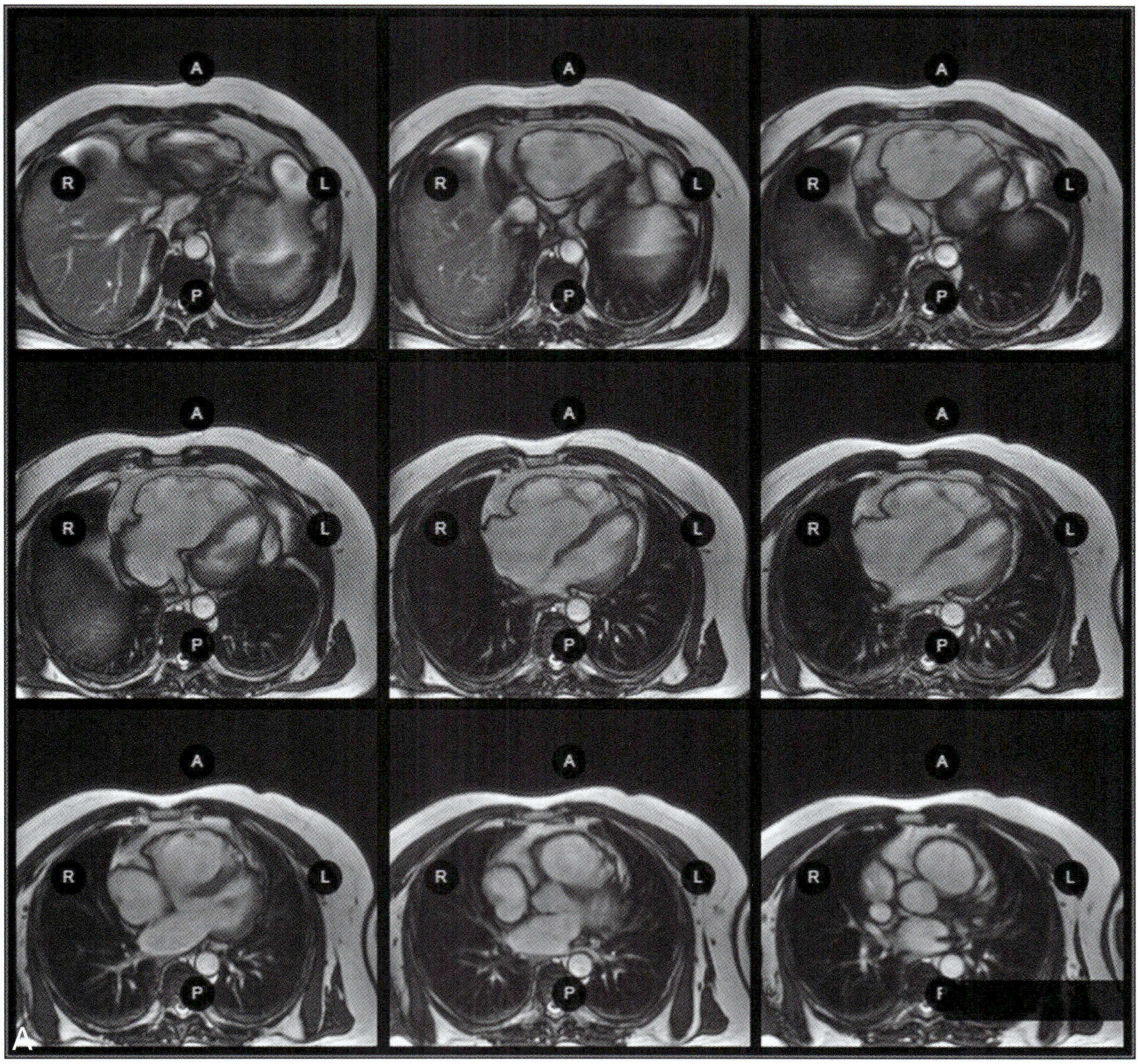

Fig 22.1 **A. SSFP axial strict.**

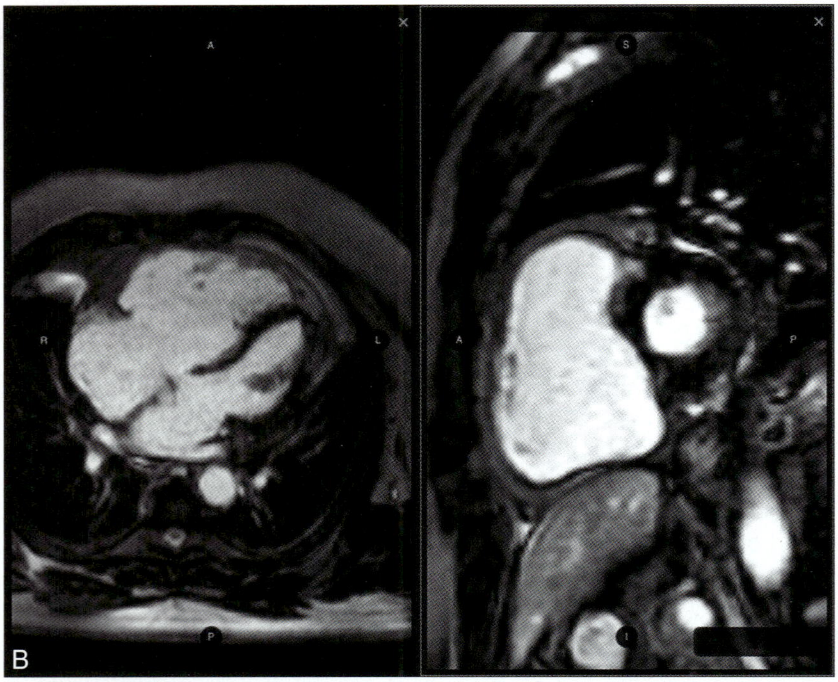

Fig 22.1 suite. B. Rehaussement tardif dans les incidences 4-cavités et petit axe.

Question

- Comment décrivez-vous l'IRM cardiaque ?

Interprétation

Vidéo 22.1 et Fig 22.1A : l'IRM montre une dilatation importante des cavités cardiaques droites, avec un VD non hypertrophié globalement très hypokinétique avec une dysfonction systolique sévère. Il y a un refoulement protodiastolique du septum interventriculaire. L'infundibulum pulmonaire est également très dilaté avec une poche dyskinétique. Il y a une petite insuffisance tricuspide centrale. Les cavités cardiaques gauches sont de morphologie et de fonction subnormales.

Fig 22.1B : il n'y a pas de prise de contraste anormale sur la séquence de rehaussement tardif.

Diagnostic

Dysplasie arythmogène du ventricule droit.

Commentaires

Il n'y a pas de critère diagnostique spécifique unique de la DVDA (hétérogénéité de la présentation clinique, variabilité intra- et interfamiliale, pénétrance incomplète). Les dernières recommandations (2010) incluent des critères combinés et l'IRM cardiaque.

Les critères majeurs de l'IRM sont basés sur l'association :

1. d'anomalie de la cinétique segmentaire du VD (bulging ou anévrisme akinétique voire dyskinétique, asynchronisme intéressant typiquement l'infundibulum, la paroi latérobasale ou la pointe) ;

2. d'une dilatation du VD (VTDVD indexé ≥ 100 mL/m^2 chez la femme et ≥ 110 mL/m^2 chez l'homme) ou d'une altération de la fonction systolique globale du VD (FEVD ≤ 40 %).

Les critères mineurs IRM comportent l'association :

1. d'anomalie de la cinétique segmentaire du VD ;
2. d'une dilatation modérée du VD (VTDVD indexé 90–100 mL/m^2 chez la femme et 100-110 mL/m^2 chez l'homme) ou d'une dysfonction systolique du VD modérée (FEVD 40–45 %).

Dans notre exemple, tous les critères majeurs de la DVDA sont réunis : anévrisme dyskinétique de l'infundibulum, dilatation majeure du VD et dysfonction systolique sévère du VD.

À retenir

Les critères en IRM de la DVDA révisés en 2010 ont été simplifiés et sont basés uniquement sur les paramètres de volume et de cinétique segmentaire et globale du VD. En l'absence de dilatation du VD et de dysfonction segmentaire ou globale, il n'y a pas lieu de retenir le diagnostic de DVDA en IRM. Les éléments de caractérisation tissulaire (dépôts graisseux intramyocardiques et les prises de contraste anormales sur le rehaussement tardif) ne sont plus pris en compte.

Pour aller plus loin

Corrado D, Link MS, Calkins H. Arrhythmogenic right ventricular cardiomyopathy. N Engl J Med 2017;376:61–72.

Elliott PM, Anastasakis A, Asimaki A, Basso C, Bauce B, Brooke MA, et al. Definition and treatment of arrhythmogenic cardiomyopathy: an updated expert panel report. Eur J Heart Fail 2019;21:955–64.

Marcus FI, McKenna WJ, Sherrill D, Basso C, Bauce B, Bluemke DA, et al. Diagnosis of arrhythmogenic right ventricular cardiomyopathy/dysplasia: Proposed modification of the task force criteria. Circulation ; 121 : 1533-41.

Cas clinique 23

Présentation du cas

Description du cas clinique

Patient de 32 ans, consultant aux urgences pour dyspnée d'effort croissante avec toux et crachats hémoptoiques. L'angioscanner pulmonaire ne montre pas d'embolie pulmonaire ni de foyer infectieux, mais une cardiomégalie avec des signes de surcharge vasculaire pulmonaire. L'ETT retrouve un aspect de cardiopathie hypertrophique majeure avec une dysfonction systolique, une FEVG à 15–20 %. Vous réalisez une IRM cardiaque.

Vidéo 23.1 **Ciné-SSFP multiplan.**

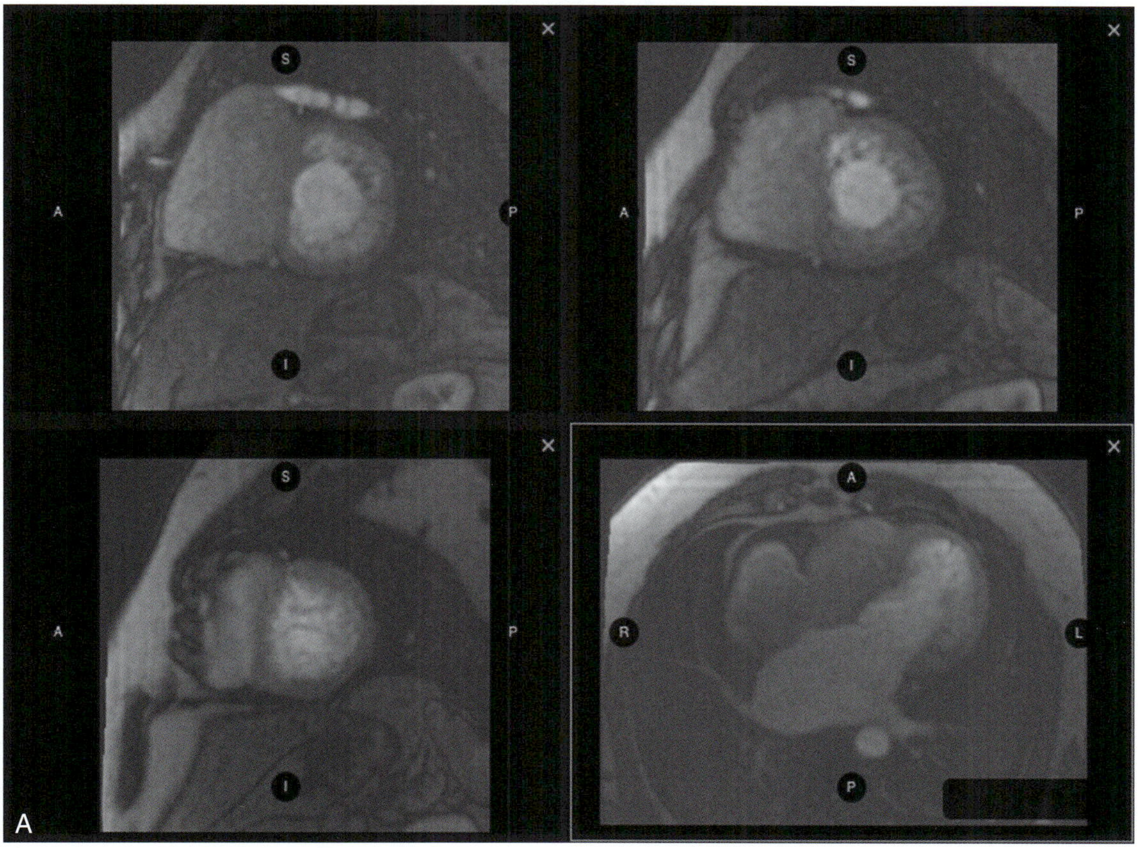

Fig 23.1 **A. Perfusion de 1er passage multiplan.**

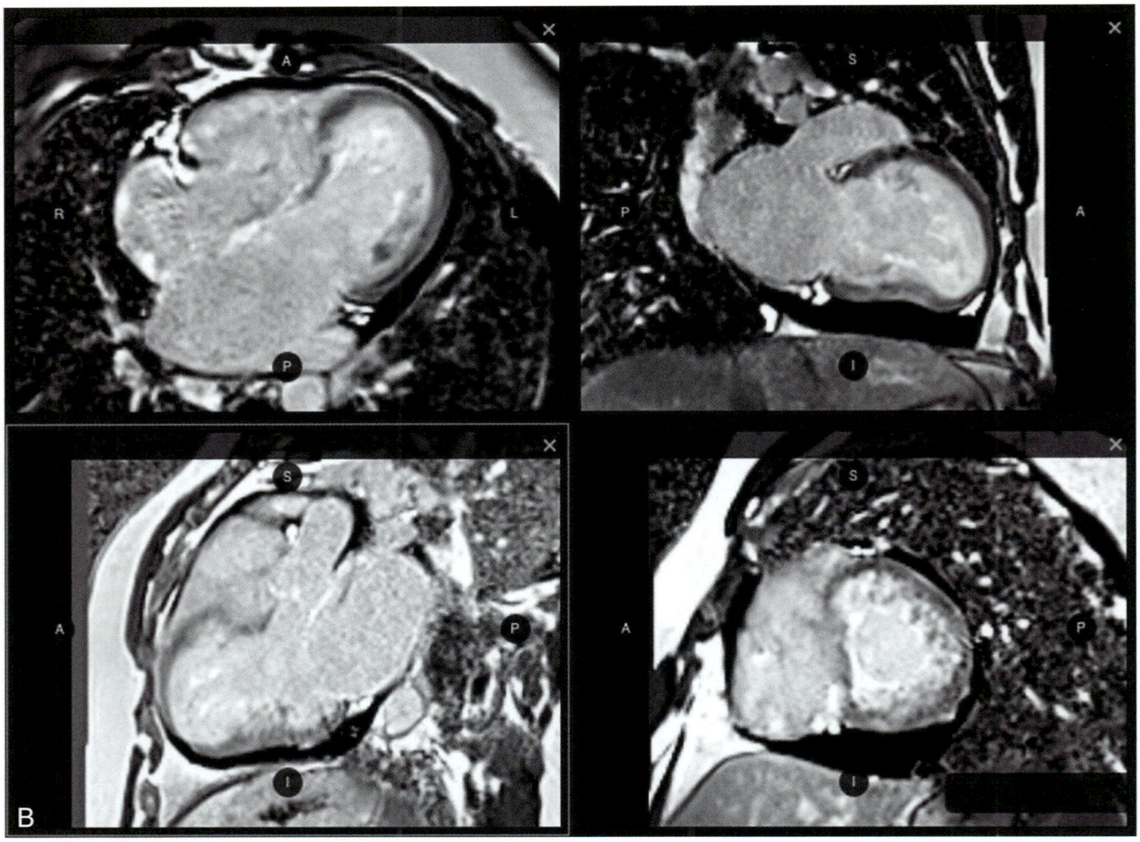

Fig 23.1 **Suite. B. Rehaussement tardif PSIR multiplan.**

Question

- Comment décrivez-vous l'IRM cardiaque ?

Interprétation

L'IRM montre une dilatation importante des cavités cardiaques gauches avec une dysfonction systolique biventriculaire sévère. Il y a un excès de trabéculations dans les deux tiers apicaux des deux ventricules, correspondant à du muscle non compacté, caractéristique de la cardiomyopathie de non-compaction.

La valve tricuspide est excessivement déplacée dans son insertion septale et anormalement accolée au septum médioventriculaire, réalisant une atrialisation du tiers basal du VD accompagnée d'une fuite tricuspide d'allure modérée. C'est l'aspect caractéristique d'une maladie d'Ebstein de la valve tricuspide.

La perfusion de 1er passage est normale.

Le rehaussement tardif et la séquence PSIR sont hautement pathologiques, mettant en évidence de multiples prises de contraste sous-endocardiques et au sein des trabéculations, intéressant les deux ventricules. Il n'y a pas de thrombus intracardiaque.

Diagnostic

Cardiomyopathie de non-compaction ou cardiomyopathie avec excès de trabéculations.

Commentaires

La non-compaction ventriculaire est une cardiomyopathie primitive rare, inclassable selon les dernières recommandations de l'ESC (2008). Une transmission génétique est retrouvée dans 30 % des cas et implique les gènes codant pour les protéines du sarcomère. Le mécanisme sous-jacent est encore indéterminé et l'origine d'un arrêt embryologique de la compaction cardiaque est remise en cause car elle ne permet pas d'expliquer l'hétérogénéité des présentations physiopathologiques et des phénotypes cliniques. Ainsi, les études les plus récentes suggèrent d'utiliser le terme simplement descriptif et plus approprié de « cardiomyopathie avec excès de trabéculations » à la place de non-compaction qui sous-entend, faussement, une origine embryologique à la cardiomyopathie.

La non-compaction peut être isolée ou associée à des cardiopathies congénitales (anomalie d'Ebstein, atrésie pulmonaire, sténose aortique, bicuspidie, double orifice mitral).

La non-compaction est caractérisée par une fine couche épicardique de myocarde compacté, contrastant avec une couche endocardique plus épaisse de myocarde trabéculé. Les modifications structurelles peuvent être asymptomatiques (découverte fortuite) ou entraîner des complications sévères (insuffisance cardiaque, arythmies, complications thromboemboliques).

Le diagnostic de la non-compaction repose sur l'imagerie et la quantification du muscle non compacté par rapport au muscle compacté. Les critères diagnostiques les plus utilisés sont :

1. le critère de Petersen en IRM : rapport d'épaisseur en télédiastole sur l'incidence long-axe du VG, positif si > 2,3. Ce rapport est à 2,6 dans notre exemple (Fig 23.2).

   Le critère de Stacey en IRM : rapport d'épaisseur en télésystole sur l'incidence petit-axe, positif si > 2. Ce rapport est à 2,3 dans notre exemple (Fig 23.3);
3. le critère de Jenni en échocardiographie : rapport d'épaisseur en télésystole sur l'incidence petit-axe, positif si > 2;
4. le critère de Jacquier en IRM : rapport de masse en télédiastole sur l'incidence petit-axe, positif si > 20 %.

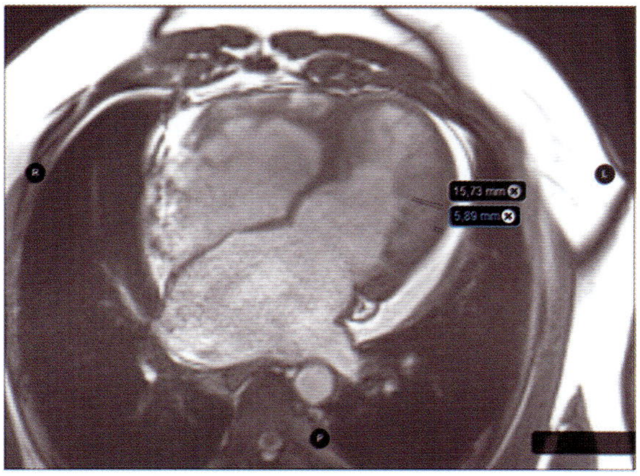

Fig 23.2 Critère de Petersen en IRM.

Mesures en télédiastole sur une incidence long-axe du VG du rapport d'épaisseur du muscle non compacté/muscle compact; diagnostic de non-compaction retenu si rapport > 2,3.

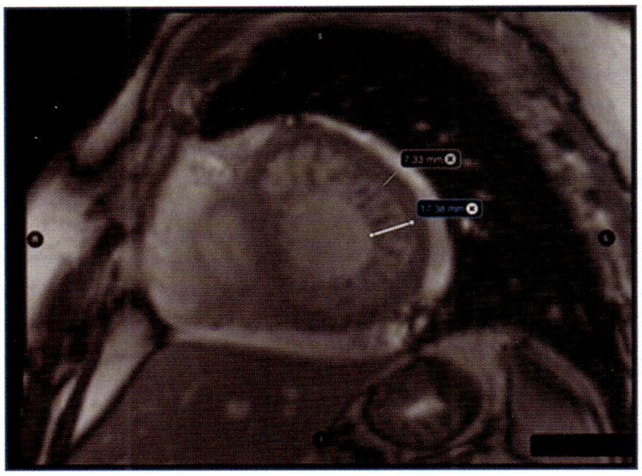

Fig 23.3 Critère de Stacey en IRM.

Mesures en télésystole sur une incidence petit-axe du VG du rapport d'épaisseur du muscle non compacté/muscle compact ; diagnostic de non-compaction retenu si rapport > 2.

À retenir

La cardiomyopathie de non-compaction est une cardiomyopathie inclassable d'étiologie encore indéterminée.

Elle présente une hétérogénéité dans son phénotype cardiaque (ventricules non dilatés, cardiomyopathie dilatée, cardiomyopathie hypertrophique) et dans ses manifestations cliniques (asymptomatique, insuffisance cardiaque, trouble du rythme sévère, complications thromboemboliques).

Le diagnostic repose sur la quantification des trabéculations, avec une augmentation du muscle non compacté par rapport au muscle compacté, quelle que soit la technique utilisée.

Pour aller plus loin

Elliott P, Andersson B, Arbustini E, Bilinska Z, Cecchi F, Charron P, et al. Classification of the cardiomyopathies: A position statement from the European Society of Cardiology Working Group on Myocardial and Pericardial Diseases. Eur Heart J 2008;29:270–6.

Jacquier A, Thuny F, Jop B, Giorgi R, Cohen F, Gaubert JY, et al. Measurement of trabeculated left ventricular mass using cardiac magnetic resonance imaging in the diagnosis of left ventricular non-compaction. Eur Heart J 2010;31:1098–104.

Petersen SE, Selvanayagam JB, Wiesmann F, Robson MD, Francis JM, Anderson RH, et al. Left ventricular non-compaction: insights from cardiovascular magnetic resonance imaging. J Am Coll Cardiol 2005;46:101–5.

Stacey RB, Andersen MM, St Clair M, Hundley WG, Thohan V. Comparison of systolic and diastolic criteria for isolated LV noncompaction in CMR. JACC Cardiovasc Imaging 2013;6:931–40.

Cas clinique 24

Présentation du cas

Description du cas clinique

Patiente de 67 ans, adressée pour une IRM cardiaque à la recherche d'une amylose cardiaque dans le cadre d'un bilan de dépistage familial. On vient en effet de découvrir chez son frère une neuropathie amyloïde à transthyrétine par mutation Ser77Tyr du gène *TTR*.

La patiente présente également des signes de neuropathie périphérique avec une paresthésie des extrémités. Les biopsies des glandes salivaires et cutanées ont confirmé la présence de dépôts amyloïdes à la coloration rouge Congo.

Vidéo 24.1 **Ciné-SSFP multiplan.**

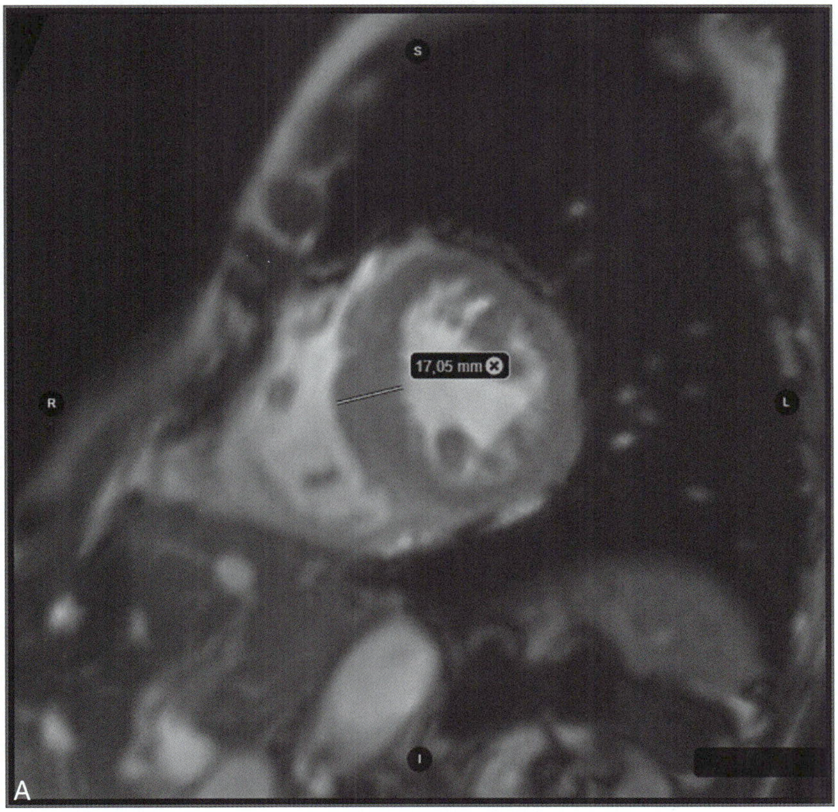

Fig 24.1 **A. SSFP en petit-axe avec la mesure de l'épaisseur septale qui est augmentée.**

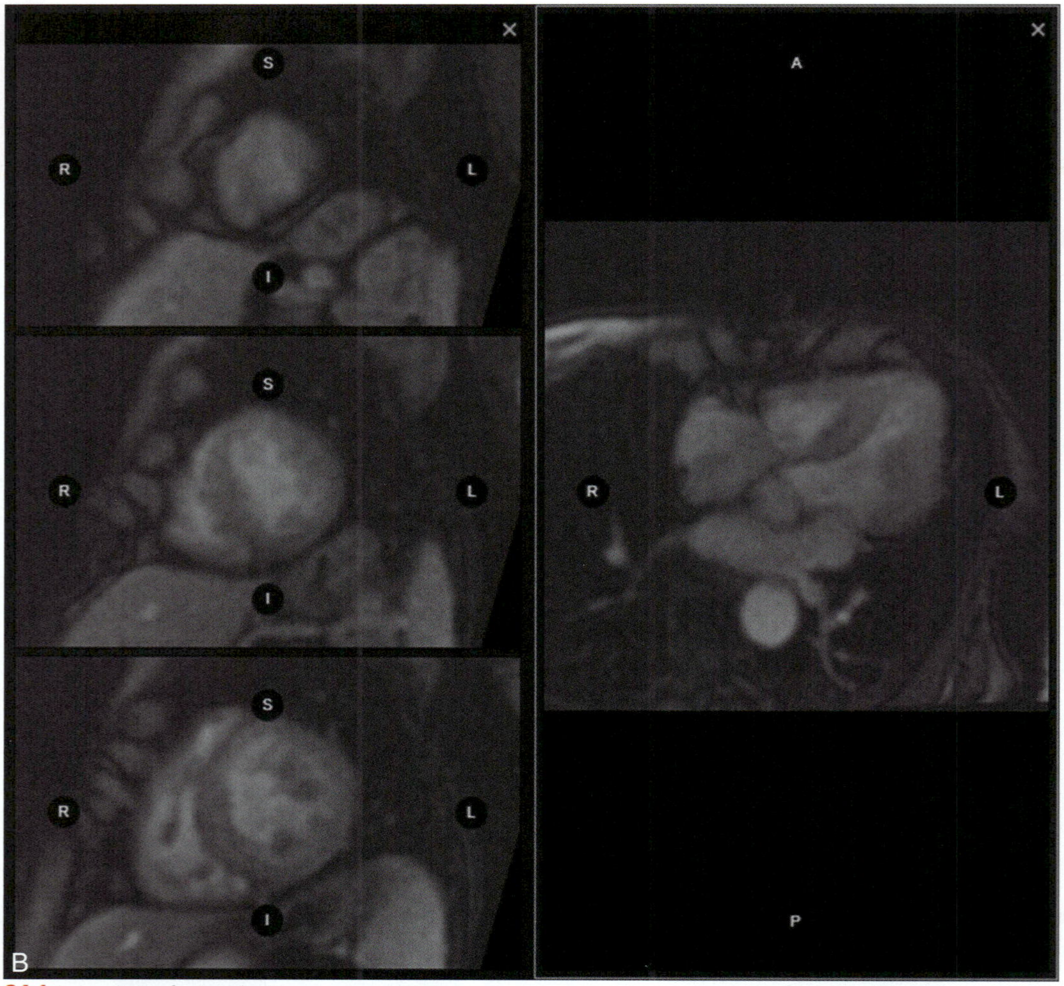

Fig 24.1 Suite. B. Perfusion de 1er passage multiplan.

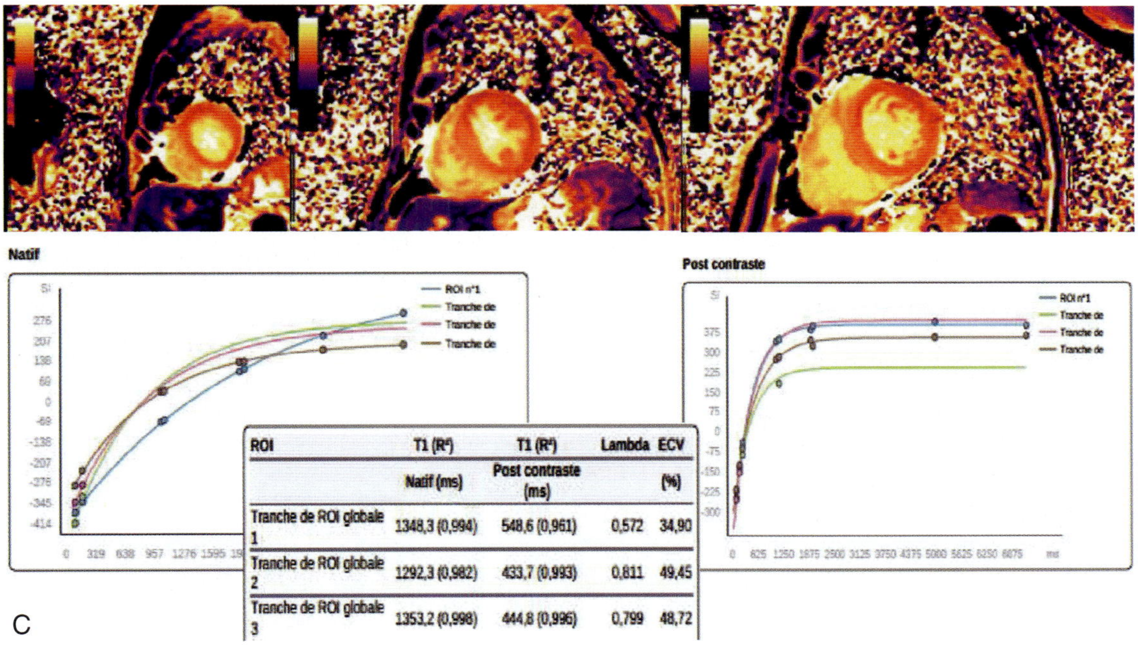

ROI	T1 (R²) Natif (ms)	T1 (R²) Post contraste (ms)	Lambda	ECV (%)
Tranche de ROI globale 1	1348,3 (0,994)	548,6 (0,961)	0,572	34,90
Tranche de ROI globale 2	1292,3 (0,982)	433,7 (0,993)	0,811	49,45
Tranche de ROI globale 3	1353,2 (0,998)	444,8 (0,996)	0,799	48,72

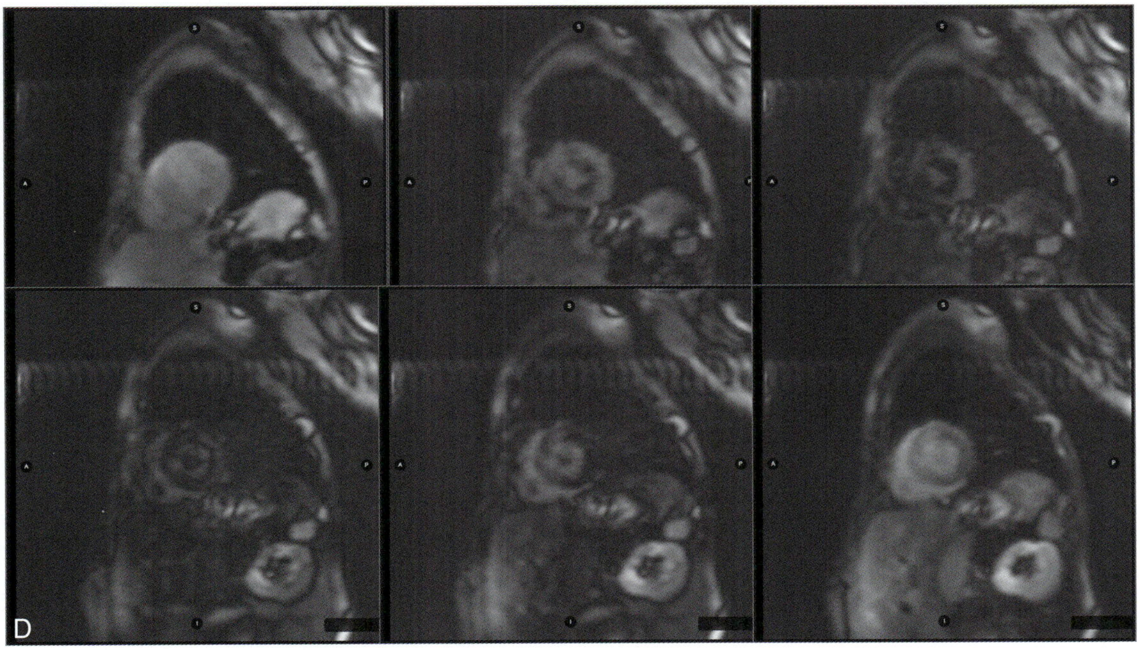

Fig 24.1 Suite. C. T1 mapping et ECV. D. TI scouting.

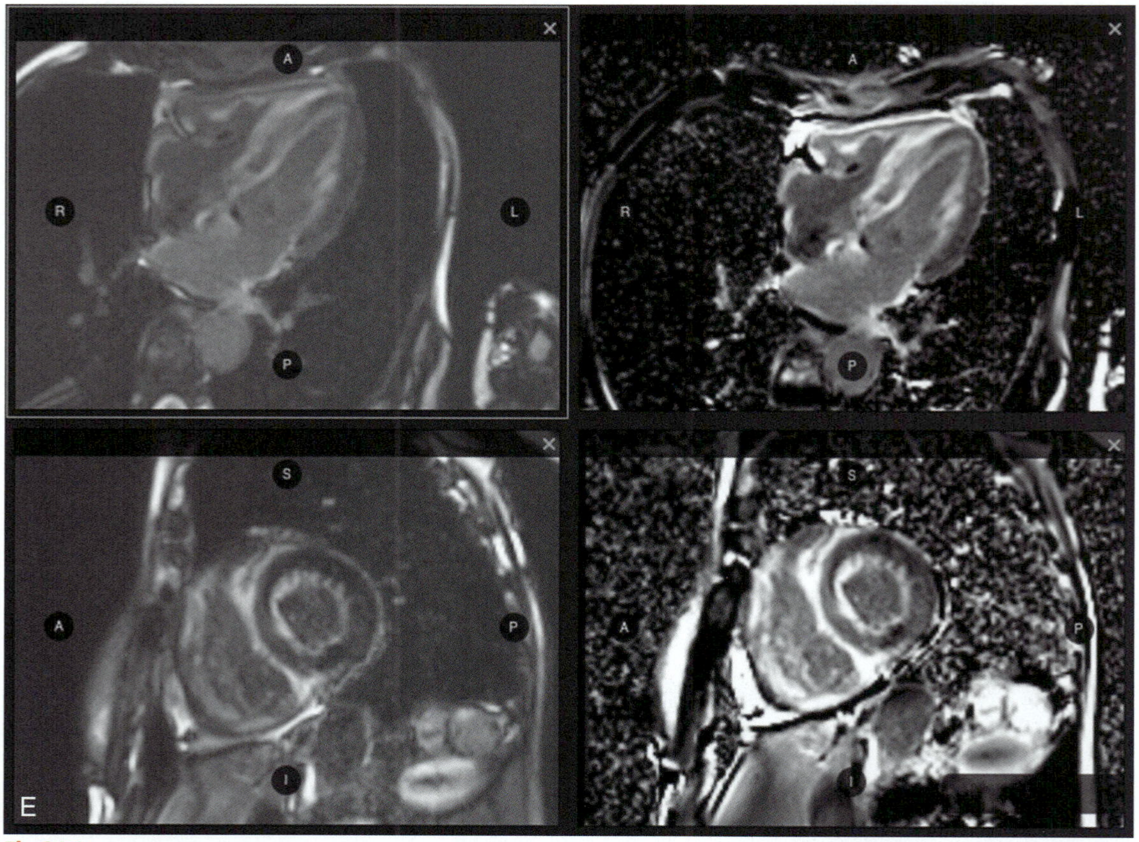

Fig 24.1 Suite. E. Rehaussement tardif (colonne gauche) et PSIR (gauche droite) dans les incidences 4-cavités et petit axe.

Question

- Comment décrivez-vous l'IRM cardiaque ?

Interprétation

L'examen montre un ventricule gauche non dilaté, modérément hypertrophié de façon diffuse avec un septum interventriculaire à 15 mm d'épaisseur. Sa contraction est homogène avec une fonction systolique globale normale. Il n'y a pas de fuite valvulaire.

La perfusion de 1er passage est normale.

La cartographie T1 (Fig 24.2) révèle une augmentation importante du T1 précontraste surtout dans le septum interventriculaire basal qui apparaît en jaune vive (flèches) sur l'échelle de couleur et mesuré précisément à 1 353 ms. L'ECV est aussi très augmenté > 48 %.

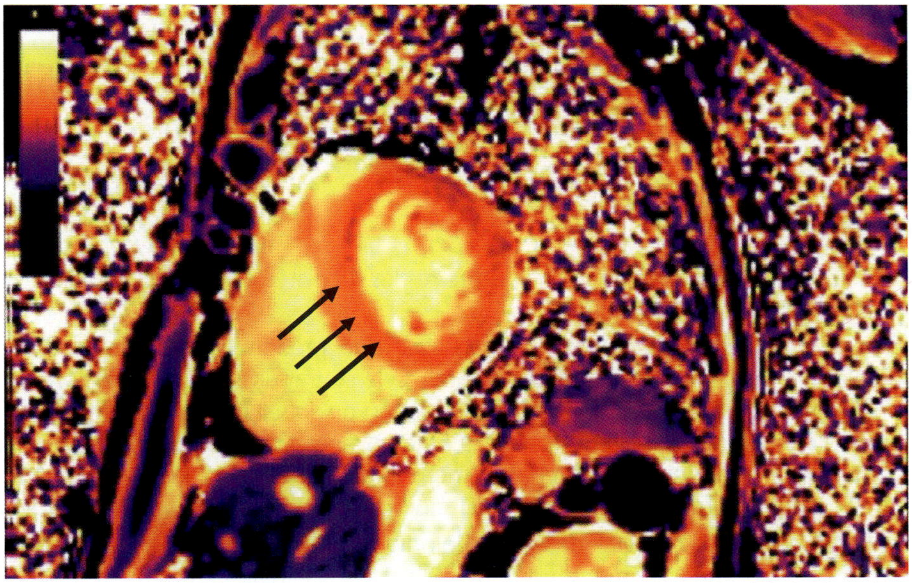

Fig 24.2 T1 mapping sur une coupe petit-axe en médio-VG montrant une augmentation globale des valeurs du T1 précontraste prédominant sur le septum interventriculaire.

Le TI du myocarde sous-endocardique est très raccourci par rapport au reste de l'épaisseur myocardique et son signal s'annule même avant celui du sang intraventriculaire (Fig 24.3). Notez que les signaux du pool sanguin et du myocarde centropariétal s'annulent en même temps (étoile), après celui du myocarde sous-endocardique (flèches).

En rehaussement tardif et PSIR, il y a une prise de contraste intense globalement circonférentielle, avec toutefois une prédominance sous-endocardique et septale basale, intéressant les 4 cavités cardiaques.

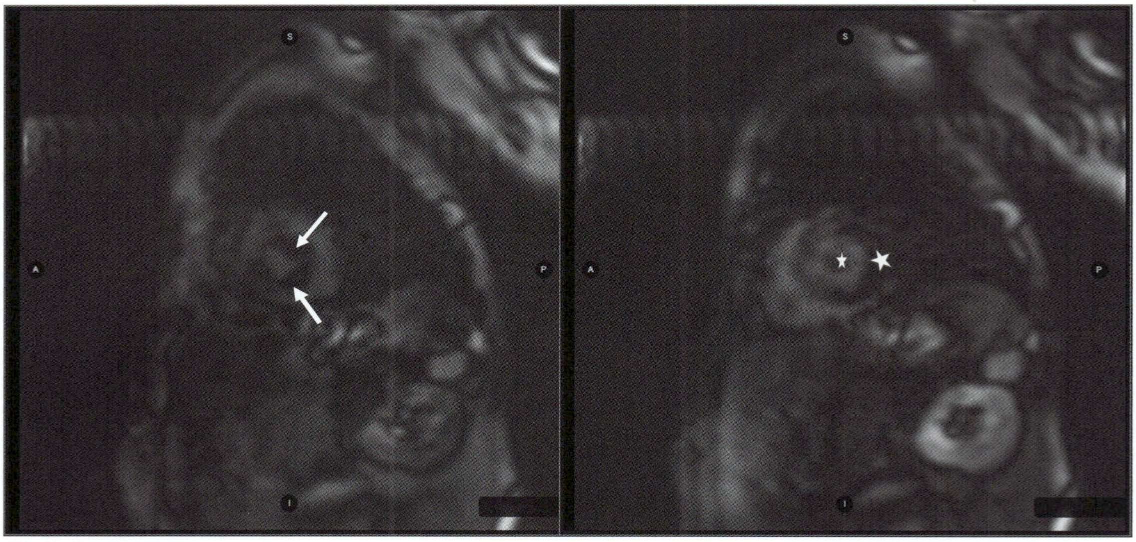

Fig 24.3 TI scouting montrant un raccourcissement du TI myocardique avec même une inversion du TI du sous-endocarde (flèche) dont le signal s'annule avant celui du sang et du reste du myocarde (étoile).

Diagnostic

Amylose cardiaque.

Commentaires

L'IRM est caractéristique d'une amylose avec atteinte des 4 cavités cardiaques. Le ventricule gauche est hypertrophié de façon concentrique.

Les dépôts extracellulaires amyloïdes sont diffus, avec une prédominance dans les couches sous-endocardiques et un gradient décroissant transmural. Cela se traduit par une inversion du TI avec un nadir du signal sous-endocardique qui précède l'annulation du signal du reste du myocarde et de celui du pool sanguin. Dans les formes les plus avancées, cette inversion du TI myocardique peut faussement normaliser les images sur la séquence de rehaussement tardif. La séquence PSIR est alors très utile dans ces cas extrêmes, car elle permet de s'affranchir du choix du TI pour annuler le signal du myocarde sain.

La cartographie T1 est aussi typique d'une pathologie infiltrative avec une franche élévation des valeurs natives du T1 et d'une augmentation du volume extracellulaire (ECV).

L'ECV est déduit à partir des valeurs T1 mesurées dans le pool sanguin et le myocarde, avant et après injection du chélateur de gadolinium, en fonction de l'hématocrite du patient selon la formule suivante :

$$\mathrm{ECV} = \frac{\left(\dfrac{1}{T1myo\ postGado} - \dfrac{1}{T1myo\ preGado}\right)}{\dfrac{1}{(T1sang\ postGado} - \dfrac{1}{T1sang\ preGado)}} \times (100 - \text{hématocrite})$$

Le rehaussement tardif et la séquence PSIR sont aussi typiques d'une amylose cardiaque, révélant des prises de contraste à prédominance sous-endocardique, circonférentielles, non systématisées en plages hétérogènes, dans les 4 cavités cardiaques.

Le diagnostic de l'amylose cardiaque à TTR est confirmé par la scintigraphie osseuse aux biphosphates marquée au ^{99m}Tc. L'hyperfixation est spécifique de l'amylose à TTR ; son intensité a de plus une valeur pronostique. Une scintigraphie normale écarte a priori une amylose à TTR, mais n'élimine pas les autres amyloses (AL et AA).

À retenir

L'infiltration extracellulaire amyloïde se traduit en IRM par une hypertrophie souvent importante du VG, l'augmentation franche du T1 précontraste et de l'ECV et un raccourcissement du TI du myocarde jusqu'à son inversion par rapport au pool sanguin dans les formes les plus avancées. Le pattern en rehaussement tardif et PSIR est caractéristique avec des prises de contraste en plages hétérogènes non systématisées à prédominance sous-endocardique avec un gradient décroissant transmural, dans les 4 cavités cardiaques.

Pour aller plus loin

Fontana M, Pica S, Reant P, Abdel-Gadir A, Treibel TA, Banypersad SM, et al. Prognostic value of late gadolinium enhancement cardiovascular magnetic resonance in cardiac amyloidosis. Circulation 2015;132:1570–9.

Karamitsos TD, Piechnik SK, Banypersad SM, Fontana M, Ntusi NB, Ferreira VM, et al. Noncontrast T1 mapping for the diagnosis of cardiac amyloidosis. JACC Cardiovasc Imaging 2013;6:488–97.

Cas clinique 25

Présentation du cas

Description du cas clinique

Patient de 53 ans, hospitalisé pour syncope, de survenue brutale sans prodrome, à table en lisant le journal. La perte de connaissance a duré 5 minutes, avec un réveil sans confusion postcritique, sans morsure de langue ou perte d'urine. Il n'a pas d'antécédent personnel ou familial notable. Constantes à l'entrée : TA 140/90 mmHg, FC 70 bpm, saturation 98 % en air ambiant. Les bruits du cœur sont réguliers avec un souffle systolique 2/6 au foyer aortique, B2 normal. Il n'y a pas de signe périphérique d'insuffisance cardiaque. L'ECG est en rythme sinusal, d'axe normal, à QRS fins avec une HVG électrique. L'ETT retrouve une hypertrophie antéroseptale à 25 mm, sans obstacle intra-VG ni sous aortique, avec une FEVG à 68 %. Vous réalisez une IRM cardiaque.

Vidéo 25.1 Ciné-SSFP multiplan.

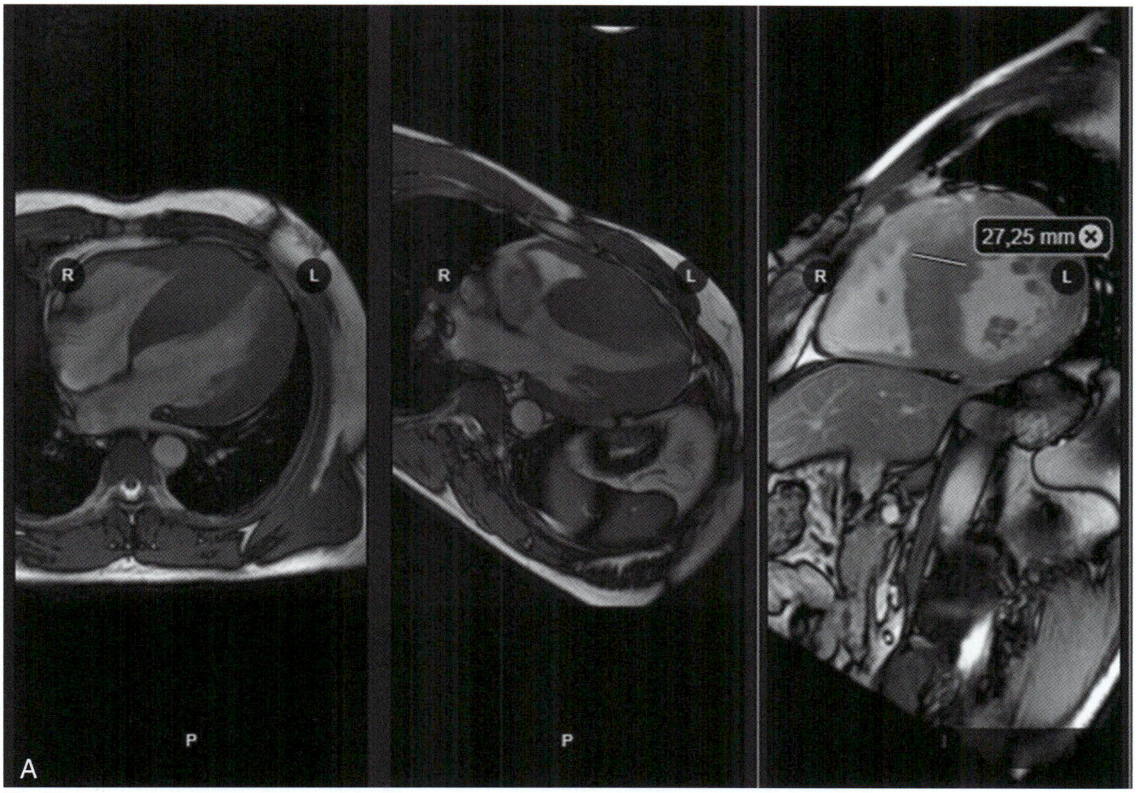

Fig 25.1 **A. SSFP multiplan avec mesure du septum interventriculaire dans le plan petit-axe.**

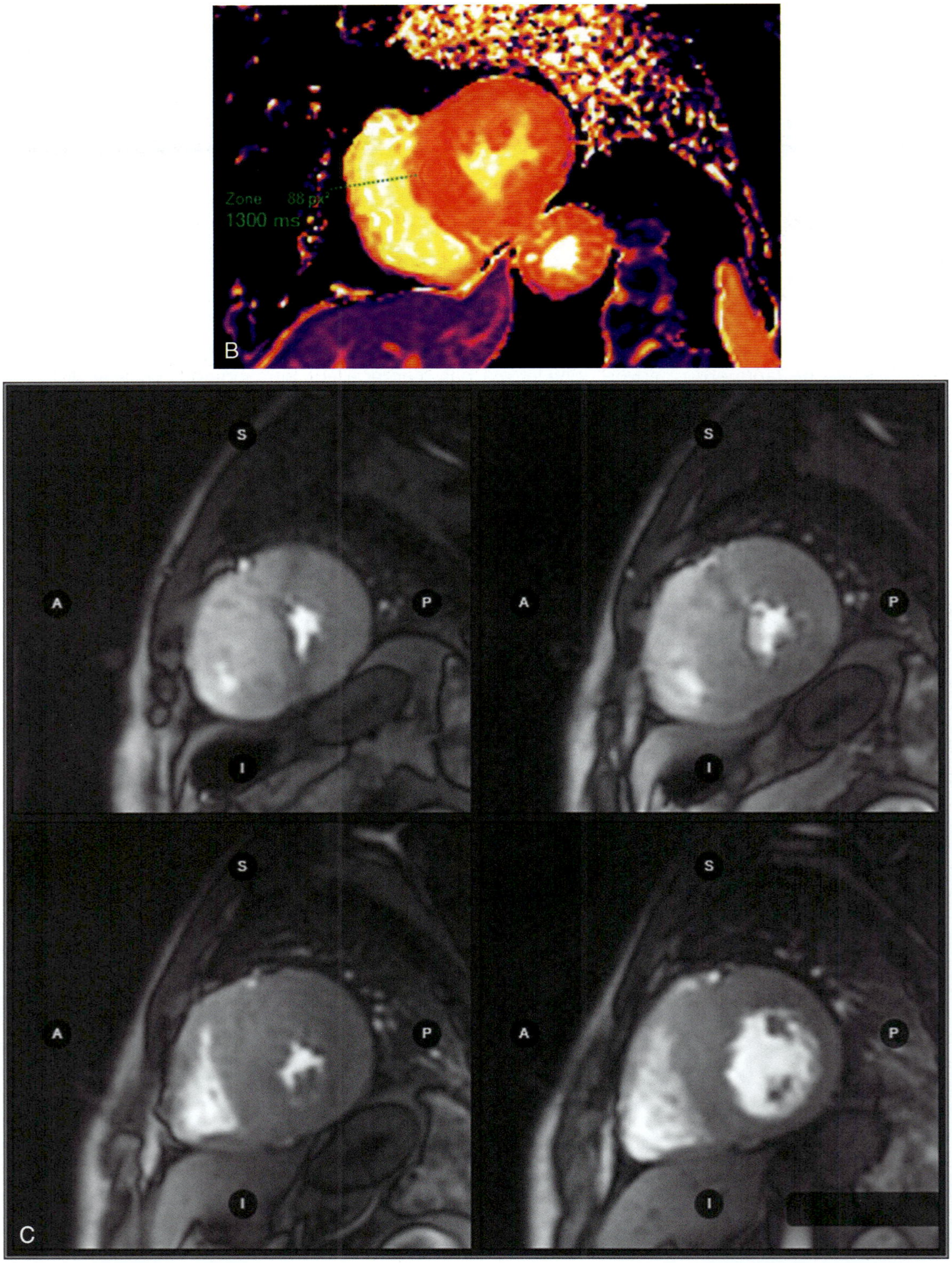

Fig 25.1 Suite. B. Cartographie T1 en petit-axe au niveau médio-VG. C. Perfusion de 1er passage multicoupes en petit-axe.

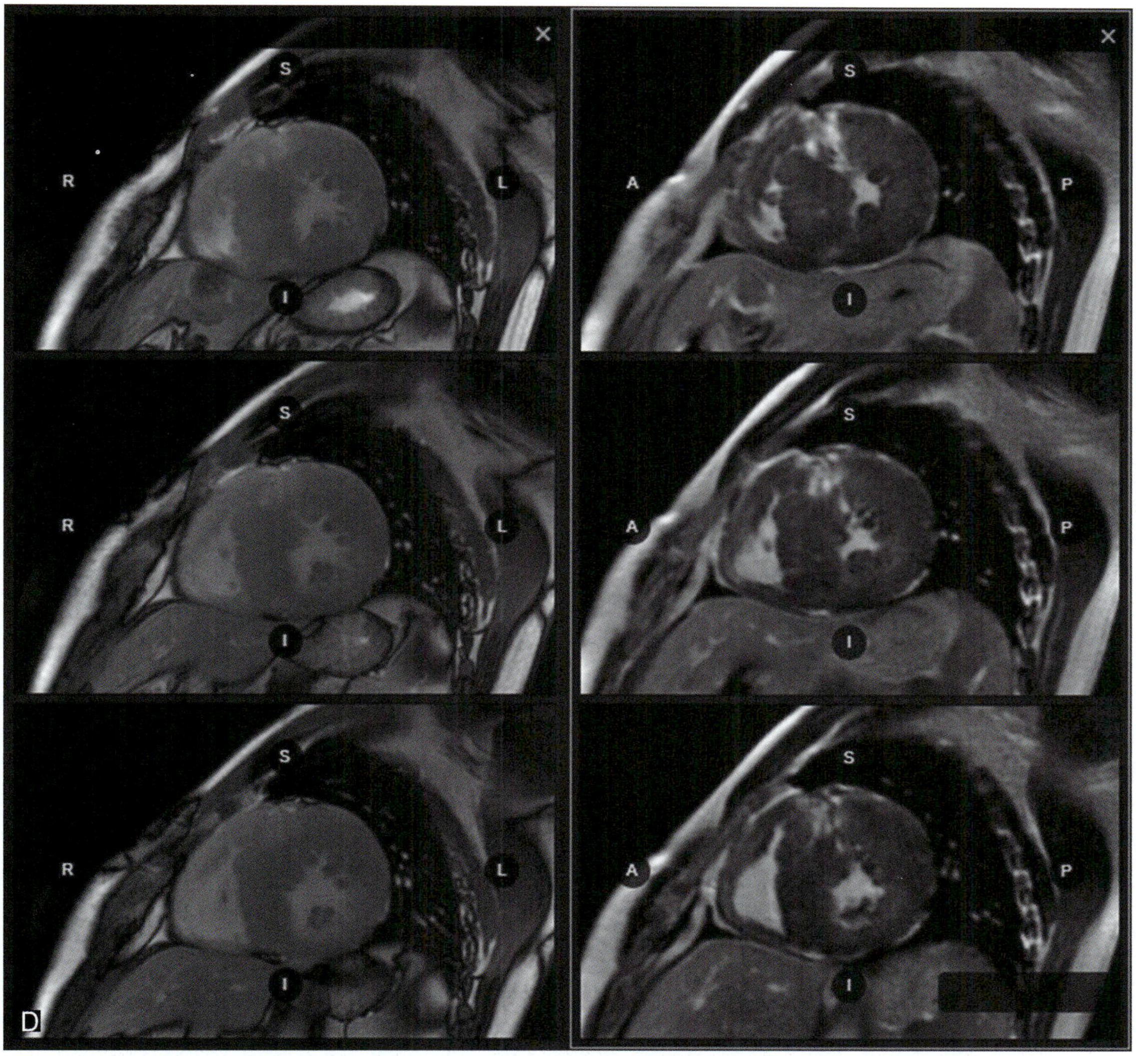

Fig 25.1 **Suite. D. SSFP postcontraste (à gauche) et rehaussement tardif (à droite) multicoupes en petit-axe.**

Question

- Comment décrivez-vous l'IRM cardiaque ?

Interprétation

L'examen confirme l'HVG très importante, asymétrique à prédominance septale avec un septum à 27 mm d'épaisseur. La contraction segmentaire et la fonction systolique globale sont normales. Il n'y a pas d'obstruction intra-VG et la voie sous-aortique est libre.

La perfusion de 1er passage montre un hyposignal discret sous-endocardique assez diffus.

Après injection sur les séquences ciné-SSFP et de rehaussement tardif, il y a des prises de contraste intenses centromyocardiques, hétérogènes, intéressant préférentiellement la zone d'insertion VD/VG supérieure et à moindre degré l'insertion inférieure.

Diagnostic

CMH sarcomérique non obstructive.

Commentaires

La CMH sarcomérique est la plus fréquente des cardiomyopathies génétiques, pouvant toucher 0.2 % des adultes jeunes et représente la première cause de mort subite chez les athlètes. Elle est causée par une mutation dans les gènes codant pour les protéines du sarcomère cardiaque, en particulier dans les gènes *MYH7* (codant pour la protéine de la chaîne lourde de la myosine), *MYBPC3* (codant pour la protéine C cardiaque) et plus rarement dans les gènes *TNNT2* et *MY12*. Dans plus de la moitié des cas, la mutation est transmise selon le mode autosomique dominant. Chez notre patient, une double mutation dans le gène *MYBPC3* a été retrouvée, pouvant participer à la sévérité de l'atteinte. Il a bénéficié d'une implantation de DAI.

Le phénotype clinique de la CMH sarcomérique est hétérogène allant de la forme asymptomatique non évolutive aux formes compliquées avec progression vers l'insuffisance cardiaque, les troubles du rythme atriaux et ventriculaires et la mort subite.

Le diagnostic de CMH repose sur l'HVG avec une épaisseur pariétale ≥ 15 mm (13 mm en cas d'antécédent familial connu) retrouvée sur au moins un segment myocardique, en l'absence d'autres causes d'augmentation de la post-charge (HTA, sténose aortique).

Quelle que soit la technique d'imagerie utilisée, la mesure est effectuée sur le segment le plus hypertrophié, en télédiastole, sur l'incidence petit-axe. L'IRM explore mieux certains segments situés dans les angles morts de l'échocardiographie, tels que la paroi antérolatérale, l'apex et la paroi postéroseptale.

L'IRM permet de bien caractériser les phénotypes de CMH, distinguant les formes à faible risque versus les formes au pronostic plus réservé ; la forme locale versus l'atteinte diffuse ; l'épaississement modéré (13–15 mm) versus l'hypertrophie massive (> 30 mm) ; la forme non obstructive versus les obstacles intra-VG et/ou sous-aortique avec SAM. La présence d'un défaut de perfusion de 1er passage traduit des anomalies de la microcirculation et est de mauvais pronostic. Les hyposignaux sont sous-endocardiques, habituellement assez discrets et non systématisés. La dégénérescence fibreuse dense se traduit par des prises de contraste visibles dès la séquence postinjection précoce et confirmée sur le rehaussement tardif. Il s'agit typiquement de prises de contraste intenses d'allure envahissante, centromyocardiques, localisées essentiellement dans les zones d'insertion VD/VG supérieure et inférieure avec des coulées à tendance confluente dans le septum adjacent. La fibrose dense de remplacement est bien évidemment aussi retrouvée dans les segments myocardiques hypertrophiés. La fibrose interstitielle diffuse n'est en revanche pas visible sur les séquences de rehaussement tardif ; elle est estimée sur les cartographies paramétriques révélant une augmentation des valeurs de T1 précontraste et de l'ECV.

À retenir

La CMH primitive d'origine familiale est secondaire à une mutation dans les gènes codant pour les protéines du sarcomère cardiaque (80 % des cas dans les gènes *MYH7* et *MYBPC3*), transmise selon le mode autosomique dominant.

La CMH est définie par une épaisseur pariétale ≥ 15 mm (ou 13 mm si antécédent familial connu).

L'IRM permet de confirmer le diagnostic de CMH surtout si l'atteinte est focale dans un segment difficile à évaluer en échocardiographie. L'IRM est aussi essentielle pour bien caractériser le phénotype de la CMH et en évaluer le pronostic (défaut de perfusion à l'état basal, quantification des deux types de fibrose dense et interstitielle, quantification de l'ECV).

La fibrose dense dans la CMH sarcomérique est retrouvée dans les segments hypertrophiés et typiquement dans les zones d'insertion VD/VG.

Pour aller plus loin

Authors/Task Force members, Elliott PM, Anastasakis A, Borger MA, Borggrefe M, Cecchi F, et al. 2014 ESC Guidelines on diagnosis and management of hypertrophic cardiomyopathy: the Task Force for the Diagnosis and Management of Hypertrophic Cardiomyopathy of the European Society of Cardiology (ESC). Eur Heart J 2014;35:2733–79.

Chan RH, Maron BJ, Olivotto I, Pencina MJ, Assenza GE, Haas T, et al. Prognostic value of quantitative contrast-enhanced cardiovascular magnetic resonance for the evaluation of sudden death risk in patients with hypertrophic cardiomyopathy. Circulation 2014;130:484–95.

Maron BJ, Ommen SR, Semsarian C, Spirito P, Olivotto I, Maron MS. Hypertrophic cardiomyopathy: present and future, with translation into contemporary cardiovascular medicine. J Am Coll Cardiol 2014;64:83–99.

Cas clinique 26

Présentation du cas

Description du cas clinique

Patient de 59 ans, hospitalisé pour douleurs épigastriques prolongées, sans irradiation. Il n'a pas d'antécédent ni de facteur de risque connu. Son médecin traitant lui fait doser la troponine en ville qui est discrètement augmentée. Le patient reçoit une dose de charge d'aspirine et est transféré en soins intensifs. À l'entrée : IMC 25, TA 188/108 mmHg, FC 67 bpm, saturation 100 % en air ambiant. Les bruits du cœur sont réguliers avec un souffle systolique aortique 2/6e. Il n'y a pas de signe périphérique d'insuffisance cardiaque. L'ECG est en rythme sinusal, à QRS fins, montrant une HVG électrique avec des ondes T négatives en latéral. L'ETT retrouve un VG non dilaté, avec une HVG concentrique SIV 15 mm, de fonction systolique normale. La coronarographie est normale. Vous réalisez une IRM cardiaque.

Vidéo 26.1 **Ciné-SSFP multiplan.**

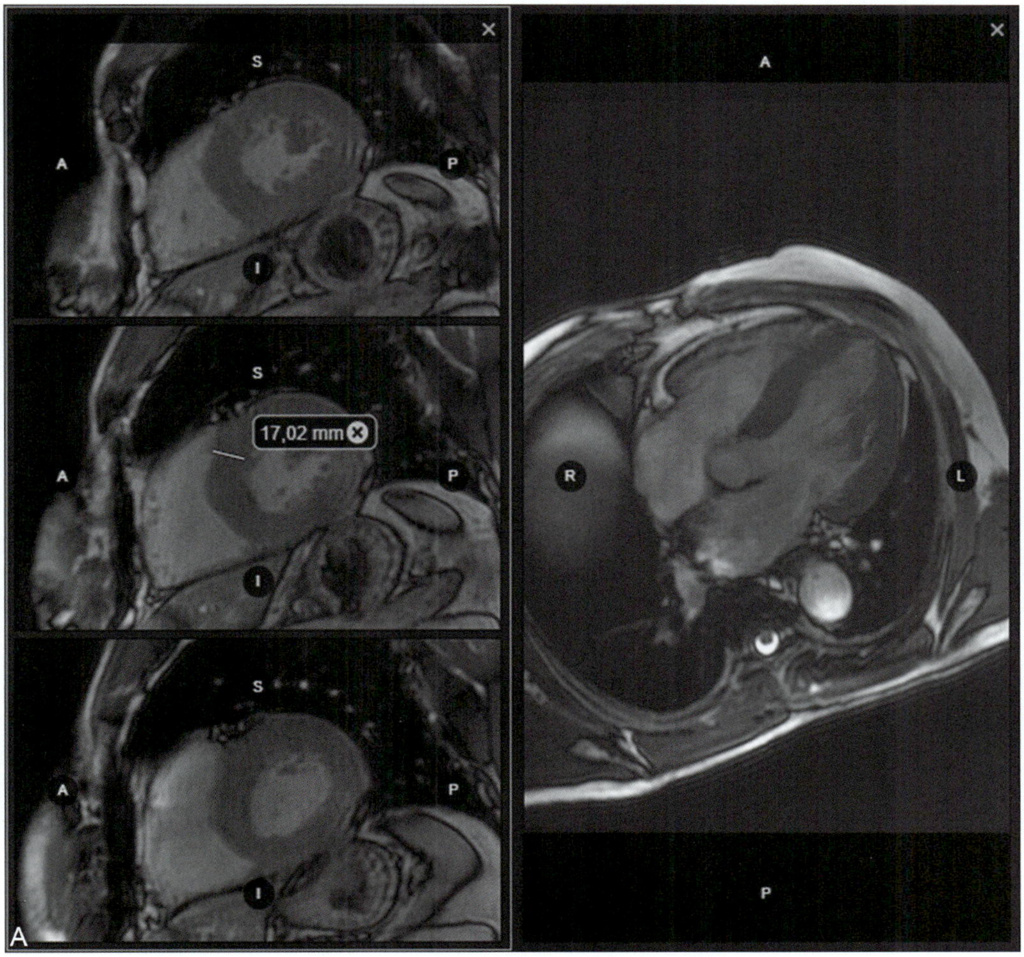

Fig 26.1 **A. SSFP multiplan avec mesure de l'épaisseur du septum interventriculaire en petit-axe.**

Cas cliniques en imagerie cardiaque

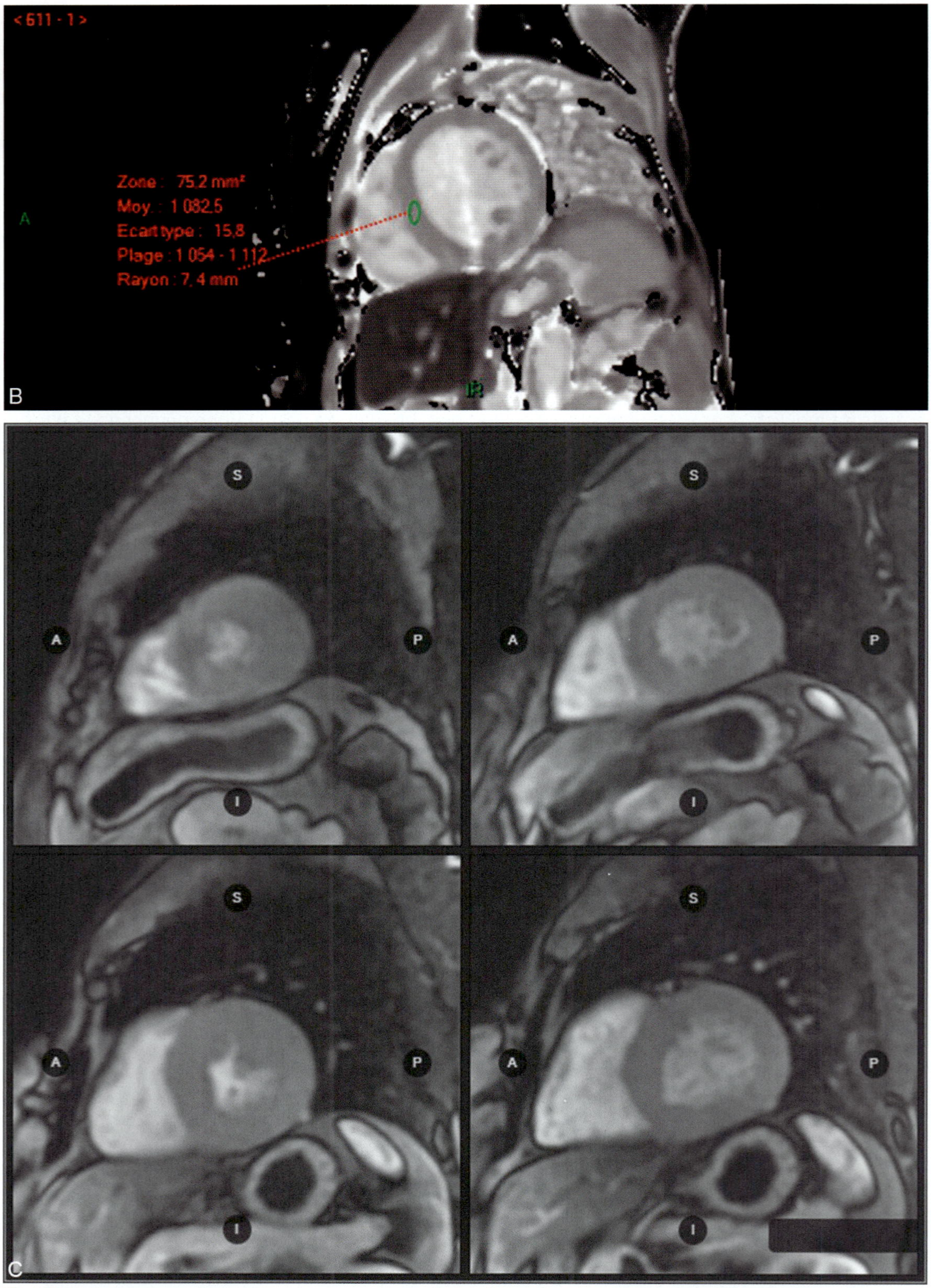

Fig 26.1 Suite. B. Cartographie T1 précontraste. C. Perfusion de 1er passage multicoupes en petit-axe.

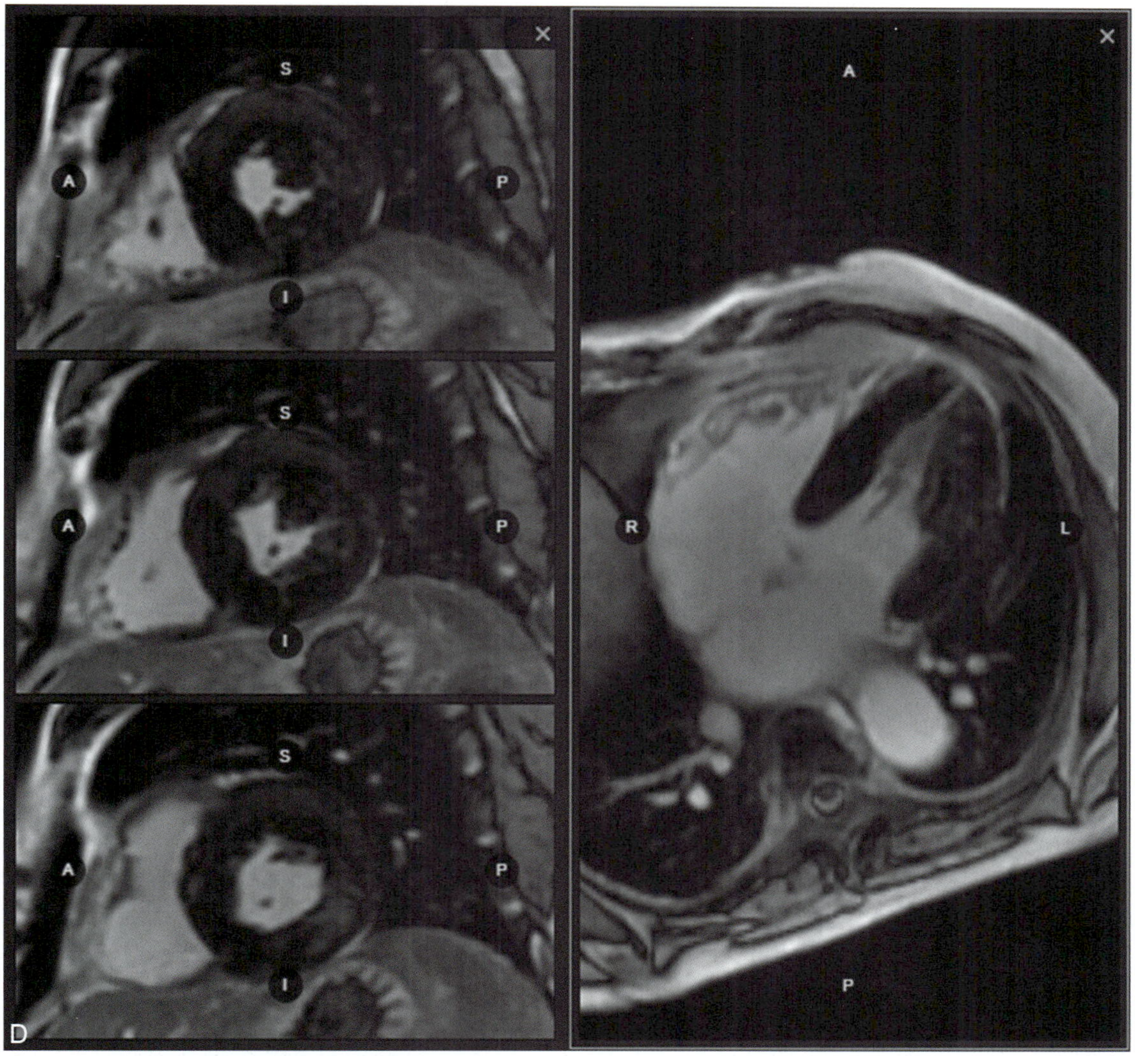

Fig 26.1 **Suite. D. Rehaussement tardif multiplan.**

Question

- Comment décrivez-vous l'IRM cardiaque ?

Interprétation

L'examen retrouve une HVG concentrique homogène avec un septum interventriculaire à 17 mm. La cinétique segmentaire et la fonction systolique globale du VG sont normales. L'OG est modérément dilatée avec une surface à 28 cm^2. Il n'y a pas d'obstacle intra-VG et la voie sous-aortique est libre. Les valves mitrale et tricuspide sont normales.

La perfusion de 1er passage est normale.

Il y a une très discrète prise de contraste en plage intramyocardique au niveau de la paroi inférolatérale basale (Fig 26.2).

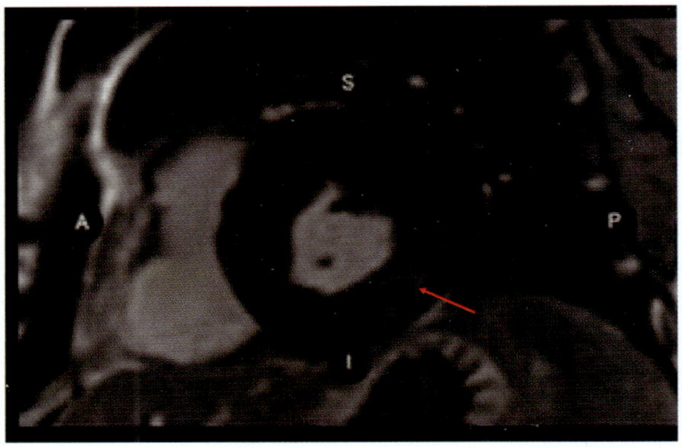

Fig 26.2 HTA

Rehaussement tardif montrant une plage en discret hypersignal intramyocardique de la paroi inférolatérale basale (flèche), traduisant la présence de fibrose dense de remplacement.

Diagnostic

Cardiomyopathie hypertrophique hypertensive.

Commentaires

L'HVG hypertensive est classiquement concentrique et homogène avec un rapport épaisseur du septum/paroi postérieure $< 1{,}5$. L'HVG est aussi modérée, dépassant rarement 15 mm d'épaisseur sauf chez certains patients d'origine africaine avec une HTA ancienne non traitée, comme dans le cas de notre patient. La perfusion de 1er passage est normale, sans trouble de la microcirculation comme dans la CMH sarcomérique. Le rehaussement tardif est aussi habituellement normal, mais peut montrer dans certains cas des prises de contraste très discrètes et peu étendues non systématisées, de distribution sous-endocardique ou centromyocardique.

Le T1 natif et l'ECV sont habituellement dans les limites de la normale et ne sont donc pas discriminants pour affirmer l'origine hypertensive.

À retenir

La CMH hypertensive se distingue de la CMH sarcomérique et de la CMH secondaire à l'amylose par sa sémiologie relativement pauvre en IRM.

Dans la cardiomyopathie hypertensive, l'HVG est modérée, concentrique et homogène. Il n'y a pas d'anomalie de la microcirculation sur la perfusion de 1er passage. Le rehaussement tardif, les cartographies T1 et ECV sont dans les limites de la normale. L'origine hypertensive est suggérée par le contexte clinique, chez un patient ayant une HTA souvent ancienne et négligée.

Pour aller plus loin

Rudolph A, Abdel-Aty H, Bohl S, Boyé P, Zagrosek A, Dietz R, et al. Noninvasive detection of fibrosis applying contrast-enhanced cardiac magnetic resonance in different forms of left ventricular hypertrophy relation to remodeling. J Am Coll Cardiol 2009;53:284–91.

Cas clinique 27

Présentation du cas

Description du cas clinique

Patiente de 70 ans, amenée par les pompiers au scanner pour suspicion de dissection aortique. Elle n'a pas d'antécédent personnel ou familial notable. Elle se plaint depuis plus de 10 heures de douleurs thoraciques et de gêne dans le dos. Elle est en bon état général ; ses constantes sont stables : TA 140/90 mmHg symétriques aux deux bras, FC 100 bpm, température 38 °C, saturation 97 % en air ambiant. L'auscultation retrouve des bruits du cœur assourdis, sans souffle cardiaque. Il n'y a pas de signe périphérique d'insuffisance cardiaque. Son tracé ECG est en tachycardie sinusale, sans anomalie de la repolarisation.

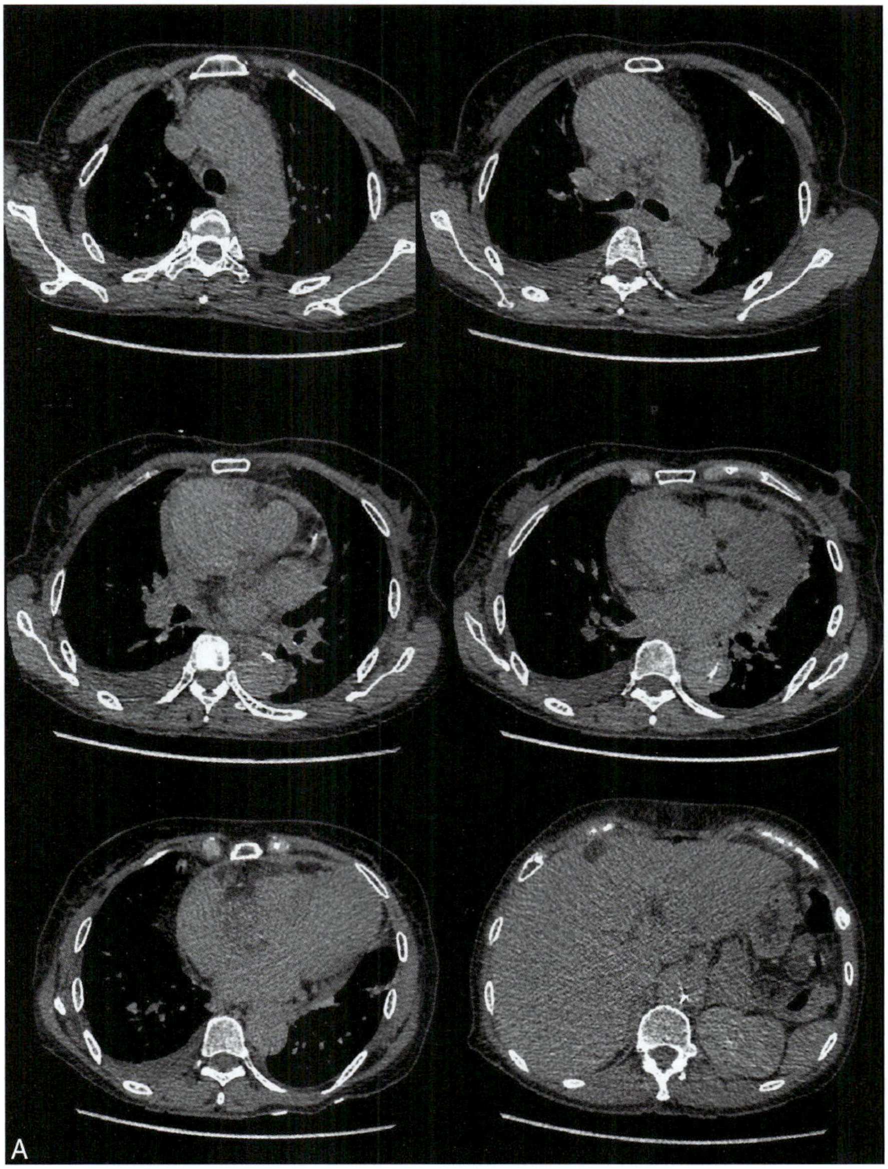

Fig 27.1 **A. Série de coupes axiales strictes de l'aorte thoracique, en contraste spontané.** ▶

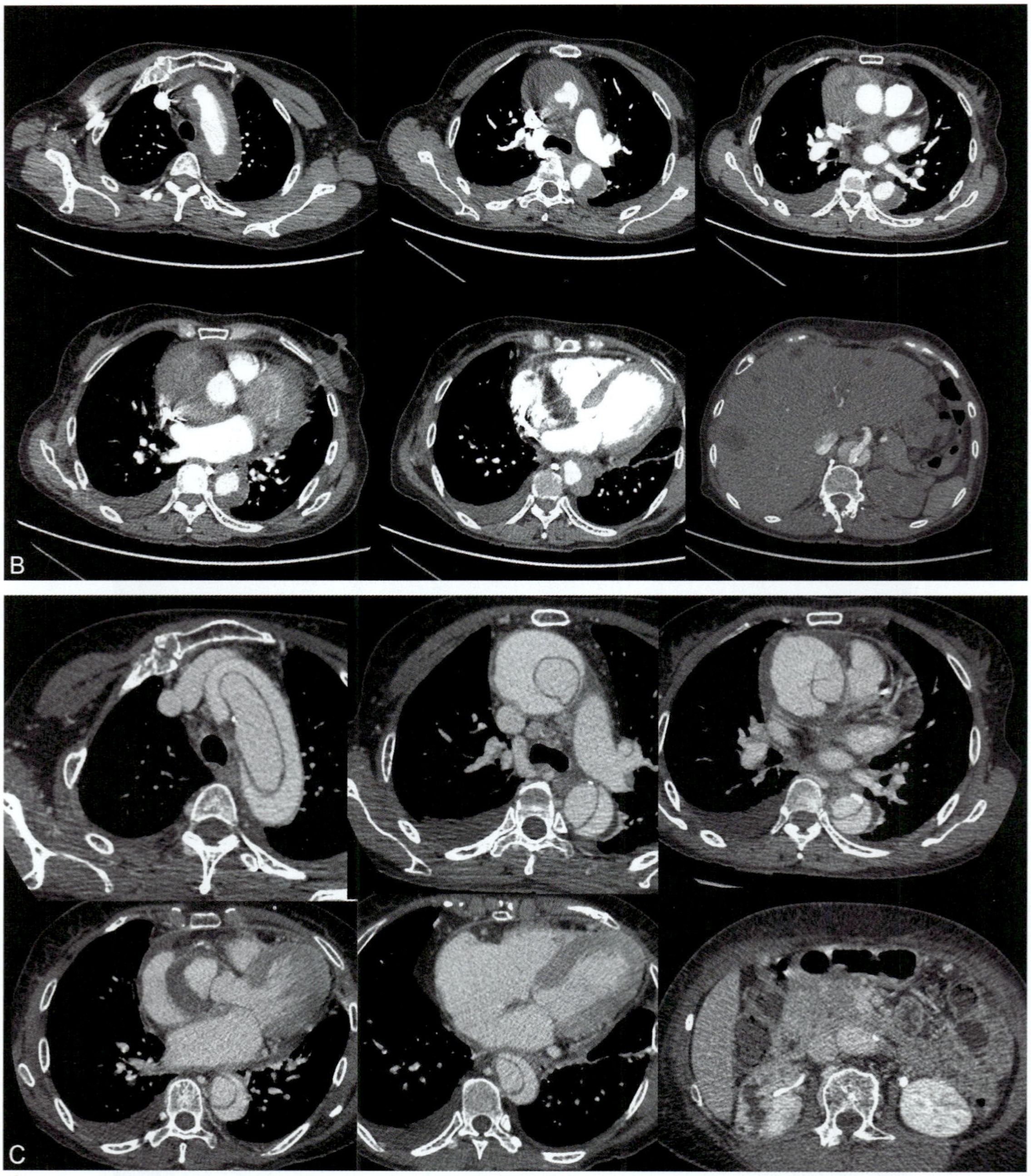

Fig 27.1 **Suite. B. Série de coupes axiales strictes de l'aorte thoracique, après injection de produit de contraste iodé à la phase artérielle. C. Série de coupes axiales sur la phase portale.**

Question

- Comment décrivez-vous l'angioscanner aortique ?

Interprétation

L'aorte ascendante est très dilatée comparativement au diamètre du tronc de l'artère pulmonaire.

En contraste spontané, il y a un épaississement hétérogène avec des zones hyperdenses de la paroi aortique. On évoque à ce stade un hématome de paroi ou une dissection aortique. La dernière coupe sur l'aorte diaphragmatique montre une calcification anormalement située au sein de la lumière aortique, suggérant le décrochage de l'intima venant flotter au milieu de l'aorte, orientant ainsi vers l'hypothèse d'une dissection aortique.

La phase artérielle confirme la dissection aortique, avec le vrai chenal de plus petit diamètre en hyperdensité alors que le faux chenal est plus large et est à peine opacifié par un flux lent.

La phase portale permet de bien étudier le faux chenal et retrouve la présence de thrombi dans le cul-de-sac proximal du faux chenal au niveau de la racine aortique. À l'étage abdominale, l'examen montre un défaut de rehaussement du rein droit qui apparaît bien plus hypodense par rapport au rein gauche.

Diagnostic

Dissection aortique aiguë.

Commentaires

La dissection aortique fait partie du syndrome aortique aigu ; sa prise en charge est immédiatement chirurgicale quand il s'agit d'une dissection de type A de la classification de Stanford (concernant l'aorte ascendante quelle que soit son extension en aval).

Le diagnostic est fait au scanner (ou en ETO au bloc opératoire pour les formes les plus instables), avec une acquisition aux trois temps (sans injection, après injection à la phase artérielle, puis portale), couvrant toute l'aorte thoracoabdominale, avec une synchronisation à l'ECG sur la portion thoracique.

La série en contraste spontanée est essentielle pour le diagnostic d'un hématome de paroi (épaississement en hyperdensité spontanée > 50 UH), pour identifier un déplacement endoluminal des calcifications (spots hyperdenses), ou pour rechercher un hémopéricarde (épanchement péricardique en hyperdensité spontanée > 40 UH).

La série artérielle opacifie majoritairement le vrai chenal, les coronaires ainsi que les artères périphériques. Le faux chenal est peu ou n'est pas opacifié, apparaissant très hypodense par rapport au vrai chenal.

La phase portale opacifie les deux chenaux et complète le bilan d'extension de la dissection aux artères cervicales et périphériques. Les portes d'entrée et de sortie sont bien identifiées, de même que la présence de flux lent et/ou thrombi dans le faux chenal. La perfusion des organes sous-diaphragmatiques est également mieux analysée.

Comment distinguer le vrai du faux chenal ? Sur l'aorte ascendante, la distinction est simple. Le vrai chenal est celui qui sort du VG et est le plus opacifié sur la phase artérielle (Fig 27.2). Sur l'aorte thoracique descendante et abdominale, la distinction peut être plus délicate. L'intensité du produit de contraste et la taille des chenaux ne sont pas assez discriminantes. Dans tous cas, le vrai chenal est celui qui contient les calcifications intimales et qui présente des angles de raccordement en pente douce avec la membrane intimale. Le faux chenal est celui qui présente des angles de raccordement aigus avec le voile intimal (Fig 27.3).

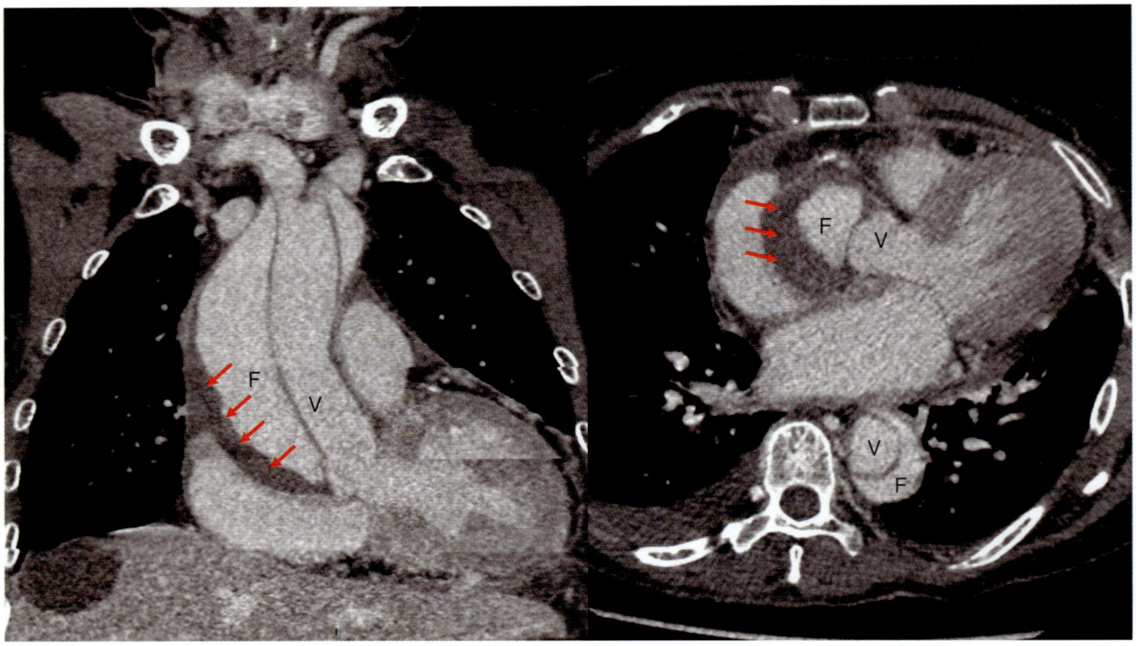

Fig 27.2 **Coupes coronale et axiale au niveau de l'aorte thoracique ascendante.**
Le vrai chenal (V) sort directement du VG, à la différence du faux chenal (F) qui n'est pas en continuité avec le VG. Présence de thrombus mural (flèches) tapissant la paroi du faux chenal.

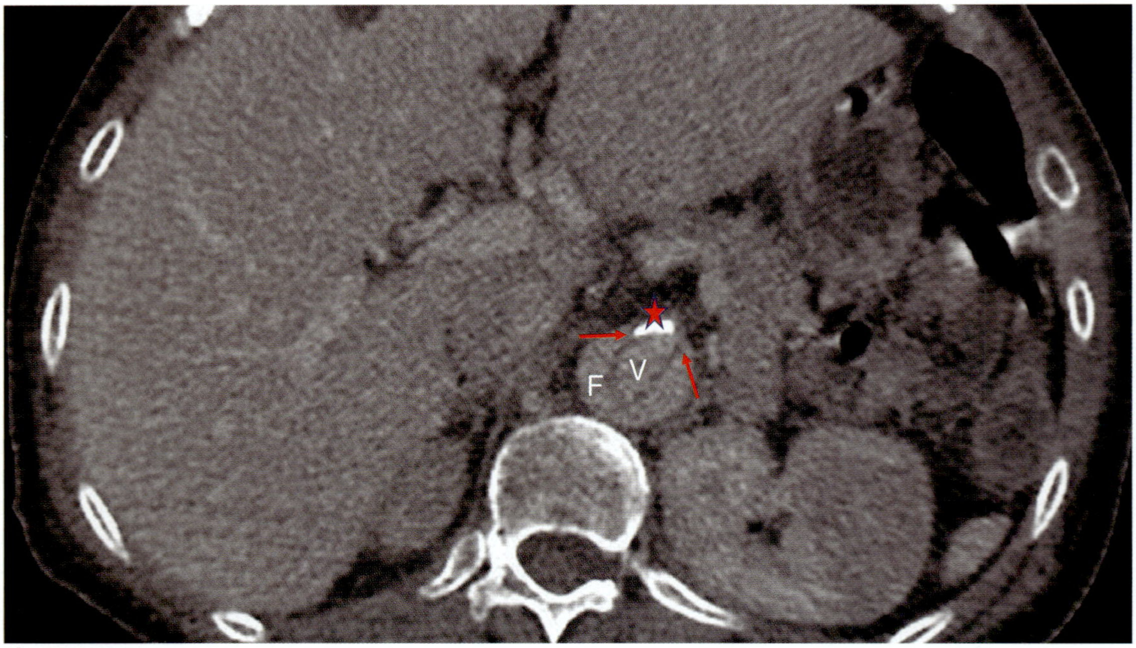

Fig 27.3 **Coupe axiale au niveau de l'aorte abdominale montrant le vrai chenal (V) et le faux chenal (F).**
Calcifications intimales (étoile) dans le vrai chenal ; angles de raccordement aigus (flèches) avec le flap intimal dans le faux chenal.

À retenir

La dissection aortique de type A est une urgence chirurgicale. L'angioscanner aortique (acquisition aux trois temps : sans injection, après injection de produit de contraste iodé à la phase artérielle, puis portale) permet de faire le diagnostic et de dresser le bilan d'extension.

Les angles de raccordement entre le chenal et la membrane intimale permettent de distinguer le vrai du faux chenal dans l'aorte thoracique descendante et abdominale.

Pour aller plus loin

Baliga RR, Nienaber CA, Bossone E, Oh JK, Isselbacher EM, Sechtem U, et al. The role of imaging in aortic dissection and related syndromes. JACC Cardiovasc Imaging 2014;7:406–24.

Cas clinique 28

Présentation du cas

Description du cas clinique

Patiente de 65 ans, consultant aux urgences de l'hôpital pour une dyspnée d'aggravation progressive. Devant des D-dimères augmentés, un angioscanner pulmonaire est réalisé pour éliminer une embolie pulmonaire. L'examen retrouve un syndrome de masse dans l'artère pulmonaire. Son interrogatoire retrouve une altération progressive de l'état général avec perte de 10 kg et des épisodes fébriles nocturnes depuis plusieurs mois. Vous réalisez alors une IRM complémentaire.

Vidéo 28.1 **Séquence ciné-SSFP multiplan.**

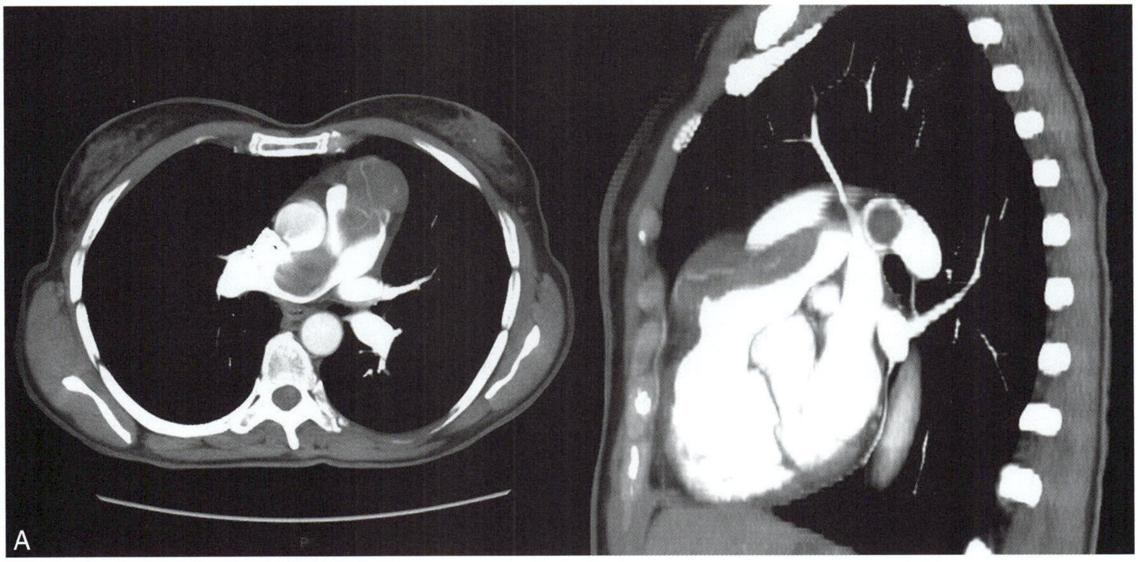

Fig 28.1 **A. Scanner : Coupe axiale et sagittale passant par l'infundibulum pulmonaire après injection de produit de contraste iodé au temps artériel pulmonaire.**

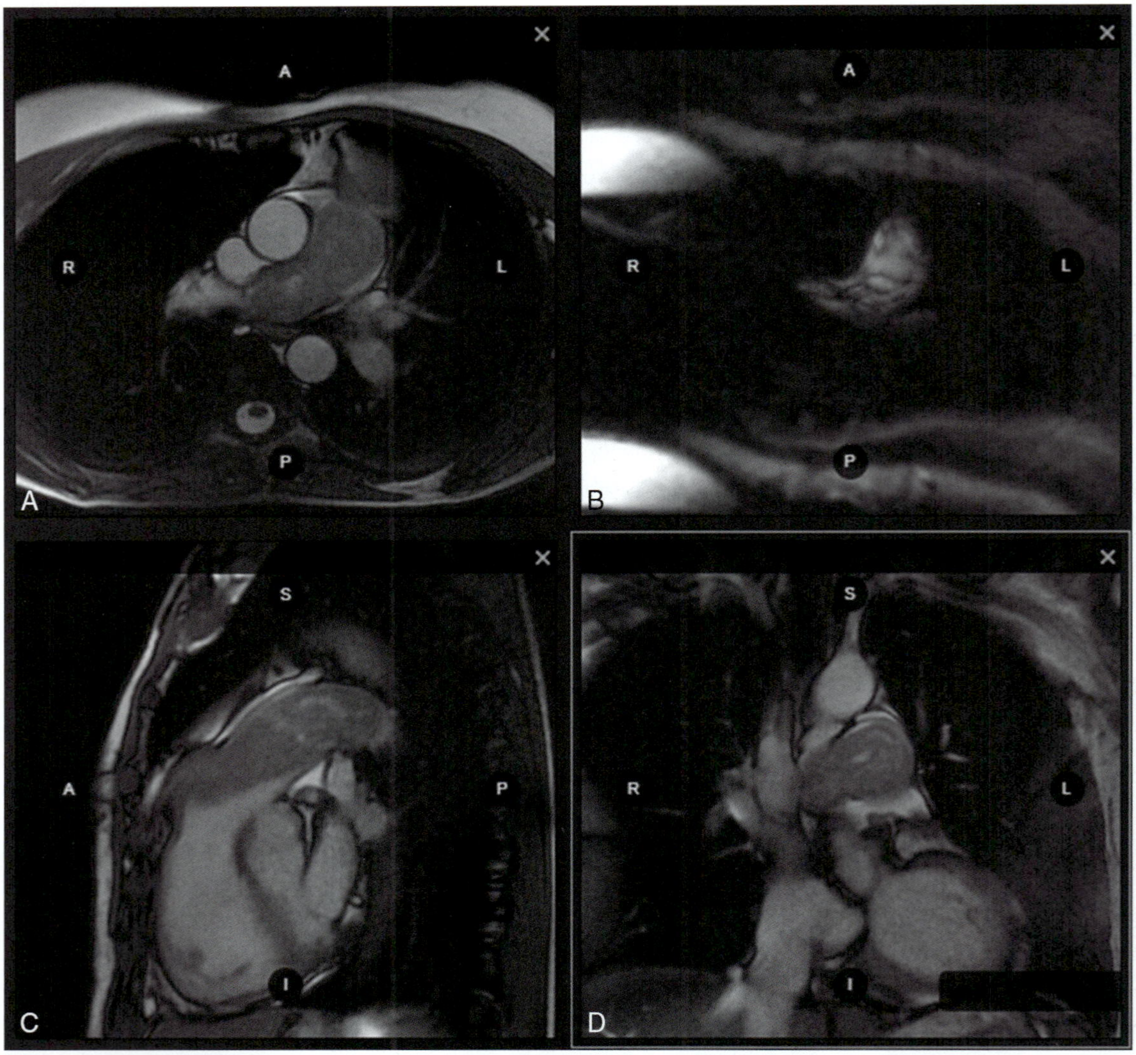

Fig 28.1 Suite. B. IRM Séquence SSFP multiplan (A,C,D) et diffusion axiale (B).

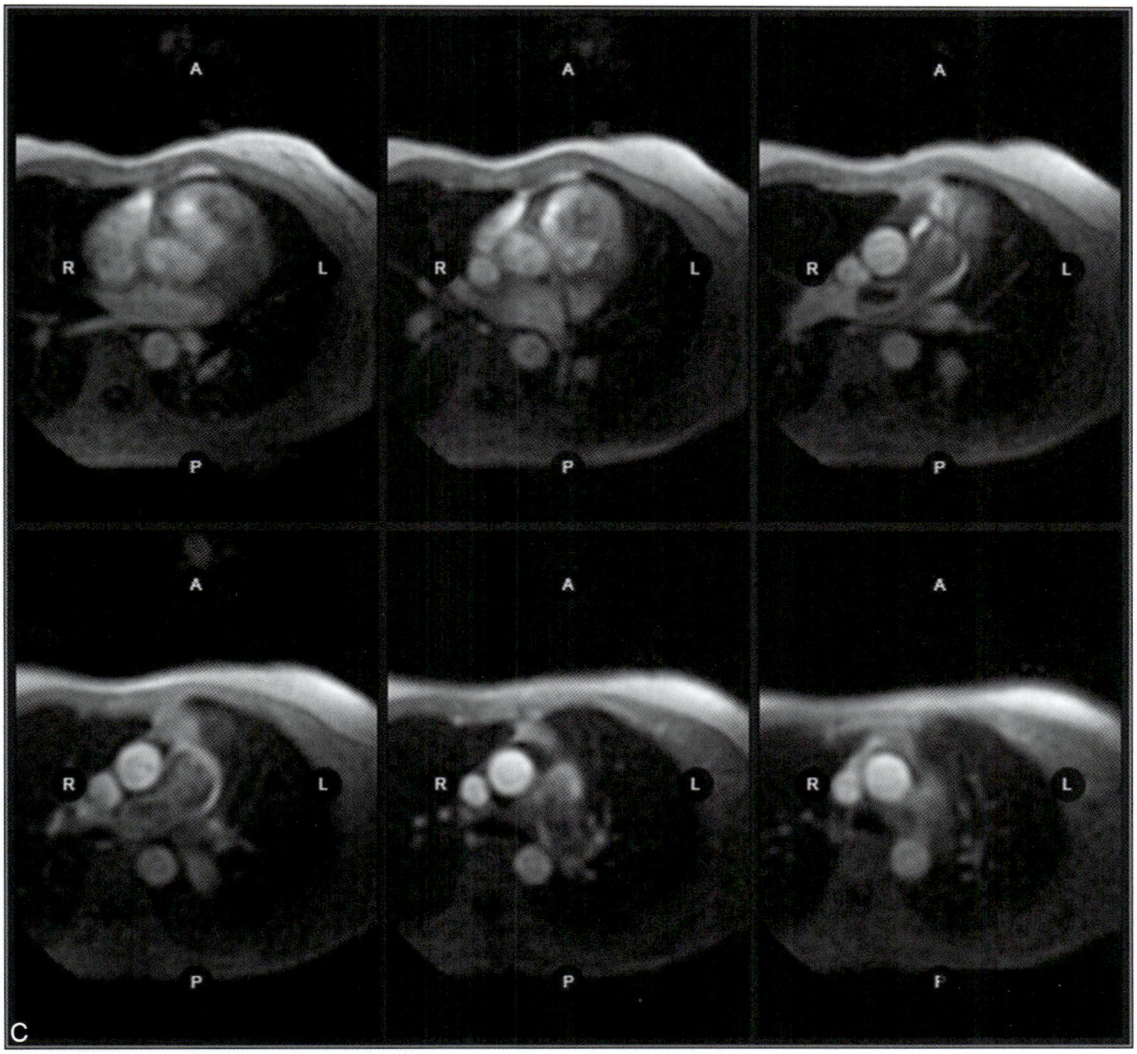

Fig 28.1 **Suite. C. IRM Séquence de perfusion de 1er passage dans le plan axial.**

Question

- Comment décrivez-vous le scanner cardiaque et l'IRM cardiaque ?

Interprétation

L'angioscanner retrouve une volumineuse masse tissulaire se développant à partir de l'infundibulum pulmonaire, obstructive avec protrusion dans l'artère pulmonaire et les branches pulmonaires proximales. La masse est parcourue par les lacis vasculaires intratumoraux, écartant a priori la nature thrombotique d'une embolie pulmonaire classique.

En IRM, la masse endoluminale apparaît en hypersignal hétérogène SSFP et diffusion. La perfusion de 1er passage oriente vers le diagnostic d'angiosarcome sur son hypervascularisation extrêmement intense. La partie distale de la tumeur, située à l'origine de l'artère pulmonaire droite, ne se rehausse pas (apparaissant en hyposignal franc), suggérant sa nature nécrotique (Fig 28.2).

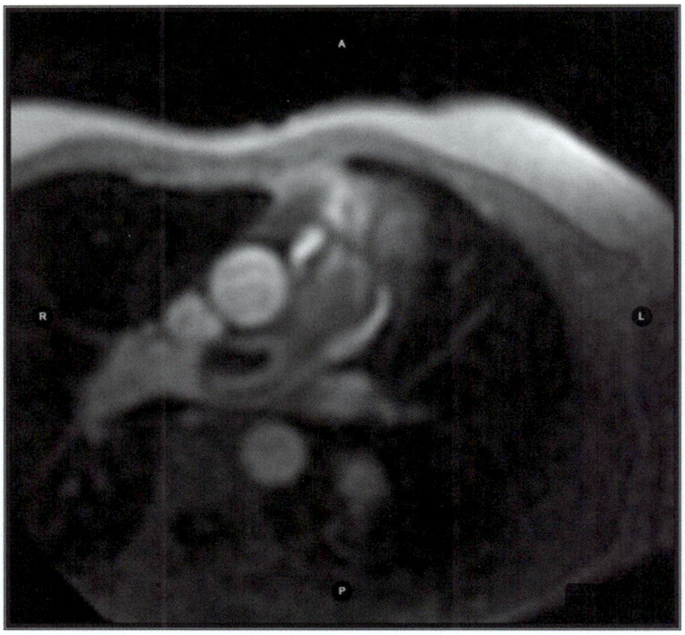

Fig 28.2 Perfusion de 1er passage sur une coupe axiale centrée sur la bifurcation pulmonaire.
Masse massivement hypervascularisée, avec une composante nécrotique en hyposignal à l'origine de l'artère pulmonaire droite.

Diagnostic

Angiosarcome de l'infundibulum pulmonaire.

Commentaires

L'angiosarcome est le plus fréquent des sarcomes cardiaques qui sont des tumeurs primitives malignes, au pronostic sombre. C'est une tumeur à développement intracardiaque, classiquement dans les cavités cardiaques droites. Elle peut être aussi bien focale et circonscrite mais volumineuse et obstructive, que, au contraire extensive et mal délimitée, « en chou-fleur », envahissant les parois adjacentes et le péricarde à l'origine d'hémopéricarde. Les lésions métastatiques peuvent être retrouvées dans plus de 50 % des cas au moment du diagnostic.

Les caractéristiques de malignité sont retrouvées en IRM : aspect hétérogène T1 et T2 reflétant la composition mixte de la tumeur (tissu, nécrose, hémorragie). Les limites de la tumeur sont mal circonscrites avec envahissement locorégional. Elle apparaît en hypersignal intense diffusion et hypersignal hétérogène T2 avec un hyposignal central nécroticohémorragique. La perfusion de 1er passage montre une hypervascularisation intense. Les prises de contraste en rehaussement tardif et en T1 Fat Sat postinjection sont hétérogènes, avec rehaussement intense des territoires hypervascularisés contrastant avec le centre de la tumeur souvent nécrotique et non rehaussé.

Les autres sarcomes cardiaques (fibrosarcome, ostéosarcome, liposarcome, sarcomes indifférenciés, rhabdomyosarcome) sont beaucoup plus rares. Ils partagent globalement les mêmes caractéristiques de malignité en IRM que l'angiosarcome. C'est l'histologie qui permet de trancher et c'est l'argument de fréquence qui fait évoquer l'angiosarcome en première hypothèse.

Le lymphome cardiaque primitif est rare et survient sur un terrain d'immunodépression. Il s'agit d'un lymphome strictement confiné au cœur, à distinguer des lésions secondaires plus fréquentes des lymphomes malins non hodgkiniens. En IRM, le lymphome peut présenter les mêmes signaux spontanés en diffusion, T1 et T2, que l'angiosarcome. Il se distingue de l'angiosarcome par l'absence de nécrose et d'hémorragie, et sur le rehaussement après injection qui est plus discret et souvent homogène.

À retenir

L'angiosarcome est la plus fréquente des tumeurs cardiaques primitives malignes, préférentiellement localisé dans les cavités cardiaques droites.

Le caractère malin d'une tumeur cardiaque en IRM est suggéré par l'association des critères suivants : 1) lésion mal circonscrite envahissante ; 2) nécrose centrale ; 3) hypersignal diffusion et T2 ; 4) hypervascularisation intense en perfusion de 1er passage ; 5) prises de contraste hétérogènes après injection de gadolinium sur la séquence de rehaussement tardif et en T1 Fat Sat.

En pratique clinique, le diagnostic de malignité est hautement probable si ≥ 3 critères parmi les 5 précédemment cités ; bénin si ≤ 2 critères ; indéterminé si 3 critères présents.

Pour aller plus loin

Motwani M, Kidambi A, Herzog BA, Uddin A, Greenwood JP, Plein S. MR imaging of cardiac tumors and masses: A review of methods and clinical applications. Radiology 2013;268:26–43.

Randhawa K, Ganeshan A, Hoey ET. Magnetic resonance imaging of cardiac tumors: Part 1, sequences, protocols, and benign tumors. Curr Probl Diagn Radiol 2011;40:158–68.

Randhawa K, Ganeshan A, Hoey ET. Magnetic resonance imaging of cardiac tumors: Part 2, malignant tumors and tumor-like conditions. Curr Probl Diagn Radiol 2011;40:169–79.

Cas clinique 29

Présentation du cas

Description du cas clinique

Patient de 56 ans, adressé pour évaluation d'un IDM vu tardivement au 4e jour du début des symptômes. L'ECG montre la persistance d'un sus-décalage du segment ST de V1 à V6. L'ETT retrouve une akinésie antéro-septo-apicale avec une dysfonction du VG avec une FEVG estimée visuellement à 37 %. La coronarographie retrouve une occlusion thrombotique de l'IVA moyenne, TIMI 0, qui a été désobstruée.

Vidéo 29.1 **Séquence ciné multiplan**

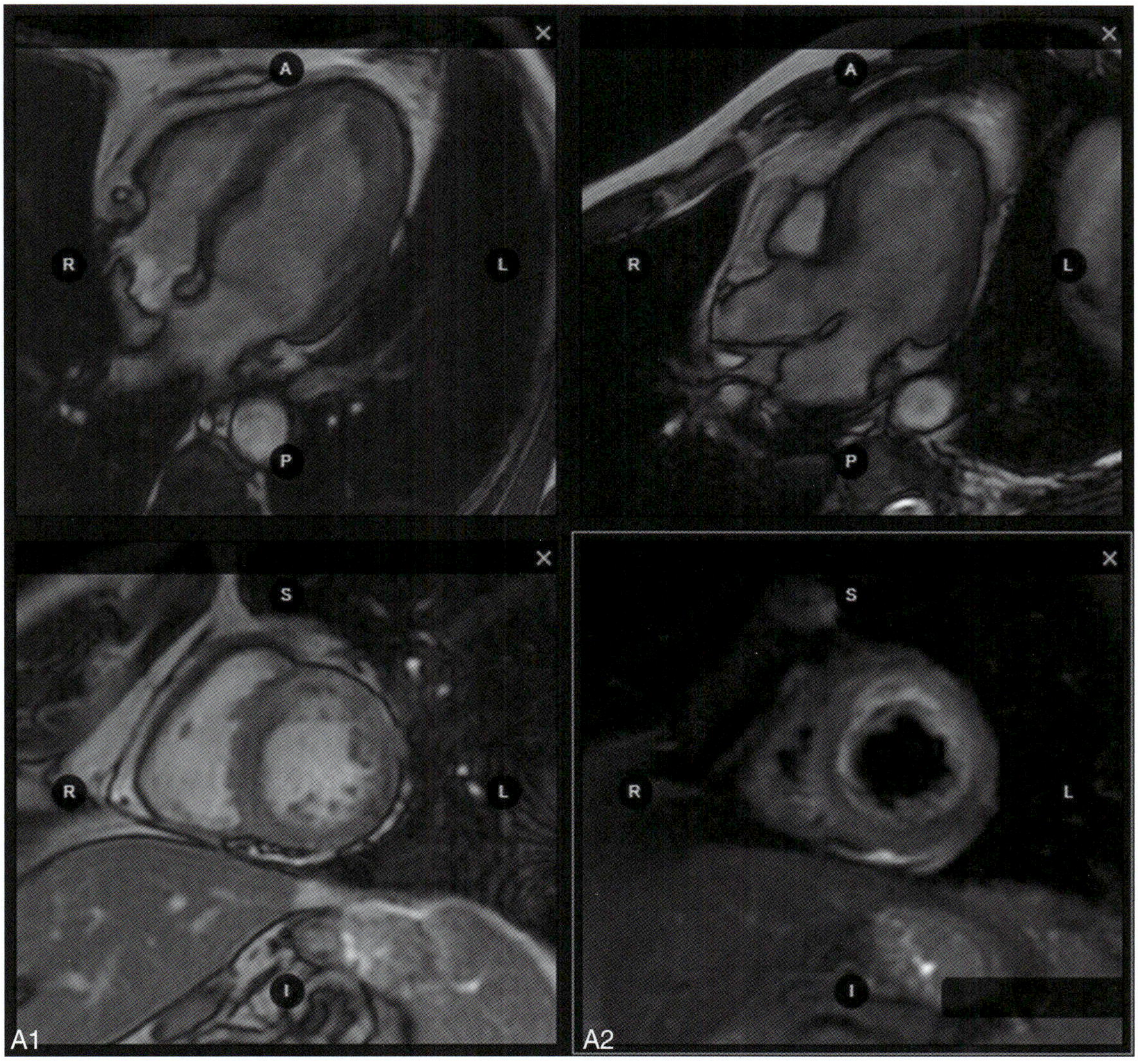

Fig 29.1 **A1. Séquence SSFP sur les incidences 4-, 3-cavités, petit-axe. A2. T2-STIR en petit-axe**

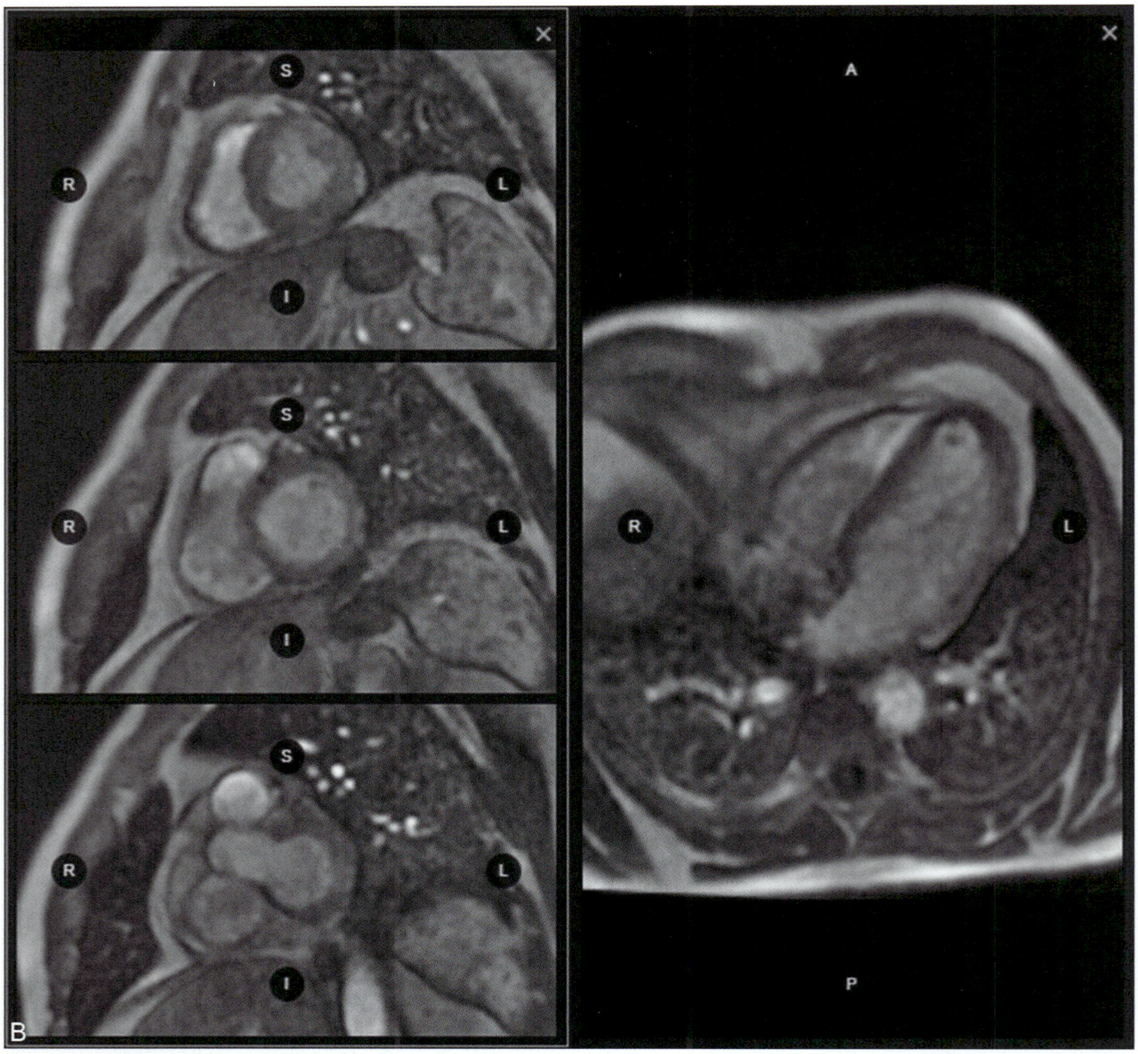

Fig 29.1B Suite. B. Perfusion de 1er passage multiplan.

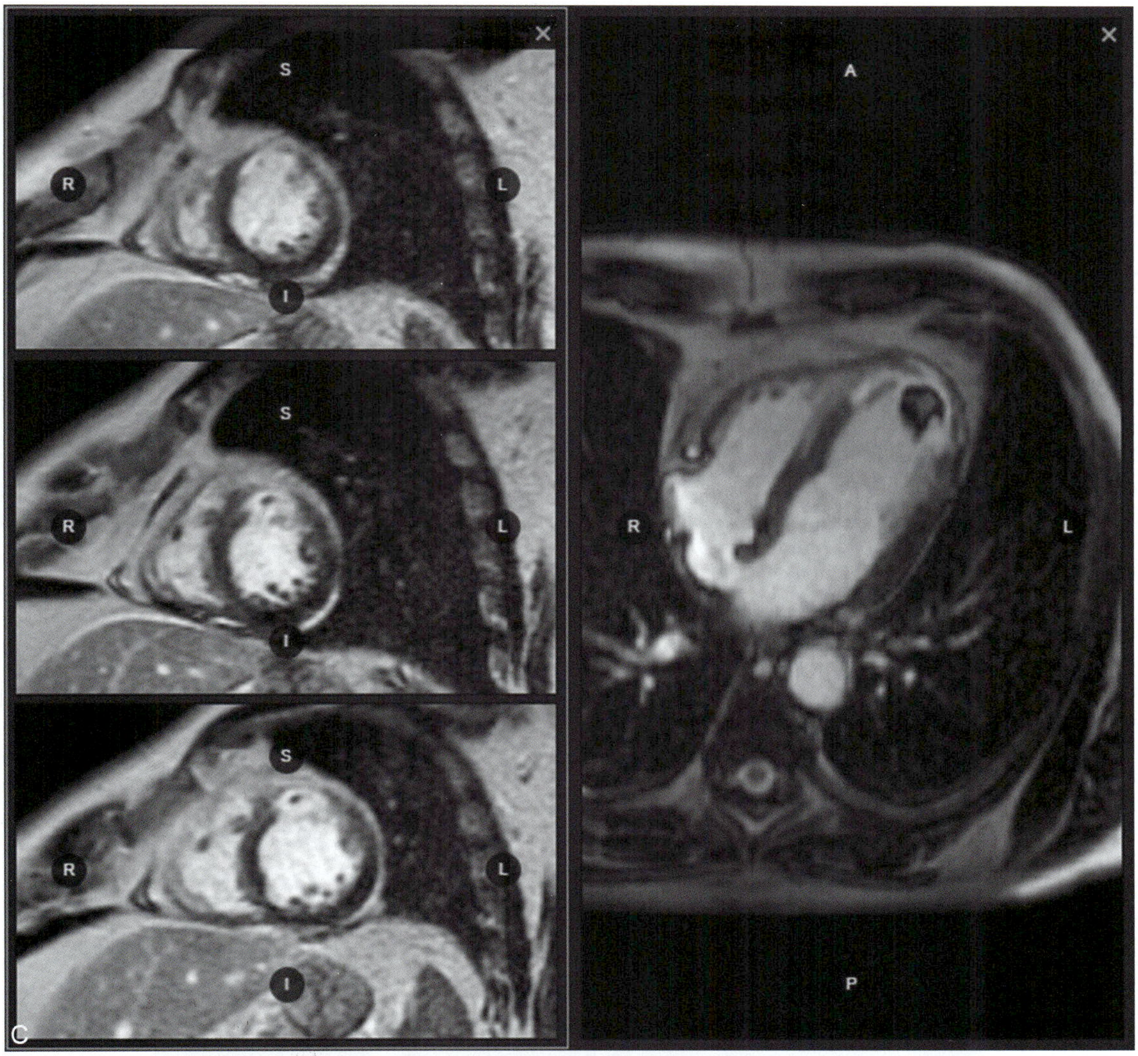

Fig 29.1C **Suite. C. Rehaussement tardif dans les incidences petit-axe et 4-cavités.**

Question

- Comment décrivez-vous l'IRM cardiaque ?

Interprétation

Le VG est discrètement dilaté avec une franche akinésie de la paroi antéro-septo-apicale. Il y a une image endocavitaire à l'apex du VG correspondant à un thrombus apparaissant en hyposignal SSFP, perfusion et rehaussement tardif. La paroi antéro-septo-apicale est en hypersignal transmural sur la séquence T2-STIR en raison de l'œdème myocardique. Il est important de remarquer la tache en hyposignal au sein de l'hypersignal transmural T2, traduisant une hémorragique dans le segment infarci (Fig 29.2). Il y a une fine couche sous-endocardique en hyposignal sur la perfusion de 1er passage qui persiste sur le rehaussement tardif qui est transmural (Fig 29.3). C'est le phénomène de no-reflow (ou MVO).

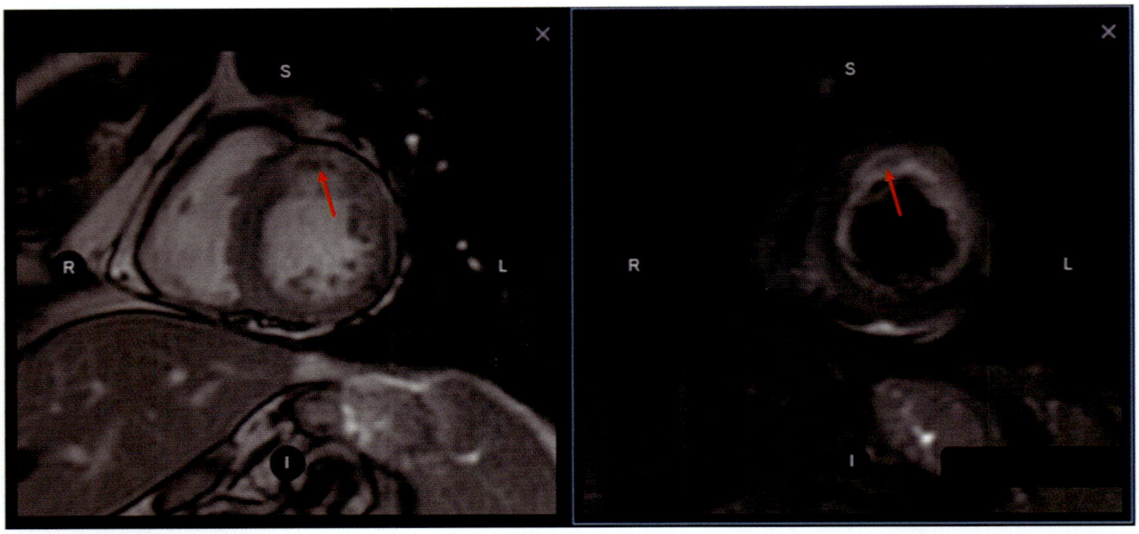

Fig 29.2 Séquence SSFP postinjection et T2-STIR en petit-axe montrant un hypersignal transmural traduisant un œdème pariétal.

Présence d'un hyposignal (flèche) au sein de l'hypersignal, correspondant à une hémorragie intralésionnelle.

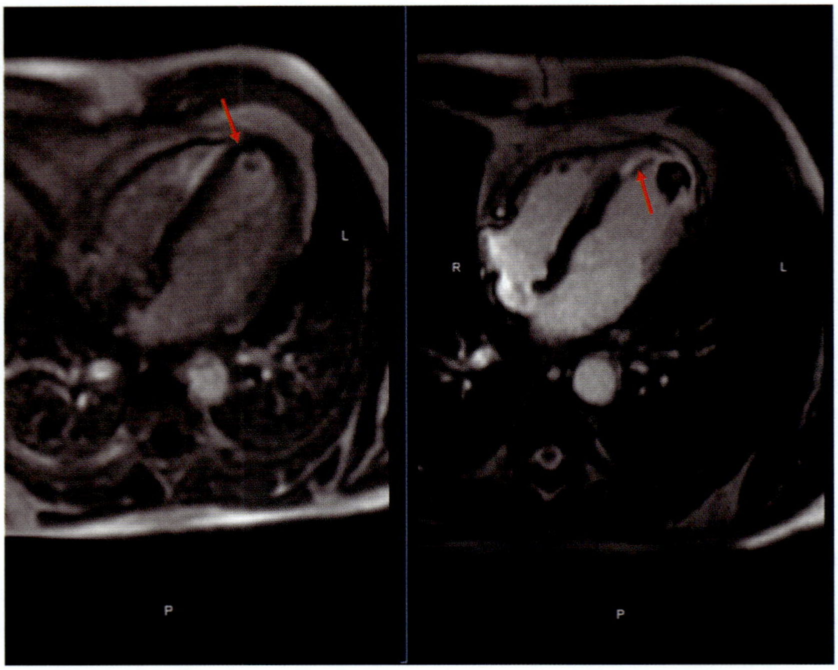

Fig 29.3 Séquence de perfusion de 1er passage et de rehaussement tardif en 4-cavités montrant un hyposignal sous-endocardique (flèche) correspondant à du no-reflow.

Diagnostic

IDM transmural non viable antéro-septo-apical, avec no-reflow, compliqué d'un thrombus apical

Commentaires

Il s'agit un aspect caractéristique d'un IDM récent en IRM.

L'œdème myocardique, visible sur la séquence T2 et STIR, est en général transmural et témoigne d'une souffrance myocardique aiguë. La présence d'une hémorragie au sein de l'infarctus est recherchée sur cette séquence T2 sous la forme d'un hyposignal généré par les débris de dégradation de l'oxyhémoglobine en méthémoglobuline, molécule hautement paramagnétique à l'origine de l'hyposignal T2, T2* et SSFP. Il s'agit d'un facteur de mauvais pronostic, associé à la survenue d'événements cardiaques graves.

Il persiste habituellement un défaut de perfusion, apparaissant sous forme d'hyposignal sous-endocardique segmentaire.

La nécrose cellulaire est visible sur la prise de contraste sur la séquence de rehaussement tardif. La quantification du rehaussement tardif est réalisée visuellement et reporté sur les 17 segments myocardiques de l'AHA. L'atteinte de chaque segment est estimée visuellement selon l'échelle suivante : 0 %, 1–25 %, 25–50 %, 50–75 %, 75–100 %. Les prises de contraste en rehaussement tardif peuvent aussi être mesurées plus précisément par segmentation semi-automatique des régions en hypersignal. La technique de la largeur à mi-hauteur de l'intensité maximale de l'hypersignal (FWHM) considère comme anormal les zones de myocarde ayant un signal > 50 % de l'intensité maximale de l'infarctus. La technique de déviation standard considère le myocarde comme anormal si son signal est supérieur au seuil qui peut varier de 3 à 5 déviations standards. Le seuil à 3 DS est habituellement fixé pour quantifier les zones périnécrotiques, potentiellement viables. Le seuil est fixé à 5 DS pour quantifier les zones nécrosées non viables.

Le no-reflow apparaît sous forme d'un hyposignal sous-endocardique à extension transmurale ou médiopariétale, de même colocalisation sur les séquences de perfusion de 1er passage et de rehaussement tardif. Il correspond à l'absence de tout échange avec le secteur vasculaire au sein de la zone pathologique, suite à l'obstruction microvasculaire par les débris cellulaires. Ainsi, l'analyse de la séquence de rehaussement seule sans la confrontation avec la perfusion de 1er passage peut-elle être une source d'erreur en raison de la pseudonormalisation du signal (no-reflow en hyposignal comme le myocarde sain) au sein de la prise de contraste transmurale (en hypersignal). Le no-reflow est pratiquement toujours présent dans les infarctus non reperfusés (vus tardivement) et retrouvé dans plus de 50 % des infarctus reperfusés. Il disparaît en 1–2 mois ou peut persister définitivement. C'est un facteur prédictif indépendant de survenue d'événements cardiaques graves.

À retenir

L'IRM de l'IDM récent est assez caractéristique : hypersignal transmural et segmentaire T2-STIR pouvant contenir un hyposignal en son sein en cas d'hémorragie, défaut de perfusion sous-endocardique segmentaire, prise de contraste sous-endocardique à extension transmurale, no-reflow sous endocardique.

Pour aller plus loin

Carrick D, Haig C, Rauhalammi S, Ahmed N, Mordi I, McEntegart M, et al. Prognostic significance of infarct core pathology revealed by quantitative non-contrast in comparison with contrast cardiac magnetic resonance imaging in reperfused ST-elevation myocardial infarction survivors. Eur Heart J 2016;37:1044–59.

Cas clinique 30

Présentation du cas

Description du cas clinique

Patiente de 59 ans, suivie depuis 3 ans pour une histiocytose non langerhansienne avec atteinte multiviscérale (pulmonaire, osseuse, ganglionnaire et cutanée). Le diagnostic histologique a été fait sur la biopsie ostéomédullaire. Elle est traitée par corticothérapie au long cours. Le dernier scanner thoracoabdominal signale l'apparition d'une masse péricardique en regard de l'oreillette droite. Vous réalisez une IRM cardiaque.

Vidéo 30.1 **Perfusion de 1er passage sur une série de coupes axiales.**

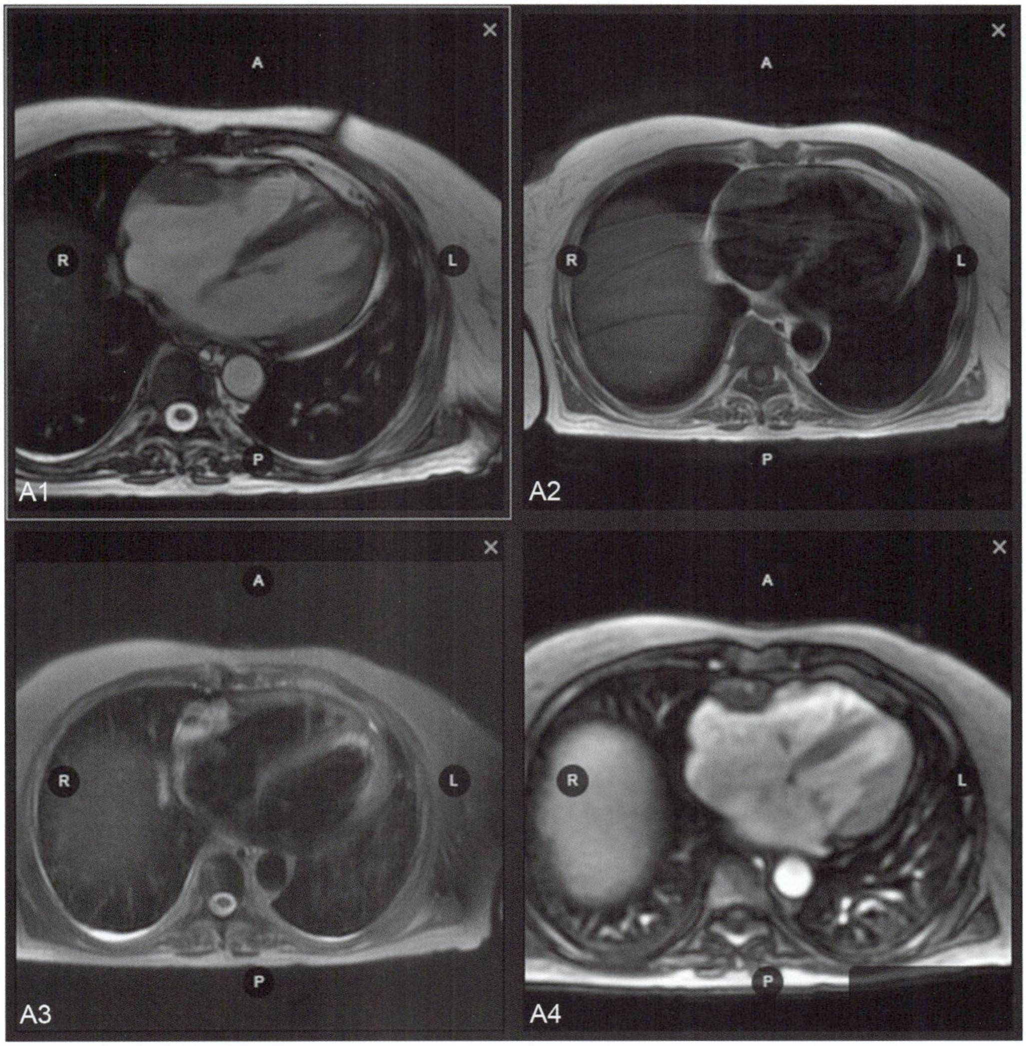

Fig 30.1 **A. Coupes axiales multiséquence. SSFP (1), T1 sans noir (2), T2 sang noir avec saturation de la graisse (3), perfusion de 1er passage (4).**

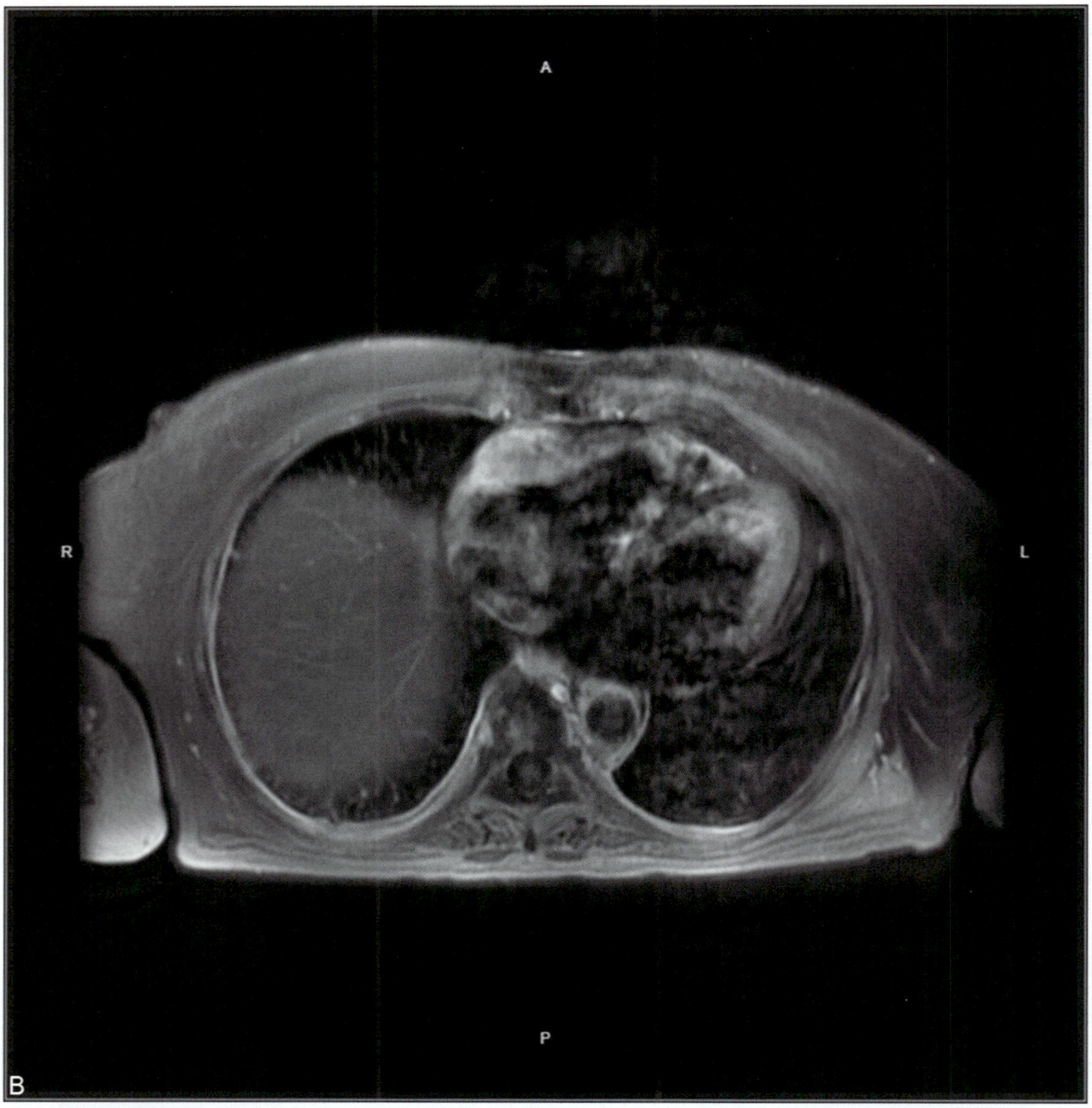

Fig 30.1 Suite. B. Coupe axiale en pondération T1 sang noir avec saturation de la graisse, après injection de gadolinium.

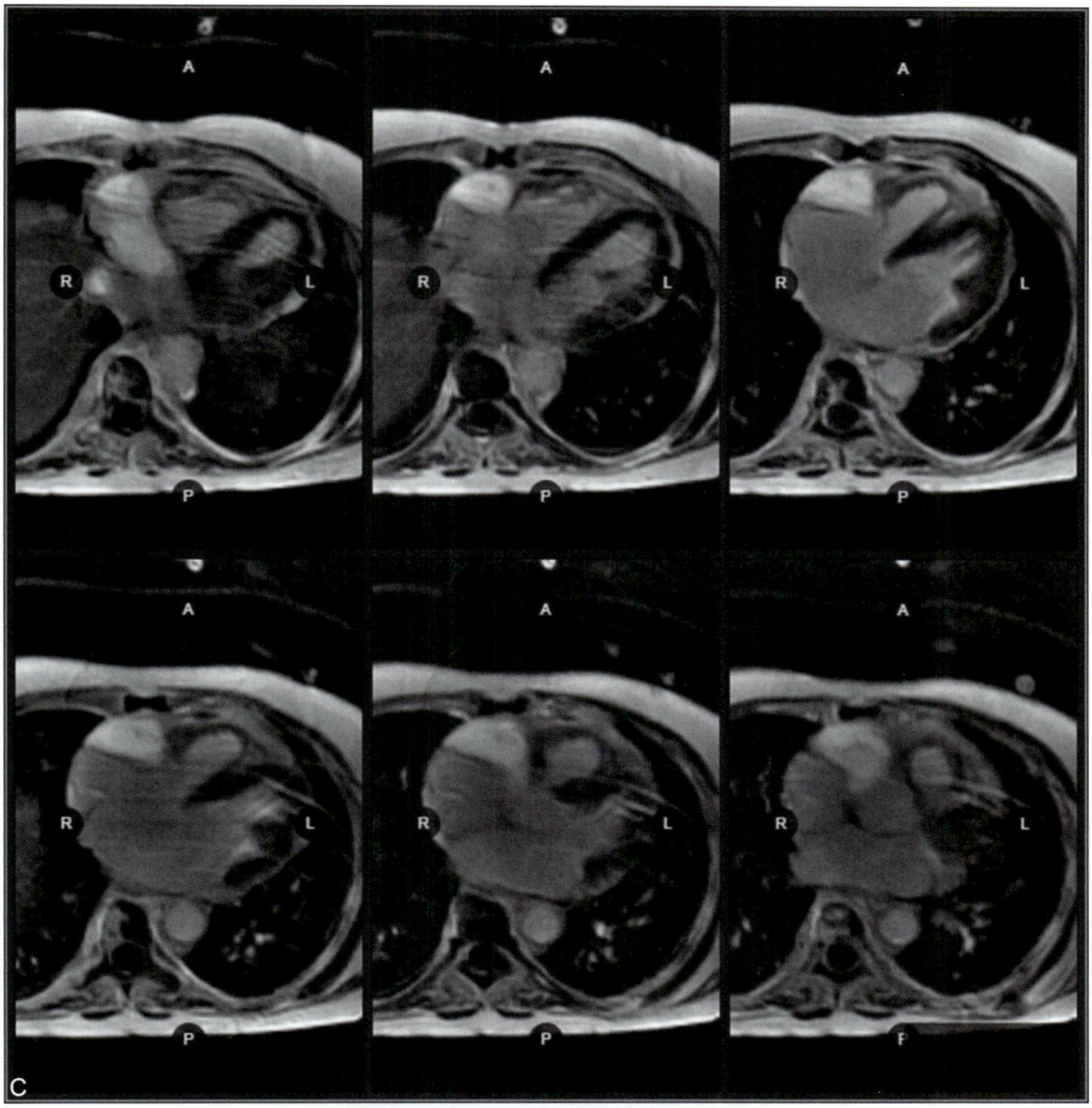

Fig 30.1 **Suite. C. Série de coupes axiales en rehaussement tardif.**

Question

- Comment décrivez-vous l'IRM cardiaque ?

Interprétation

On retrouve une masse d'allure tissulaire, homogène dans le sillon auriculoventriculaire droit engainant la coronaire droite qui reste perméable (**Fig 30.2**). La masse apparaît en isosignal SSFP et T1, hypersignal franc T2. Elle est discrètement rehaussée sur la perfusion de 1er passage, et son rehaussement devient intense sur la phase portale (T1 Fat Sat postgadolinium, **Fig 30.1B**) et tardive (rehaussement tardif **Fig 30.3**).

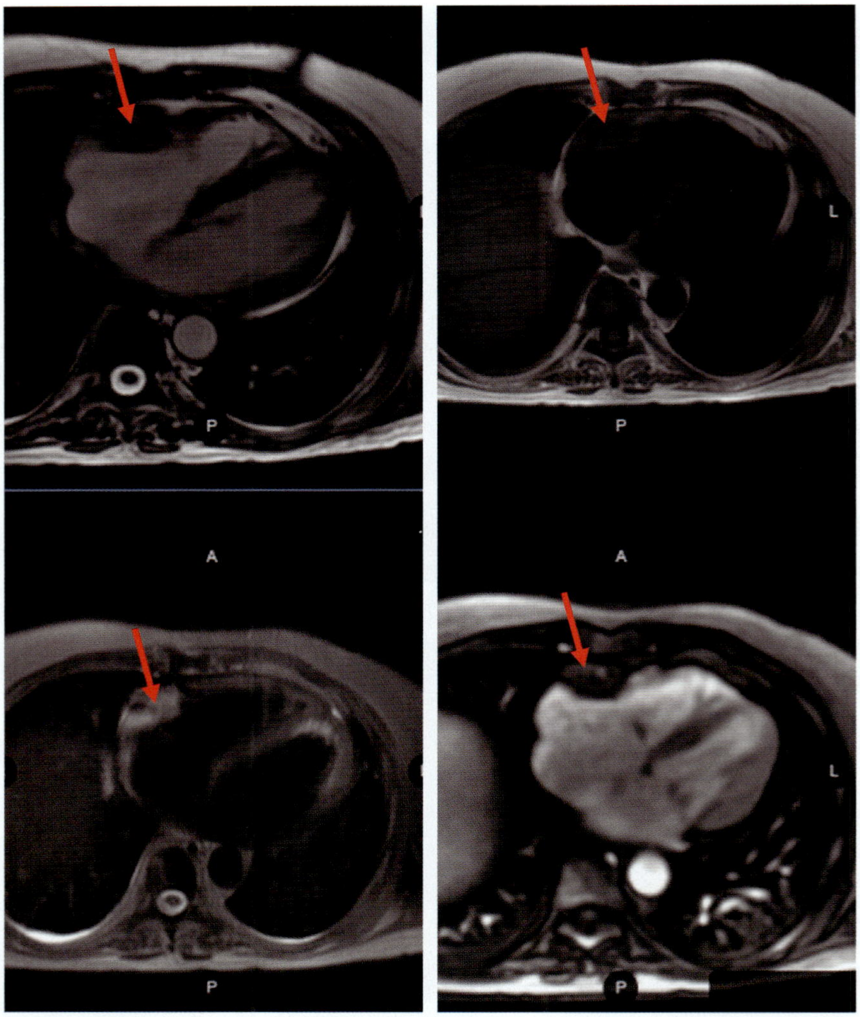

Fig 30.2 **Masse tissulaire bien circonscrite dans le sillon auriculoventriculaire droit (flèche), engainant la coronaire droite qui reste perméable et s'opacifie normalement sur la perfusion de 1er passage.**

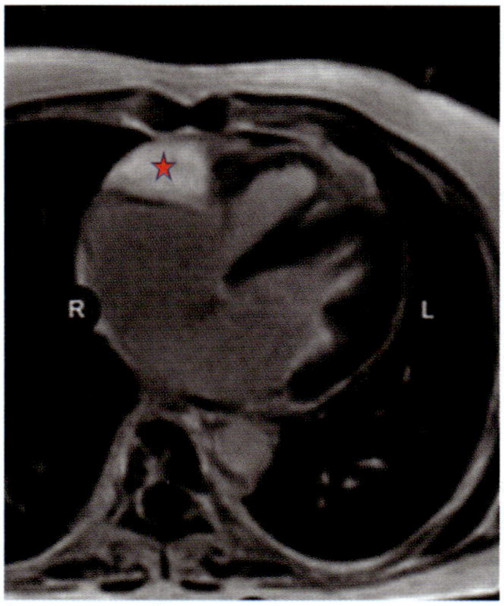

Fig 30.3 **Rehaussement tardif en axial passant par les 4-cavités.**
Rehaussement intense de la masse (étoile).

Diagnostic

Maladie d'Erdheim-Chester.

Commentaires

La maladie d'Erdheim-Chester est une forme d'histiocytose non langerhansienne, de présentation clinique hétérogène allant de la forme asymptomatique à la maladie de système généralisée au pronostic sombre (rénale, osseuse, cardiaque, aortique, cutanée, oculaire, hypophysaire, nerveuse, ganglionnaire). L'hypothèse d'un désordre néoplasique sous-jacent est suspectée et orientée par l'existence de mutations du protooncogène BRAF chez plus 50 % des patients. Le diagnostic est histologique, les lames révélant une xanthogranulomatose (infiltration xanthomateuse des tissus avec histiocytes spumeux) CD_{1a} négative et CD_{68} positive.

Le diagnostic peut être posé de façon quasi certaine en imagerie sur l'aspect caractéristique des localisations rénale, osseuse, cardiaque. L'atteinte rénale correspond à un engainement périrénal réalisant un aspect de « reins chevelus » (**Fig 30.4**). L'atteinte osseuse est une ostéosclérose corticale bilatérale et symétrique des os longs révélée par une hyperfixation sur la scintigraphie aux diphosphonates marquées au ^{99m}Tc.

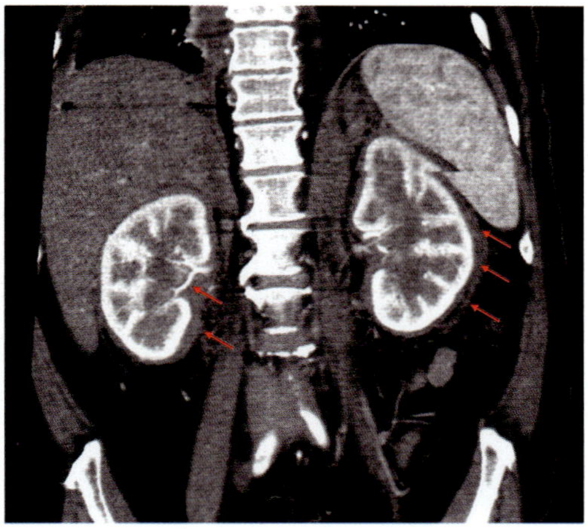

Fig 30.4 Coupe coronale au scanner passant par les reins.
Engainement et infiltration périrénale (flèches) hétérogène pouvant à l'extrême donner un aspect de « reins chevelus ».

L'atteinte cardiaque se manifeste par une masse tissulaire se développant dans le sillon auriculoventriculaire droit, habituellement bien circonscrite, engainant la coronaire droite sans envahissement des tissus adjacents (**Fig 30.2**). La lésion est en franc hypersignal T2 et rehaussement tardif (**Fig 30.3**).

À retenir

La maladie d'Erdheim-Chester est une forme d'histiocytose non langerhansienne avec une atteinte multisystémique.

Trois signes en imagerie sont pathognomoniques : la tumeur bien circonscrite dans le sillon auriculo-ventriculaire droit engainant la coronaire droite sans l'envahir ; les reins chevelus par engainement tissulaire périrénal ; les hyperfixations en scintigraphie osseuse sur ostéosclérose corticale des os longs.

Pour aller plus loin

Benoist N, Mikail N, Deschamps L, Bouabid F, Debray MP, Henry-Feugeas MC, et al. Erdheim-Chester disease as assessed by modern multimodality imaging. Int J Cardiol 2016;207:235–7.

Moulis G, Sailler L, Bonneville F, Wagner T. Imaging in Erdheim-Chester disease: classic features and new insights. Clin Exp Rheumatol 2014;32:410–4.

Cas clinique 31

Présentation du cas

Description du cas clinique

Patient de 53 ans, adressé pour une IRM cardiaque d'évaluation d'une cardiomyopathie dilatée hypokinétique, révélée par un OAP. Il n'a pas de facteur de risque cardiovasculaire, pas d'antécédent personnel ou familial notable. La coronarographie est normale.

Vidéo 31.1 **Ciné-SSFP multiplan.**

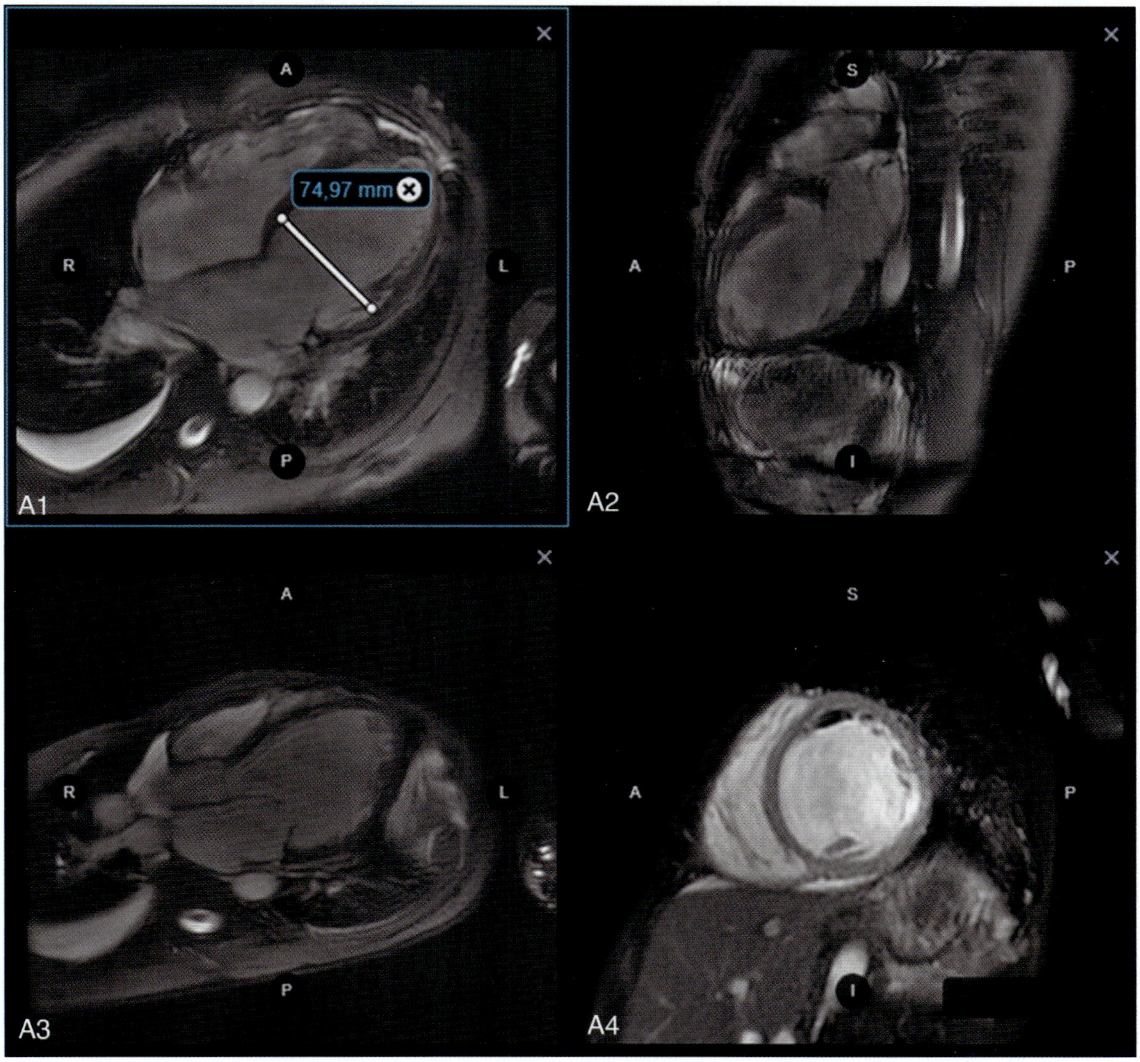

Fig 31.1 **A. SSFP multiplan avant injection 4-cavités (1), 2-cavités (2), 3-acvités(3) et après petit-axe après injection précoce (4).**

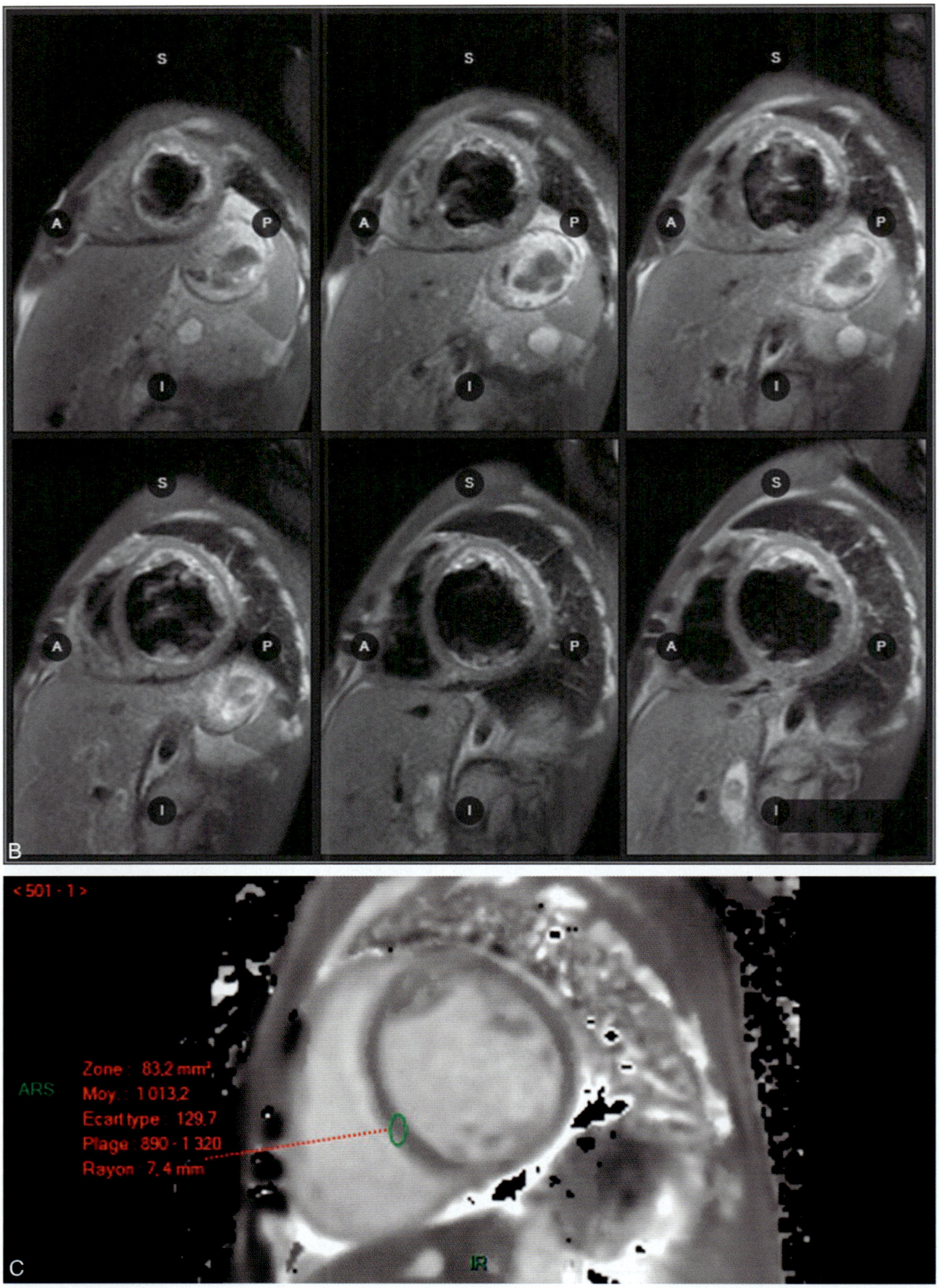

Fig 31.1 Suite. B. T2 sur une série de coupes petit axe. C. Cartographie T1 natif sur une coupe petit-axe médio-VG.

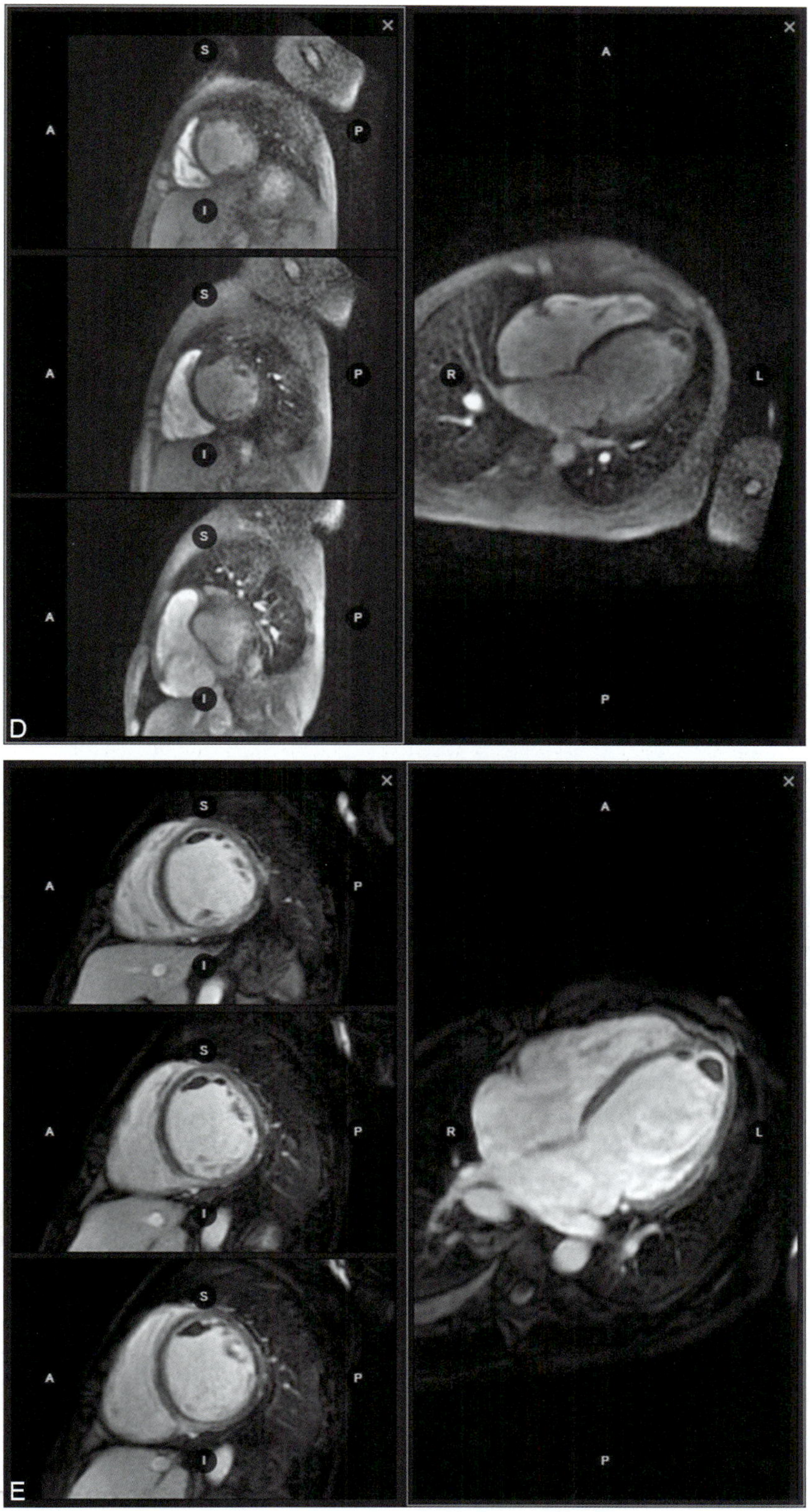

Fig 31.1 Suite. D. Perfusion de 1er passage multiplan. E. Rehaussement tardif multiplan.

Question

- Comment décrivez-vous l'IRM cardiaque ?

Interprétation

Les cavités cardiaques gauches sont franchement dilatées, avec un VG pseudoglobuleux, à parois amincies, extrêmement hypokinétiques avec une FEVG visuellement effondrée < 15 %. Il y a une petite insuffisance mitrale centrale fonctionnelle par dilatation de l'anneau mitral.

Les cavités cardiaques droites ne sont pas dilatées, mais le VD est globalement hypokinétique avec une dysfonction systolique également sévère. Il n'y a pas de fuite tricuspide.

Il n'y a pas d'anomalie en contraste spontanée T2.

La cartographie T1 montre des valeurs dans les limites supérieures de la normale, voire discrètement augmentées mesurées à 1 013 ms dans le septum interventriculaire. L'ECV est aussi discrètement augmenté à 38 %.

La perfusion de 1er passage est normale.

On individualise plusieurs images nodulaires endocavitaires en franc hyposignal sur les séquences ciné-SSFP, perfusion de 1er passage et en rehaussement tardif, tapissant la paroi antérieure et l'apex du VG. Il n'y a pas de prise de contraste tardive décelée.

Diagnostic

CMD hypokinétique, d'allure primitive, compliquée de thrombus intracardiaque.

Commentaires

La CMD est définie par la coexistence d'une dilatation (diamètre ou volume télédiastolique > 2 DS) et d'une dysfonction systolique VG (FEVG ≤ 50 %), en l'absence de causes secondaires ischémique, hypertensive, valvulaire ou malformative.

La prévalence de 1/2 500 dans la population générale est probablement sous-estimée en raison d'une longue période de latence infraclinique avant la 4e décennie. Les manifestations cliniques sont très hétérogènes, la maladie pouvant être asymptomatique ou au contraire être rapidement évolutive vers l'insuffisance cardiaque terminale accompagnée de troubles du rythmiques et d'accidents thromboemboliques.

Les étiologies des CMD sont multiples, séparées classiquement en deux groupes. Les CMD familiales (environ 30 % des cas) secondaires à des mutations génétiques qui ne sont cependant que très rarement retrouvées, contrairement à la CMH sarcomérique. Les deux variants génétiques bien connus à ce jour dans la CMD primitive sont dans les gènes codant pour les protéines musculaires (gène *TTN* de la titine notamment) et les gènes codant pour la lamine du noyau cellulaire (gène *LMNA*). Les CMD non familiales sont secondaires à des causes inflammatoires (myocardite), toxiques (alcool), autoimmunes ou métaboliques. Lorsqu'aucune cause n'est retrouvée, la CMD est dite « idiopathique ».

L'IRM est essentielle dans le bilan initial d'une CMD (orientation étiologique) ainsi que pour son suivi sous traitement. Les facteurs pronostiques indépendants de survenue d'événements cardiaques majeurs sont bien identifiés en IRM : fibrose dense linéaire de remplacement dans le septum interventriculaire (*mid-wall fibrosis*), fibrose interstitielle et augmentation du volume extracellulaire sur les cartographies paramétriques, sévérité de l'insuffisance mitrale fonctionnelle, dysfonction du VD.

À retenir

L'IRM cardiaque est essentielle au cours du bilan initial et du suivi d'une CMD. Elle aide dans l'orientation étiologique et renseigne sur le pronostic de la CMD.

La fibrose dense en bande linéaire centromyocardique dans le septum interventriculaire (*mid-wall fibrosis*) est caractéristique de la CMD idiopathique et constitue un facteur de mauvais pronostic.

Pour aller plus loin

Donal E, Delgado V, Bucciarelli-Ducci C, Galli E, Haugaa KH, Charron P, et al. 2016-18 EACVI Scientific Documents Committee. Multimodality imaging in the diagnosis, risk stratification, and management of patients with dilated cardiomyopathies: An expert consensus document from the European Association of Cardiovascular Imaging. Eur Heart J Cardiovasc Imaging 2019;20:1075–93.

Gulati A, Jabbour A, Ismail TF, Guha K, Khwaja J, Raza S, et al. Association of fibrosis with mortality and sudden cardiac death in patients with nonischemic dilated cardiomyopathy. JAMA 2013;309:896–908.

Pinto YM, Elliott PM, Arbustini E, Adler Y, Anastasakis A, Böhm M, et al. Proposal for a revised definition of dilated cardiomyopathy, hypokinetic non-dilated cardiomyopathy, and its implications for clinical practice: A position statement of the ESC working group on myocardial and pericardial diseases. Eur Heart J 2016;37:1850–8.

Cas clinique 32

Présentation du cas

Description du cas clinique

Patiente de 36 ans, consultant aux urgences de l'hôpital pour des douleurs thoraciques avec palpitations et une dyspnée évoluant depuis 2 mois. Elle rapporte un syndrome grippal au début des symptômes il y a 2 mois. Elle n'a pas d'antécédent personnel ou familial notable. Constantes à l'entrée : TA 130/92 mmHg, FC 114 bpm, température 36,5 °C, saturation 97 % en air ambiant. Son ECG est en tachycardie sinusale avec un sus-décalage diffus du segment ST. La troponine hypersensible Ic est élevée > 20 000 ng/L (normale < 54), de même que la BNP à 12 000 ng/L. Elle présente des signes périphériques d'insuffisance cardiaque gauche. L'ETT au lit retrouve un VG dilaté avec une FEVG effondrée, en bas débit. La coronarographie est normale Vous réalisez une IRM cardiaque.

Vidéo 32.1 **Séquence ciné-multiplan.**

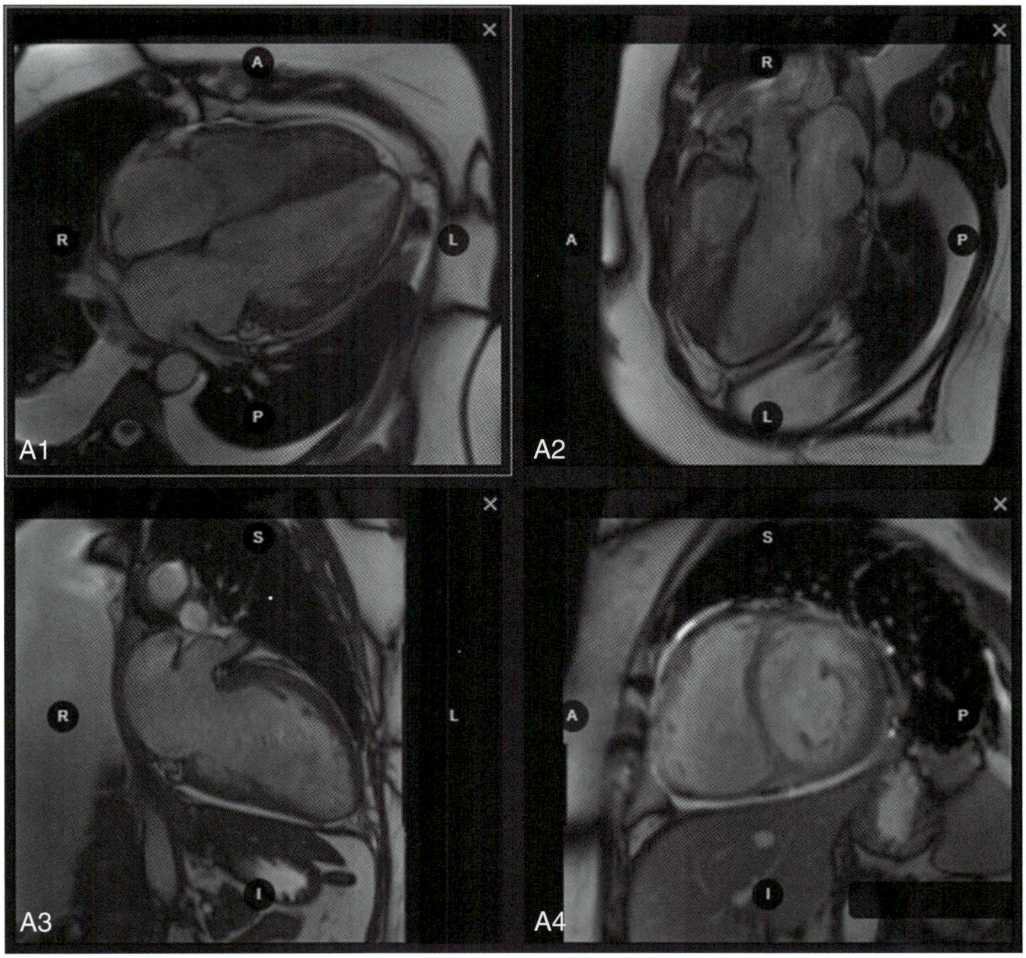

Fig 32.1 **A. SSFP multiplan (1-4).**

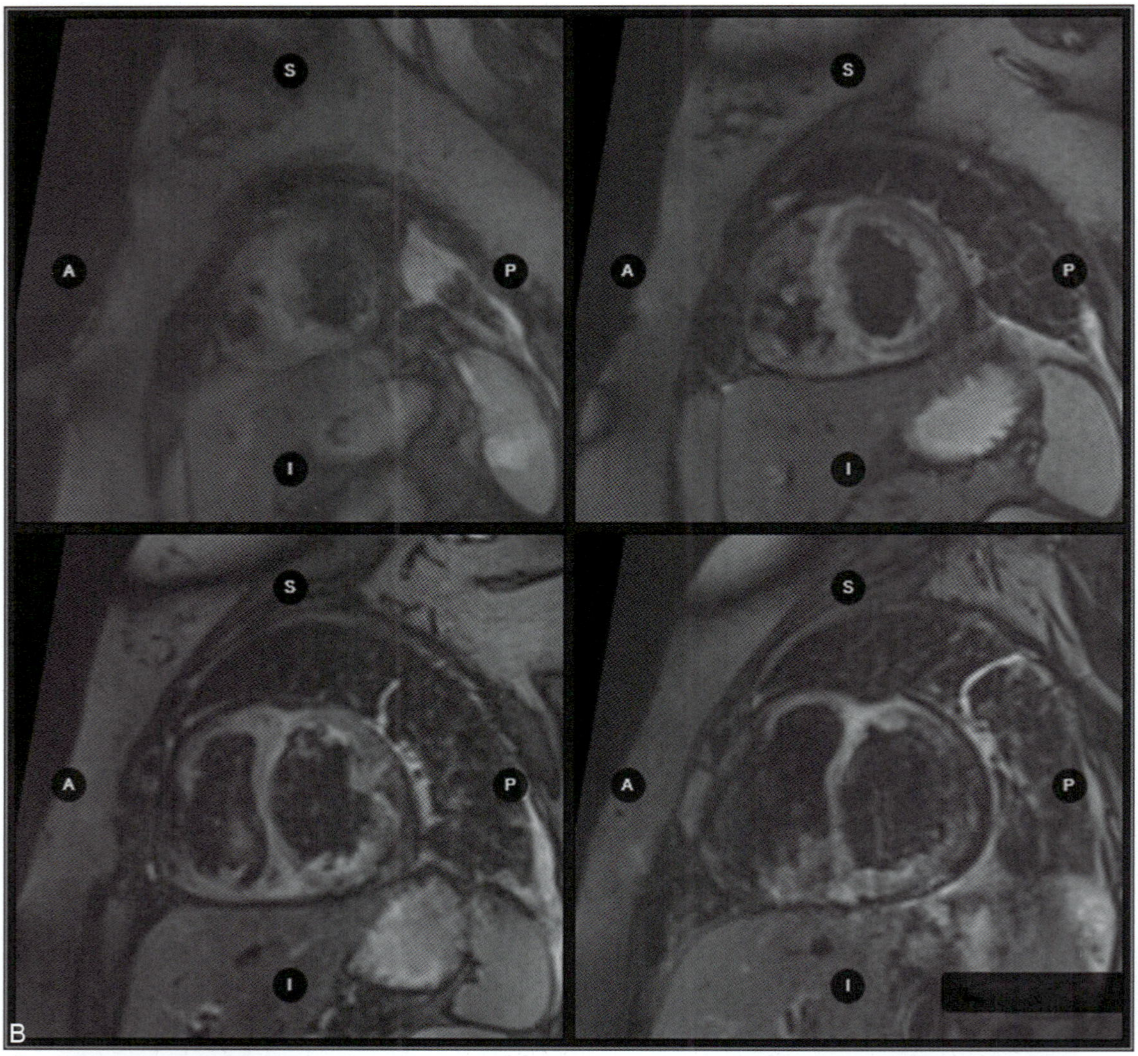

Fig 32.1 Suite. B. T2-STIR en petit-axe.

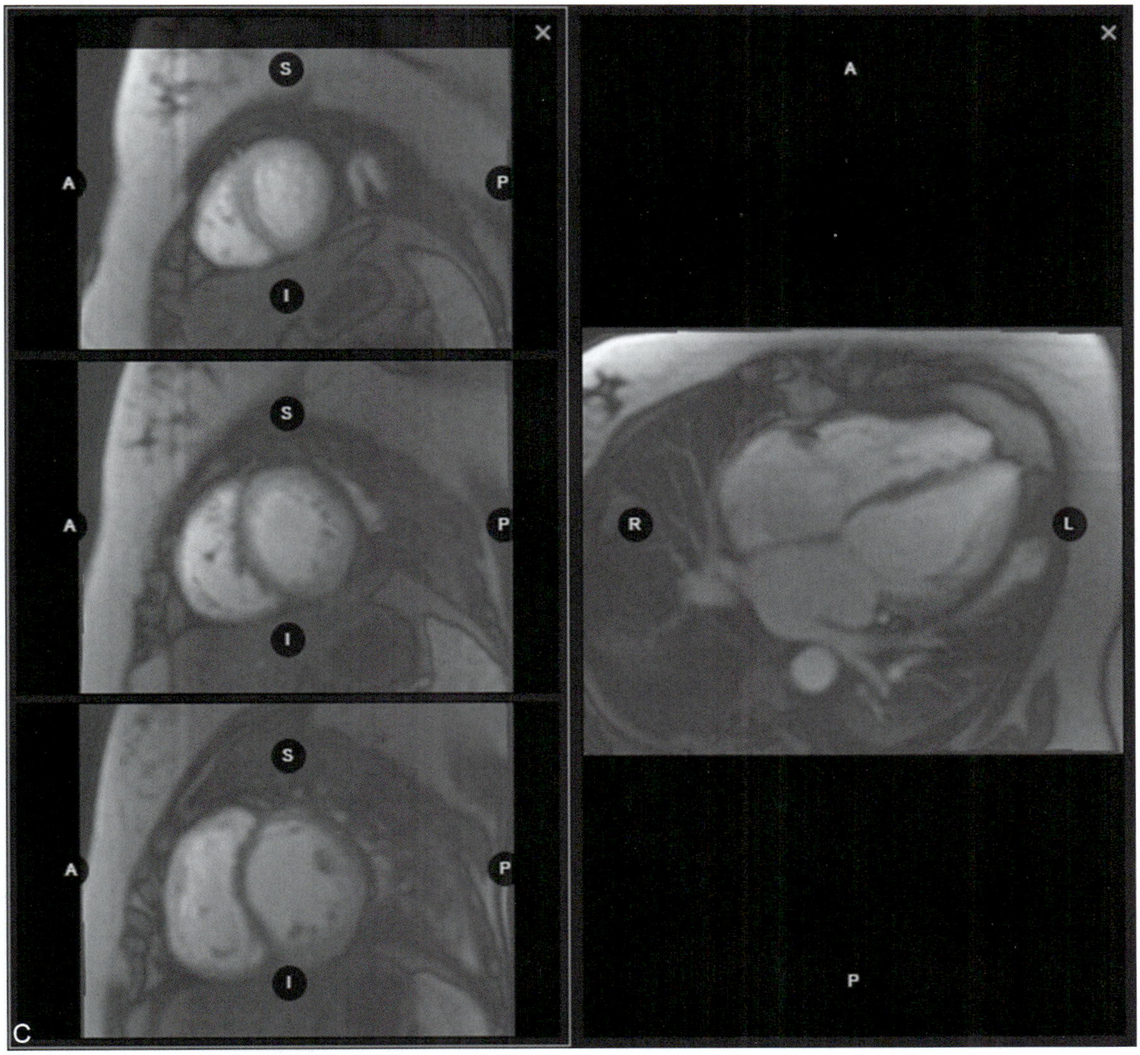

Fig 32.1 Suite. C. Perfusion de 1er passage multiplan.

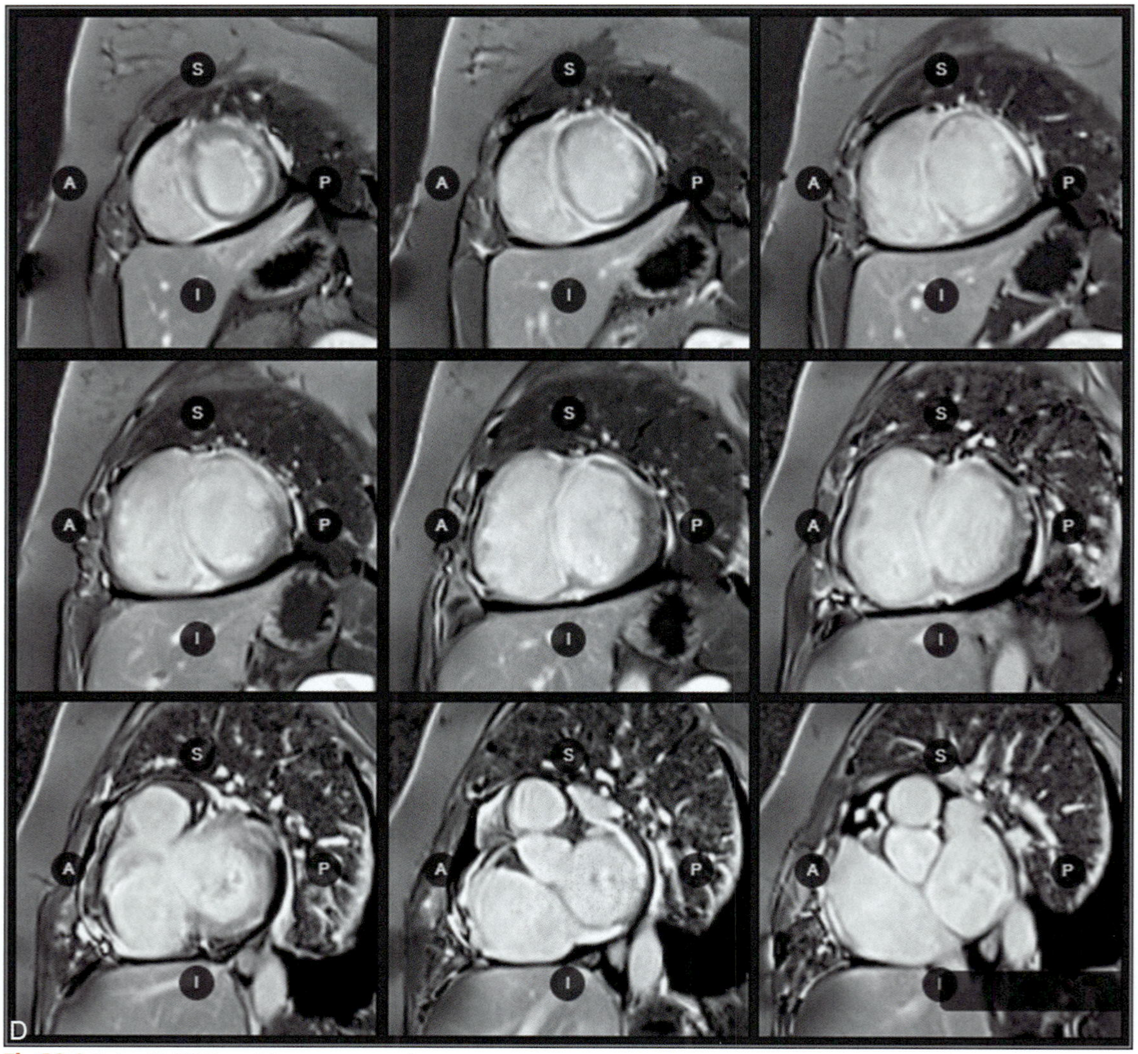

Fig 32.1 **Suite. D. PSIR multicoupes en petit-axe.**

Question

- Comment décrivez-vous l'IRM cardiaque ?

Interprétation

Les cavités cardiaques gauches sont dilatées, à parois amincies, avec des ventricules très hypokinétiques et une dysfonction systolique biventriculaire sévère. Il n'y a pas de thrombus intracardiaque. La séquence T2-STIR révèle des hypersignaux d'allure transmurale non systématisés, prédominant sur les parois antérieure et septale. La perfusion de 1er passage est normale, sans ischémie sous-endocardique. La séquence PSIR est hautement pathologique, révélant des prises de contraste intenses de topographie sous-épicardique sur la paroi antérieure et transmurale sur le septum interventriculaire. Il y a une lame d'épanchement péricardique.

Diagnostic

Myocardite chronique active diffuse.

Commentaires

Il s'agit d'une présentation caractéristique d'une myocardite chronique diffuse, d'évolution péjorative vers l'insuffisance cardiaque terminale en bas débit.

Les hypersignaux T2-STIR traduisent le caractère inflammatoire évolutif de la maladie.

L'absence de défect de perfusion au 1er passage et le respect des couches sous-endocardiques sur le PSIR écartent l'hypothèse d'une origine ischémique.

Le pattern sous-épicardique à extension transmurale des prises de contraste tardives sur la séquence PSIR oriente vers le diagnostic de myocardite chronique active.

Le diagnostic différentiel est celui de la myocardite fulminante qui peut présenter la même sémiologie en IRM. C'est ici le caractère chronique avec une évolution remontant à 2 mois qui plaide pour la myocardite chronique active, à la différence du tableau aigu de la myocardite fulminante.

La biopsie endomyocardique est indiquée ici selon les guidelines ESC (2013) (insuffisance cardiaque sévère aiguë avec un contexte de myocardite). Elle permet de confirmer le diagnostic et de rechercher une cause spécifique (myocardite lymphocytaire non virale, myocardite à hyperéosinophiles, myocardite à cellules géantes) pour orienter le traitement par corticoïdes et/ou immunosuppresseur.

Le traitement immédiat passe par le recours aux inotropes, malgré le risque accru d'orages rythmiques, et la mise en urgence sous assistance par ECMO. En l'absence d'amélioration, le recours à la transplantation cardiaque est indiqué en urgence.

À retenir

La myocardite chronique active est une complication redoutable de la myocardite aiguë.

L'IRM occupe une place centrale et montre typiquement une CMD hypokinétique, avec des foyers inflammatoires en hypersignal T2, une perfusion sous-endocardique normale et des prises de contrastes tardives diffuses et non systématisés de topographie sous-épicardique avec un gradient transmural.

Pour aller plus loin

Caforio AL, Pankuweit S, Arbustini E, Basso C, Gimeno-Blanes J, Felix SB, et al. European Society of Cardiology Working Group on Myocardial and Pericardial Diseases. Current state of knowledge on aetiology, diagnosis, management, and therapy of myocarditis: A position statement of the European Society of Cardiology Working Group on Myocardial and Pericardial Diseases. Eur Heart J 2013;34:2636–48. 2648a-2648d.

Cas clinique 33

Présentation du cas

Description du cas clinique

Patient de 60 ans, suivi pour une dissection aortique de type B. Lors de la dernière consultation, son cardiologue découvre sur l'ECG une séquelle de nécrose antérieure. L'ETT confirme l'infarctus avec un anévrisme apical contenant un thrombus et une dysfonction VG sévère (FEVG 37 %). La coronarographie retrouve une occlusion chronique de l'IVA moyenne sans collatéralité homo- ou controlatérale. Vous réalisez une IRM cardiaque d'évaluation à la recherche de viabilité.

Vidéo 33.1 **Séquence ciné multiplan.**

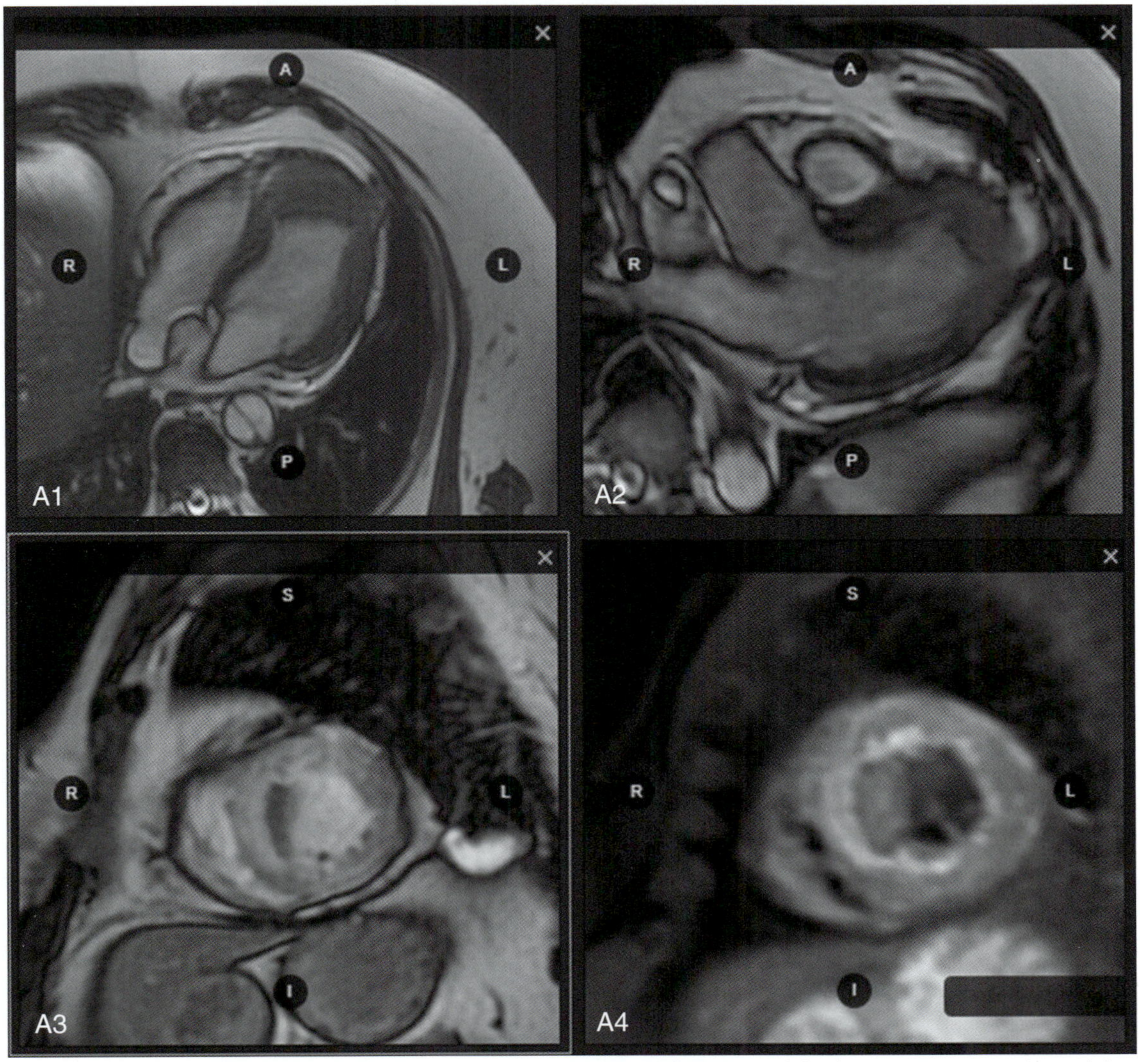

Fig 33.1 **A. Séquence SSFP sur les incidences 4-cavités (1), 3-cavités (2), petit-axe (3); séquence STIR en petit-axe (4).** ▶

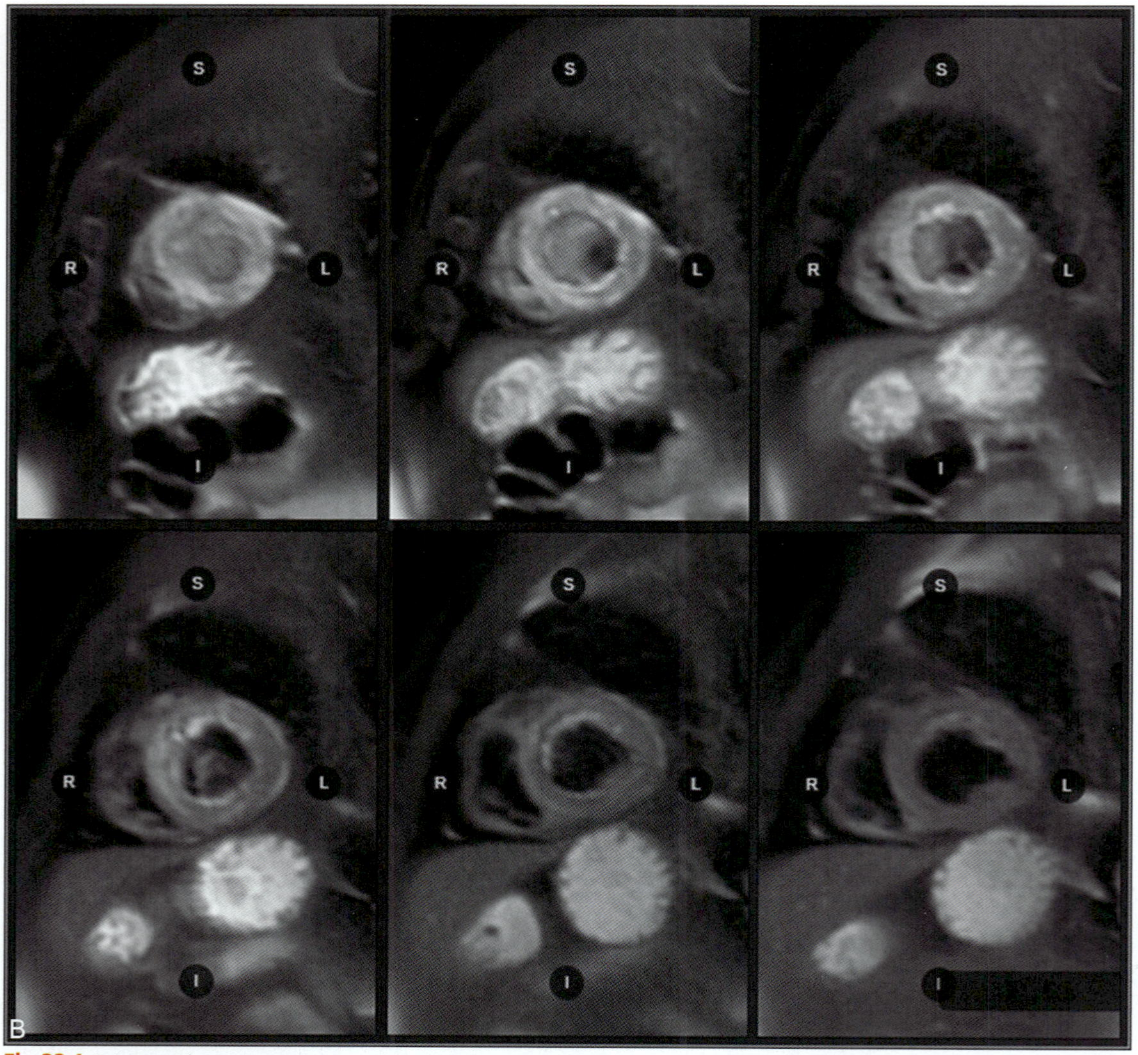

Fig 33.1 Suite. B. Séquence T2-STIR multicoupes en petit-axe passant par le tiers apical VG.

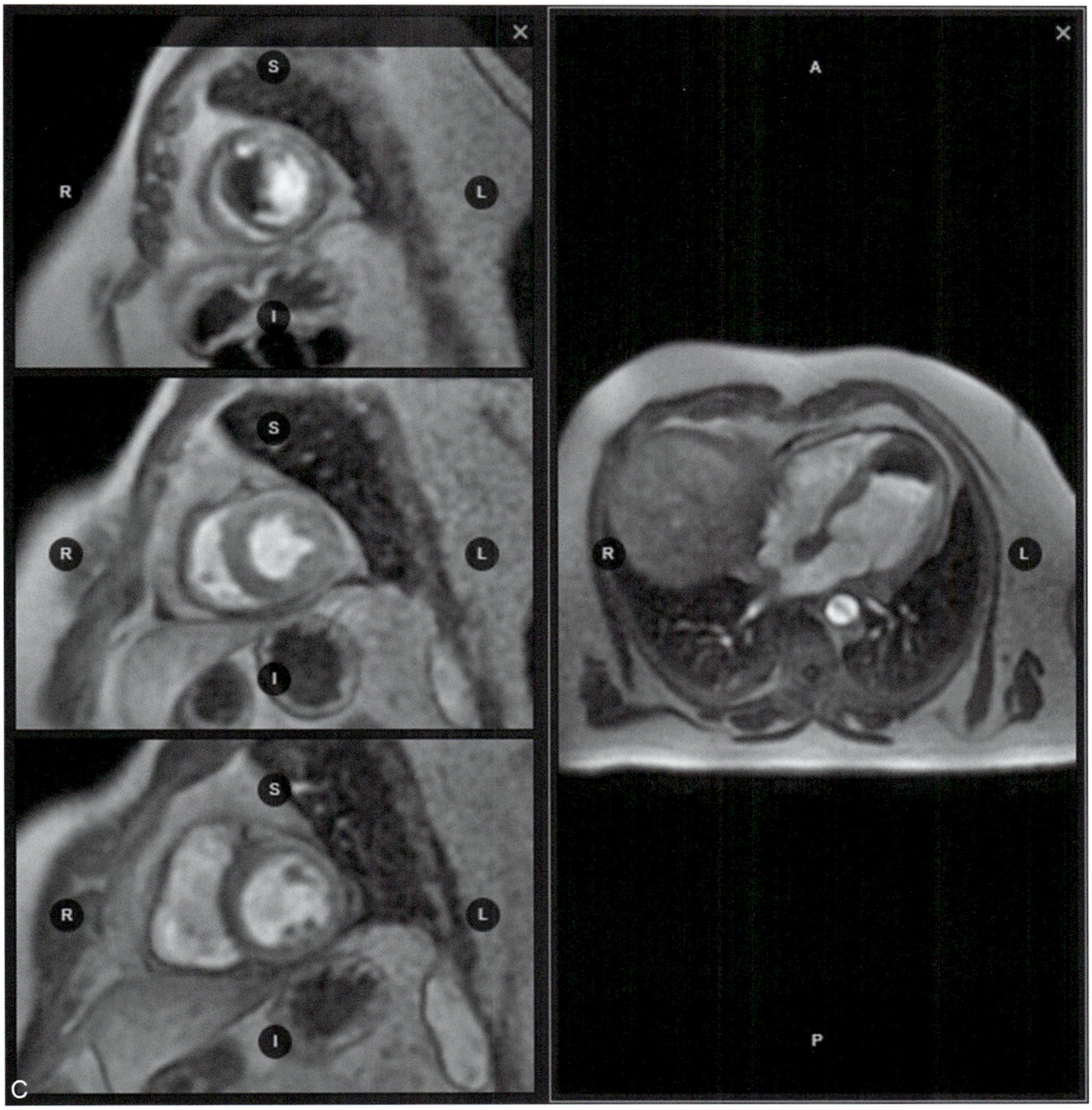

Fig 33.1 Suite. C. Perfusion de 1er passage multiplan.

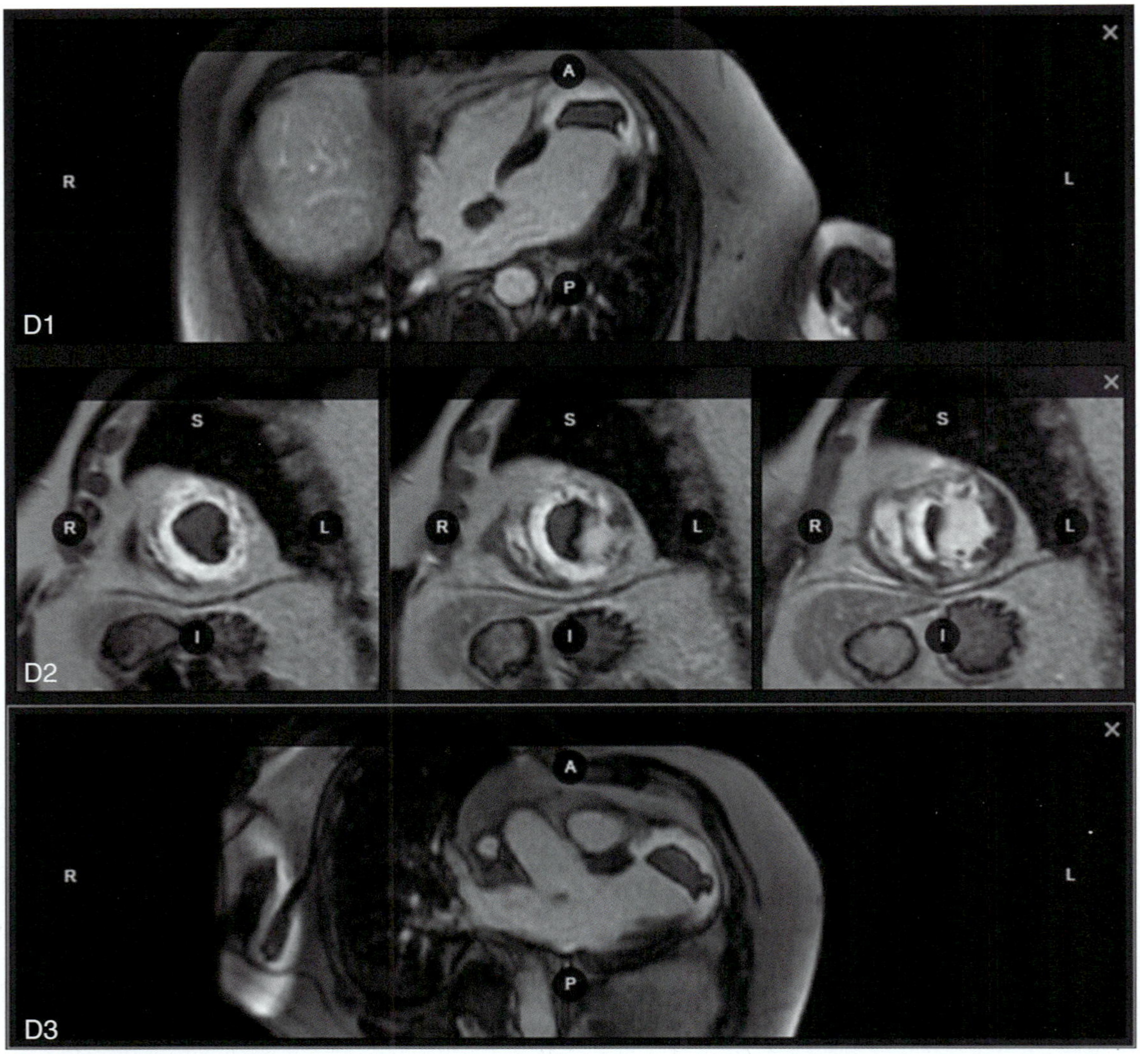

Fig 33.1 **Suite. D. Rehaussement tardif multiplan : 4-cavités (1), petit-axe (2), 3-cavités (3).**

Question

- Comment décrivez-vous l'IRM cardiaque ?

Interprétation

Les cavités cardiaques gauches sont modérément dilatées, aux dépens de la paroi antéro-septo-apicale du VG qui est amincie et dyskinétique. On voit une volumineuse image endocavitaire comblant la poche apicale dyskinétique, apparaissant en franc hyposignal SSFP, perfusion et rehaussement tardif. Il s'agit d'un thrombus à l'apex du VG. Toute la couronne apicale est en hypersignal spontané T2-STIR, traduisant un œdème encore présent et suggérant le caractère semi-récent de l'IDM. Il n'y a pas d'hyposignal intramyocardique au sein de l'hypersignal (sa présence traduirait une hémorragique intralésionnelle). La paroi antéro-septo-apicale est également le siège d'un hyposignal sous-endocardique sur la perfusion de 1er passage (traduisant un défaut de perfusion) et d'une prise de contraste transmurale sur la séquence de rehaussement tardif (traduisant une nécrose). Il n'y a pas de phénomène de no-reflow (colocalisation d'un même hyposignal sur les deux séquences de perfusion de 1er passage et de rehaussement tardif, correspondant à des obstructions microvasculaires ou MVO).

Diagnostic

IDM transmural non viable antéro-septo-apical, compliqué d'un thrombus apical.

Commentaires

L'évaluation en IRM d'une cardiopathie ischémique chronique a un intérêt double, pour aider à la décision d'une revascularisation et pour évaluer le pronostic.

L'ischémie résiduelle au repos et/ou sous stress et la viabilité myocardique sont des arguments décisifs de revascularisation. Les lésions postischémiques concernent toujours l'endocarde (stress pariétal et consommation d'O_2 plus importants) mais peuvent épargner les couches plus externes. Le gradient ischémique est transmural et la viabilité dépend des mécanismes adaptatifs (sidération, hibernation) mis en œuvre pour préserver une perfusion minimale de sauvetage cellulaire (via des collatérales notamment). Le myocarde viable est ainsi le siège d'une dysfonction contractile segmentaire, mais sans nécrose cellulaire sous-jacente, réversible après revascularisation. C'est l'article princeps de Kim et al. paru en 2000 dans le *New England Journal of Medicine* qui a donné toutes ses lettres de noblesse à l'IRM en démontrant l'intérêt de cette technique pour la recherche de viabilité et prédire la récupération fonctionnelle après revascularisation. La viabilité est corrélée au degré d'extension transmurale des hypersignaux sur la séquence de rehaussement tardif : viabilité certaine si hypersignal <25 %, viabilité fortement probable si <50 %, absence de viabilité si >75 %, zone d'incertitude en cas d'hypersignal entre 50 et 75 % et nécessitant dans ces cas complexes un test fonctionnel sous dobutamine pour estimer la réserve contractile. Dans le cas de notre patient, devant l'absence de viabilité (hypersignal transmural), il n'a pas été retenu d'indication de désobstruction de l'IVA.

L'IRM permet de stratifier le risque de la cardiopathie ischémique et les facteurs de mauvais pronostic sont bien identifiés, en particulier l'étendue du rehaussement tardif, la persistance d'un hyposignal T2 intralésionnelle, la persistance d'un no-reflow. L'extension du rehaussement tardif est estimée visuellement en routine clinique mais peut aussi être quantifiée par une segmentation automatique des territoires en hypersignal. C'est la méthode FWHM utilisant la largeur à mi-hauteur (seuil de 50 %) de l'intensité maximale dans l'infarctus qui est la plus communément utilisée.

À retenir

L'IRM est indiquée pour l'évaluation d'une cardiopathie ischémique chronique ou d'un IDM vu tardivement. Elle permet de rechercher une ischémie résiduelle et une viabilité, préalable à la décision de revascularisation. Elle fournit des éléments pronostiques dont certains sont spécifiques et uniquement donnés par l'IRM : rehaussement tardif, hyposignal T2 et no-reflow.

Pour aller plus loin

Dastidar AG, Rodrigues JC, Baritussio A, Bucciarelli-Ducci C. MRI in the assessment of ischaemic heart disease. Heart 2016;102:239–52.

Dweck MR, Williams MC, Moss AJ, Newby DE, Fayad ZA. Computed tomography and cardiac magnetic resonance in ischemic heart disease. J Am Coll Cardiol 2016;68:2201–16.

Kim RJ, Wu E, Rafael A, Chen EL, Parker MA, Simonetti O, et al. The use of contrast-enhanced magnetic resonance imaging to identify reversible myocardial dysfunction. N Engl J Med 2000;343:1445–53.

Cas clinique 34

Présentation du cas

Description du cas clinique

Patient de 90 ans, adressé pour réalisation d'un scanner cardiaque à la recherche de thrombus cardiaque, au décours d'un AIT. Son tracé ECG montre une AC/FA à 89 bpm. L'ETT est dans les limites de la normale. Il refuse catégoriquement l'ETO.

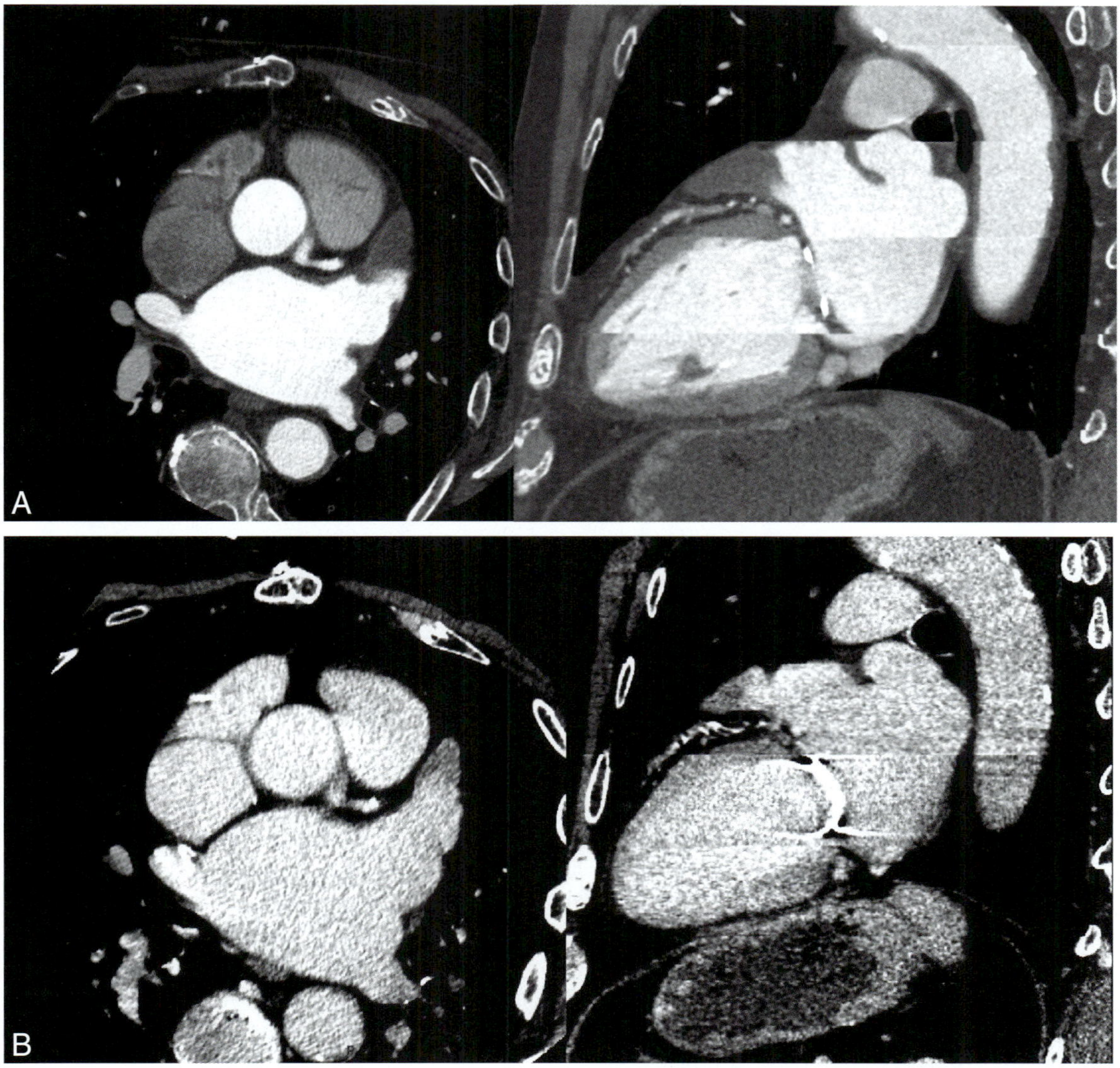

Fig 34.1 **A. Coupe axiale et sagittale passant par l'auricule gauche après injection sur la phase artérielle. B. Phase tardive à 2 minutes.**

Question

- Comment décrivez-vous le scanner cardiaque ?

Interprétation

L'oreillette gauche est très dilatée. L'auricule gauche est aussi dilatée avec un collet large. Il y une hypodensité comblant le fond de l'auricule gauche visible sur la phase artérielle. L'hypodensité persiste sur la phase tardive mais est de taille plus petite (Fig 34.2).

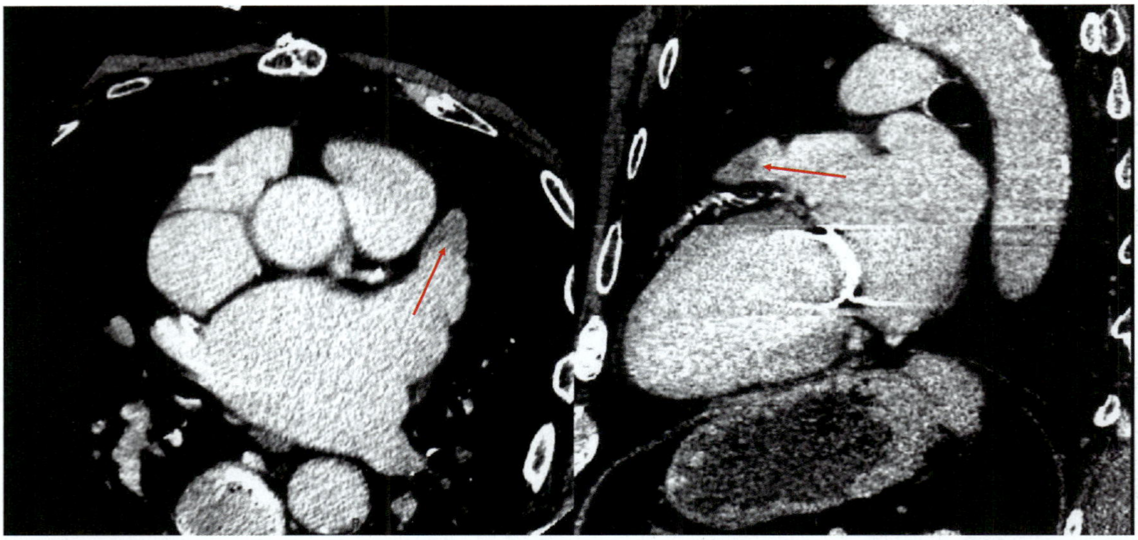

Fig 34.2 Persistance d'une hypodensité (flèche) comblant le fond de l'auricule gauche, sur la phase tardive, correspondant à un thrombus.

Diagnostic

Thrombus de l'auricule gauche.

Commentaires

Le scanner cardiaque est supérieur à l'ETT et aussi performant que l'ETO pour la recherche de thrombus intracardiaque, incluant les thrombi dans l'auricule gauche. L'acquisition est volumique, avec synchronisation à l'ECG en mode prospectif (pour limiter l'irradiation), sur obligatoirement 2 phases, artérielle et tardive à 2 minutes. Le thrombus apparaît sous la forme d'une hypodensité au fond de l'auricule visible sur les 2 temps, artériel et tardif. Le thrombus se distingue du flux lent sur la persistance de l'hypodensité sur la phase tardive, contrairement au flux lent qui est complètement lavé sur la phase tardive. Une acquisition avant 2 minutes peut être trop précoce en cas de flux très pathologique qui génère une hypodensité qui n'a pas encore eu le temps d'être lavé faisant ainsi porter à tort le diagnostic de thrombus. Il est parfois même nécessaire de faire une 3e acquisition à 4–5 minutes dans les situations extrêmes.

À retenir

Le scanner est une alternative de performance équivalente à l'ETO pour la recherche de thrombus dans l'auricule gauche.

Le thrombus est une hypodensité au fond de l'auricule gauche qui est visible sur les 2 séries, artérielle et tardive. L'hypodensité du flux lent est présente uniquement sur la phase artérielle, avec une opacification du fond de l'auricule se normalisant sur la phase tardive.

Pour aller plus loin

Romero J, Husain SA, Kelesidis I, Sanz J, Medina HM, Garcia MJ. Detection of left atrial appendage thrombus by cardiac computed tomography in patients with atrial fibrillation: A meta-analysis. Circ Cardiovasc Imaging 2013;6:185–94.

Cas clinique 35

Présentation du cas

Description du cas clinique

Patient de 45 ans, adressé par son cardiologue pour la réalisation d'un coroscanner. Il se plaint depuis 3 mois de douleurs thoraciques d'allure constrictive sans irradiation, non rythmées par l'effort, semblant être le plus souvent déclenchées par des contrariétés sur son lieu de travail d'informaticien. Ses facteurs de risque cardiovasculaire comportent un tabagisme ancien et une hérédité coronarienne chez sa mère. Son examen physique est normal. Son ECG au repos et son ETT sont normaux.

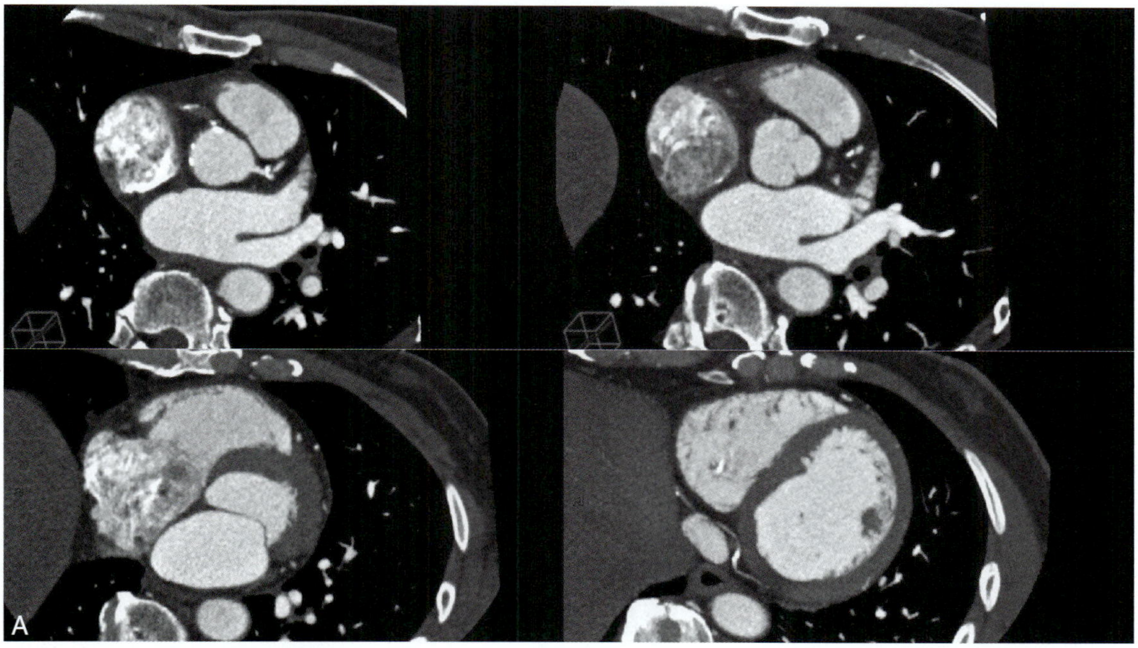

Fig 35.1 **A. Série de coupes axiales.**

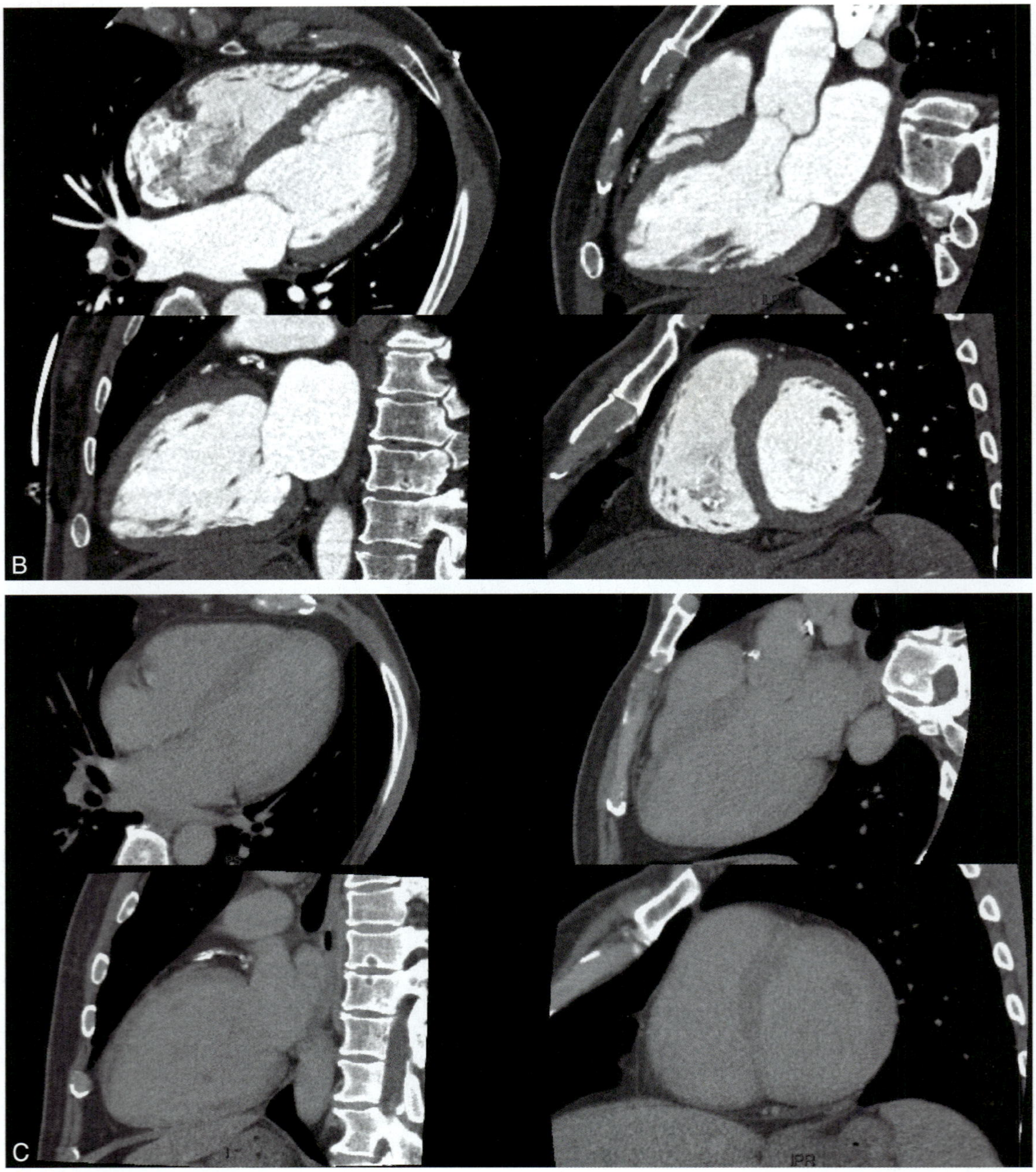

Fig 35.1 Suite. B. Reformatage multiplan, 4- 3-, 2-cavités et petit-axe sur la phase artérielle. C. Reformatage multiplan, 4- 3-, 2-cavités et petit-axe sur la phase tardive.

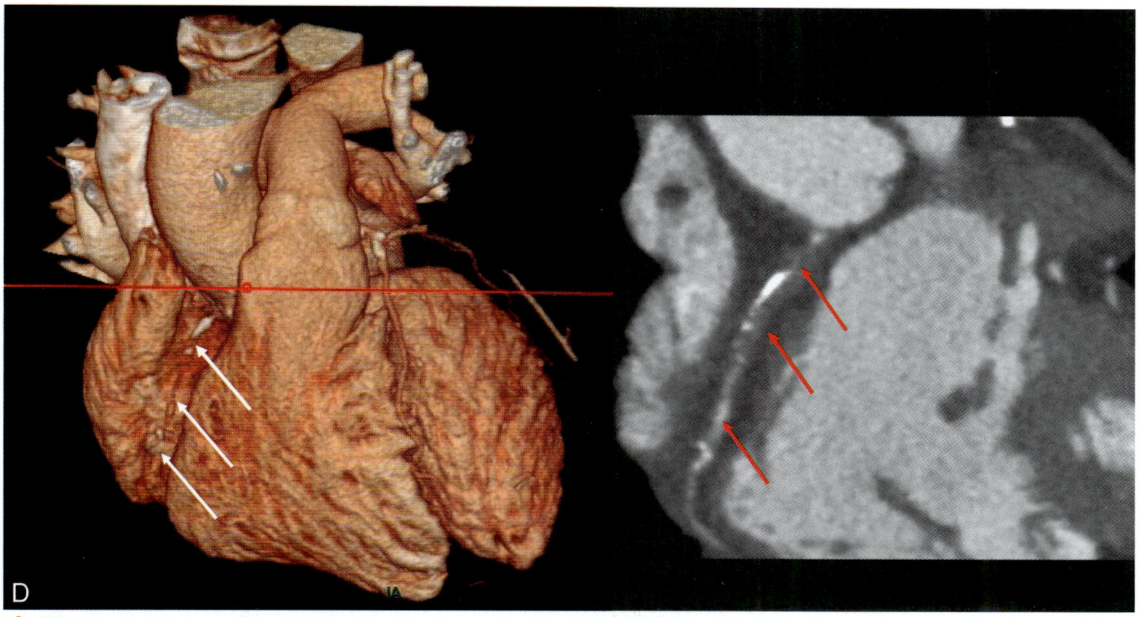

Fig 35.1 Suite. D. Reconstruction cardiaque 3D et reformatage curviligne de la CD.

Question

- Comment décrivez-vous le scanner cardiaque ?

Interprétation

Les cavités cardiaques ne sont pas dilatées. Le VG n'est pas hypertrophié, avec un myocarde qui se rehausse normalement de façon homogène, sans défect de perfusion systématisé.

Les connexions coronaires sont normales. Il y a une occlusion d'allure thrombotique (CAD-RADS 5) dès son origine intéressant toute la CD. Le tronc commun est infiltré sans sténose significative. L'IVA présente une infiltration calcifiée avec des sténoses modérées < 50 % dans son segment proximal (CAD-RADS 2). Les diagonales sont normales. La circonflexe est normale, de même que les branches marginales.

Diagnostic

Occlusion chronique de la coronaire droite.

Commentaires

Devant toute douleur thoracique ou une dyspnée suspecte d'origine coronaire, les dernières recommandations de l'ESC (2019) recommandent d'évaluer la probabilité prétest (PPT) de coronaropathie. Cette PPT est calculée à partir d'une adaptation de l'algorithme proposée par Diamond et Forester en 1979 et prend en compte la nature des symptômes (douleur thoracique typique, douleur thoracique atypique, douleur thoracique non angineuse ou dyspnée), l'âge et le sexe du patient. Pour rappel, une douleur thoracique est typique si elle réunit 3 critères cliniques (douleur d'allure angineuse, rythmée par l'effort ou le stress émotionnel, cédant à l'arrêt de l'effort ou après prise de dérivés nitrés) ; elle est atypique avec 2 critères ; elle est non angineuse avec un seul critère.

On obtient ainsi un tableau de calcul de PPT de coronaropathie qui est une aide à la décision pour imager ou non les coronaires (tableau 35.1). Schématiquement, une PPT faible < 5 % permet d'éliminer raisonnablement une coronaropathie et aucun test d'imagerie n'est nécessaire. Au contraire, une PPT élevée > 15 % fait discuter la coronarographie en 1re intention. En cas de probabilité intermédiaire 5–-15 %, une imagerie non invasive est proposée après avoir estimé la probabilité clinique globale en intégrant les facteurs de risque cardiovasculaire qui peuvent augmenter la probabilité de la maladie coronaire. Le choix de la modalité d'imagerie dépend de la disponibilité du plateau technique et de l'expertise du centre (coroscanner, IRM de stress, échocardiographie sous dobutamine, scintigraphie myocardique d'effort). Dans la pratique courante, une imagerie anatomique par coroscanner est proposée en cas de probabilité faible à intermédiaire; un test fonctionnel (IRM de stress, échocardiographie dobutamine, scintigraphie myocardique d'effort) en cas de probabilité intermédiaire haute.

Dans le cas de notre patient, la PPT est de 10 % (homme, entre 40–49 ans, douleur thoracique atypique). Cela n'est pas suffisant pour discuter d'une coronarographie d'emblée. Une imagerie non invasive est justifiée, ce d'autant que le patient présente deux facteurs de risque cardiovasculaire.

Tableau 35.1. Calcul de PPT de coronaropathie.

	Typique		Atypique		Non angineuse		Dyspnée	
Âge	**Homme**	**Femme**	**Homme**	**Femme**	**Homme**	**Femme**	**Homme**	**Femme**
30–39	3 %	5 %	4 %	3 %	1 %	1 %	0 %	3 %
40–49	22 %	10 %	10 %	6 %	3 %	2 %	12 %	3 %
50–59	32 %	13 %	17 %	6 %	11 %	3 %	20 %	9 %
60–69	44 %	16 %	26 %	11 %	22 %	6 %	27 %	14 %
70+	52 %	27 %	34 %	19 %	24 %	10 %	32 %	12 %

PPT : probabilité prétest.
Source : ESC, 2019.

Le coroscanner, utilisant des systèmes récents (64- 128- ou 320-détecteurs) est un examen fiable pour le diagnostic de coronaropathie, avec une sensibilité de 94–99 % et une spécificité de 64–83 % pour la détection de sténoses coronaires > 50 %. Sa valeur prédictive négative est excellente, de 97–99 %, permettant d'exclure raisonnablement une coronaropathie significative si l'examen est normal, en particulier chez les patients à faible risque.

Le score CAD-RADS est utilisé pour quantifier les sténoses coronaires au scanner. Une sténose est considérée comme angiographiquement serrée au scanner si la réduction de diamètre est > 70 %, c'est-à-dire une sténose CAD-RADS 4 (tableau 35.2).

Des outils de post-traitement dédiés permettent d'analyser les coronaires, en faisant des reconstructions curvilignes pour dérouler le vaisseau dans son grand axe et en affichant concomitamment les coupes dans le plan axial perpendiculaire au vaisseau. Les lésions sont ainsi repérées en tournant autour du grand axe de la coronaire; la sténose est mesurée dans le plan axial strictement perpendiculaire au grand axe et exprimée en pourcentage de réduction de diamètre et de surface.

Notre patient a une occlusion de la coronaire droite (CAD-RADS 5) et une sténose modérée à 40 % (CAD-RADS 2) sur l'IVA proximale (Fig 35.2).

Tableau 35.2. **Score CAD-RADS de quantification de sténose coronaire.**

Score	Sténose (%)	Interprétation	Investigation
CAD-RADS 0	0	Absence lésion	Aucune
CAD-RADS 1	1–24 %	Sténose minime ou plaque sans sténose	Aucune
CAD-RADS 2	25–49 %	Athérome non sténosant modéré	Aucune
CAD-RADS 3	50–69 %	Sténose intermédiaire	Évaluation fonctionnelle
CAD-RADS 4A	≥ 70 %	Sténose serrée	Évaluation fonctionnelle et/ou coronarographie
CAD-RADS 4B	TC > 50 % ou tritronculaire ≥ 70 %		
CAD-RADS 5	100 %	Occlusion	Coronarographie et/ou recherche viabilité
N	Non diagnostiquée	Athérome non exclu	Autre évaluation nécessaire

CAD-RADS : *coronary artery disease-reporting and data system*; TC : tronc commun.

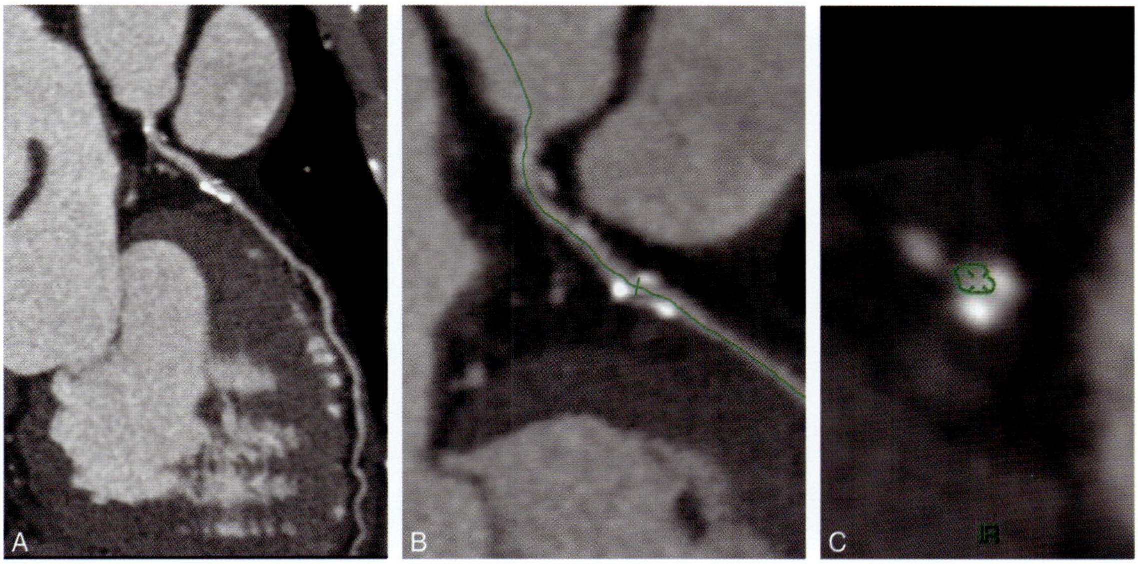

Fig 35.2 **Reformatage curviligne de l'IVA (A). Zoom sur la sténose modérée de l'IVA proximale qui paraît modérée visuellement (B) en regard d'une calcification et quantifiée à 40 % sur la réduction de diamètre et de surface (C).**

À retenir

Le tableau de calcul de PPT de maladie coronaire publié dans les dernières recommandations de l'ESC (2019) permet de calculer la probabilité de coronaropathie chez un patient qui présente une douleur thoracique ou une dyspnée suspecte d'une origine coronaire en intégrant la nature des symptômes, l'âge et le sexe du patient.

Le coroscanner est un examen diagnostic robuste et validé pour l'évaluation des patients suspects d'angor stable. Une sténose est serrée au scanner si elle est CAD-RADS 4, c'est-à-dire ≥ 70 % sur la réduction de diamètre.

Pour aller plus loin

Budoff MJ, Dowe D, Jollis JG, Gitter M, Sutherland J, Halamert E, et al. Diagnostic performance of 64-multidetector row coronary computed tomographic angiography for evaluation of coronary artery stenosis in individuals without known coronary artery disease: results from the prospective multicenter ACCURACY (Assessment by Coronary Computed Tomographic Angiography of Individuals Undergoing Invasive Coronary Angiography) trial. J Am Coll Cardiol 2008;52:1724–32.

Cury RC, Abbara S, Achenbach S, Agatston A, Berman DS, Budoff MJ, et al. Coronary Artery Disease-Reporting and Data System (CAD-RADS): An expert consensus document of SCCT, ACR and NASCI: Endorsed by the ACC. JACC Cardiovasc Imaging 2016;9. 1099-13.

Diamond GA, Forrester JS. Analysis of probability as an aid in the clinical diagnosis of coronary-artery disease. N Engl J Med 1979;300:1350–8.

Knuuti J, Wijns W, Saraste A, Capodanno D, Barbato E, Funck-Brentano C, et al. ESC Scientific Document Group. 2019 ESC Guidelines for the diagnosis and management of chronic coronary syndromes. Eur Heart J 2020;41:407–77.

Cas clinique 36

Présentation du cas

Description du cas clinique

Patiente de 24 ans, adressée par son cardiologue pour réalisation d'une IRM cardiaque pour évaluation d'une péricardite ne semblant pas s'améliorer après 10 jours de traitement. Le bilan étiologique exhaustif n'a pas retrouvé de cause infectieuse, autoimmune ni de maladie de système sous-jacente. Malgré le traitement par aspirine à dose anti-inflammatoire en association avec la colchicine, la patiente reste très symptomatique avec des douleurs thoraciques invalidantes et une dyspnée pour des efforts modérés. Elle est en bon état général, apyrétique, et ne présente pas de signe périphérique d'insuffisance cardiaque droite ou gauche. La CRP reste élevée à 57 mg/L. L'ECG est en rythme sinusal avec des ondes T négatives diffuses. L'ETT conclut à des ventricules non dilatés, de fonction systolique préservée. Les pressions de remplissage sont normales. Il y a un épanchement péricardique circonférentiel de faible abondance.

Vidéo 36.1 **Ciné multiplan.**

Vidéo 36.2 **Ciné en respiration libre et inspiration forcée.**

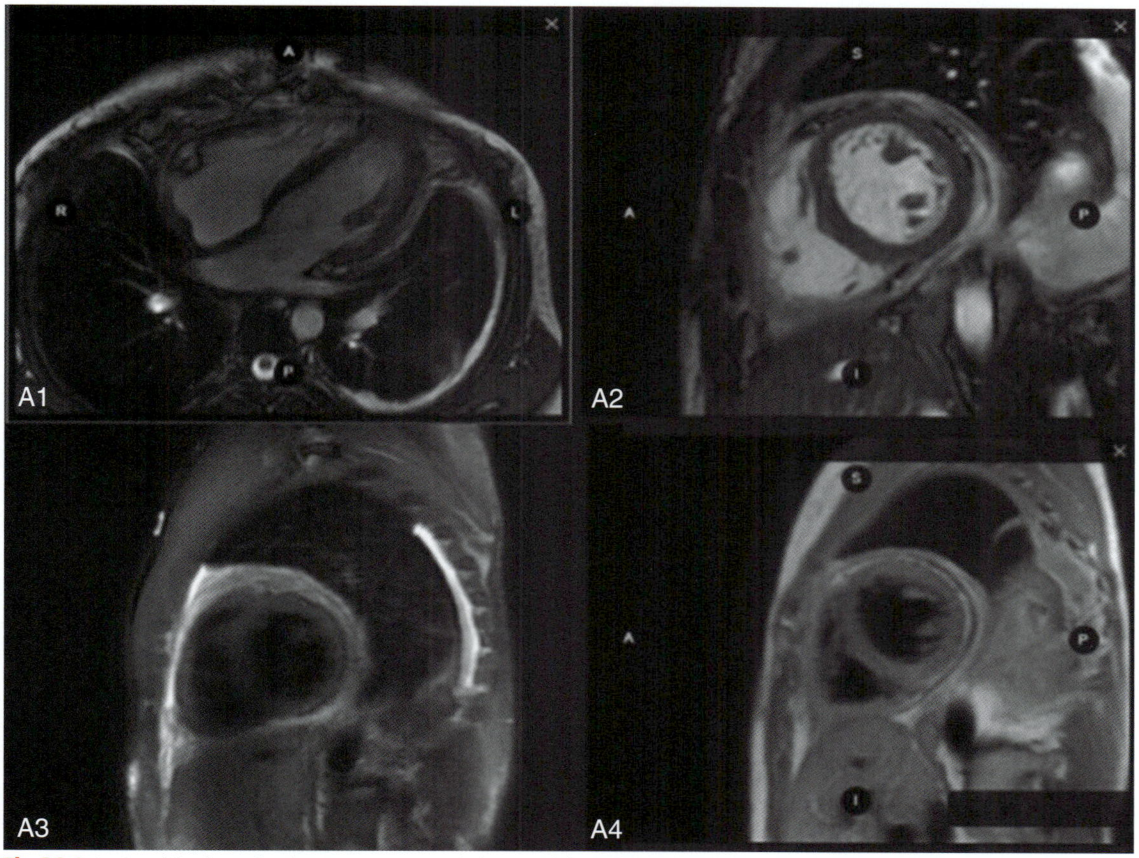

Fig 36.1 **A. Combinaison de séquences en 4-cavités SSFP (1) et petit-axe en SSFP (2), T2-STIR (3), T1 écho de spin (4).** ▶

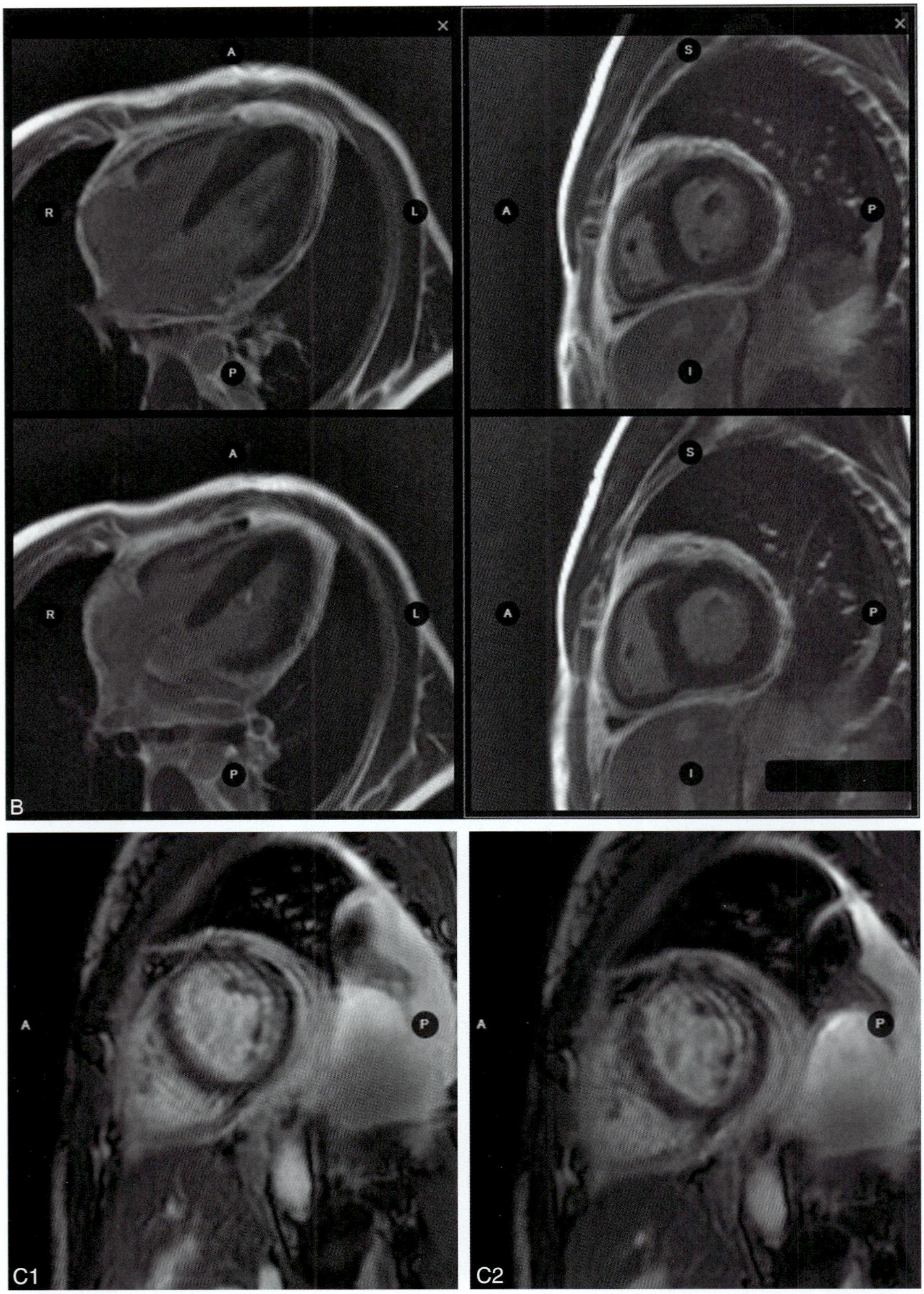

Fig 36.1 Suite. B. Rehaussement tardif dans les incidences 4-cavités et petit-axe. C. Séquence en respiration libre (1) et en inspiration forcée (2) dans le plan petit-axe.

Question

- Comment décrivez-vous l'IRM cardiaque ?

Interprétation

Les cavités cardiaques ne sont pas dilatées, en particulier à droite. On retrouve un épaississement important et circonférentiel du péricarde atteignant par endroits 4 mm d'épaisseur. En T2-STIR, le péricarde apparaît en hypersignal intense relativement hétérogène avec un centre plus en hyposignal. En mode ciné, il y a un aspect d'engainement des cavités avec une perte de glissement péricardique. Après injection, on voit une prise de contraste majeure et intense du péricarde ainsi que de la graisse épicardique en contact. L'épanchement péricardique est minime. Durant la respiration libre et pendant les manœuvres d'inspiration forcée, le VG reste parfaitement rond sans fasseyement du septum interventriculaire, témoignant de la bonne souplesse péricardique.

Diagnostic

Péricardite aiguë.

Commentaires

Le péricarde normal est visible en IRM sous forme d'une bande linéaire fine < 2 mm en hyposignal SSFP et T1 écho de spin. Le péricarde en hyposignal est ainsi facile à identifier car il est pris en sandwich entre l'hypersignal de la graisse médiastinale en dehors et l'hypersignal de la graisse épicardique en dedans (Fig 36.2). Le péricarde est habituellement bien vu en regard de la paroi libre du VD et dans le sillon auriculoventriculaire droit.

Notre exemple montre un aspect caractéristique d'une péricardite aiguë en IRM. Le péricarde est franchement épaissi > 4 mm. L'infiltration œdémato-inflammatoire du péricarde est visible sur l'hypersignal en T2-STIR. La prise de contraste intense sur la séquence de rehaussement tardif confirme le caractère très inflammatoire du péricardique mais aussi de la graisse épicardique sous-jacente. On recherche des signes d'adiastolie pour éliminer une constriction sur la séquence en respiration libre et lors d'une inspiration forcée. Dans notre exemple, le VD se dilate normalement avec l'augmentation du retour veineux cave à l'inspiration et n'exerce aucun effet sur le septum interventriculaire, le VG restant parfaitement rond. La compliance du péricarde est préservée et il n'y a pas de signe d'adiastolie, écartant de fait une constriction.

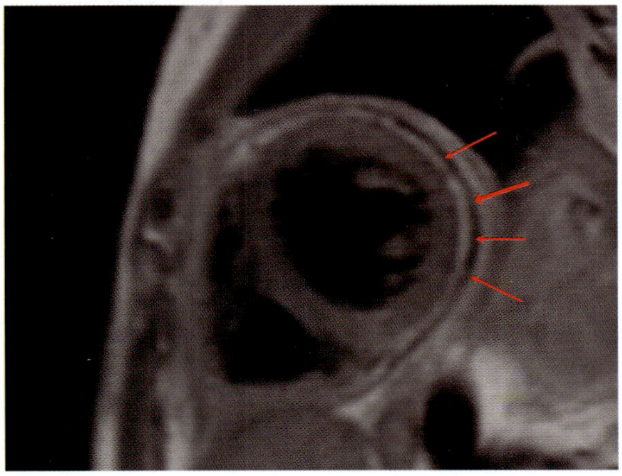

Fig 36.2 Séquence T1 en écho de spin dans le plan petit-axe. Péricarde épaissi atteignant 4 mm en hyposignal (flèches) contrastant avec l'hypersignal de la graisse qui l'entoure.

À retenir

La péricardite aiguë est caractérisée en IRM par un épaississement > 4 mm du péricarde qui apparaît en hypersignal T2-STIR et qui se rehausse intensément après injection de chélateurs de gadolinium. Elle s'accompagne d'une quantité variable d'épanchement péricardique.

Pour aller plus loin

Adler Y, Charron P, Imazio M, Badano L, Barón-Esquivias G, Bogaert J, et al. ESC Scientific Document Group. 2015 ESC Guidelines for the diagnosis and management of pericardial diseases: The Task Force for the Diagnosis and Management of Pericardial Diseases of the European Society of Cardiology (ESC)Endorsed by: The European Association for Cardio-Thoracic Surgery (EACTS). Eur Heart J 2015;36:2921–64.

Cas clinique 37

Présentation du cas

Description du cas clinique

Patient de 67 ans, hospitalisée pour évaluation d'une dyspnée d'effort stade II de la NYHA. Elle n'a pas de facteur de risque cardiovasculaire ni d'antécédent médicochirurgical notable. Les bruits du cœur sont assez assourdis et irréguliers, sans souffle. Il n'y a pas de signe périphérique d'insuffisance cardiaque. L'ECG est en FA lente à 61 bpm. L'ETT retrouve une dilatation franche des cavités cardiaques droites, avec une IT fonctionnelle importante et laminaire par dilatation de l'anneau tricuspide à 52 mm. Vous réalisez une radiographie de thorax, un scanner et une IRM cardiaque au cours de son hospitalisation de jour.

Vidéo 37.1 **Ciné multiplan.**

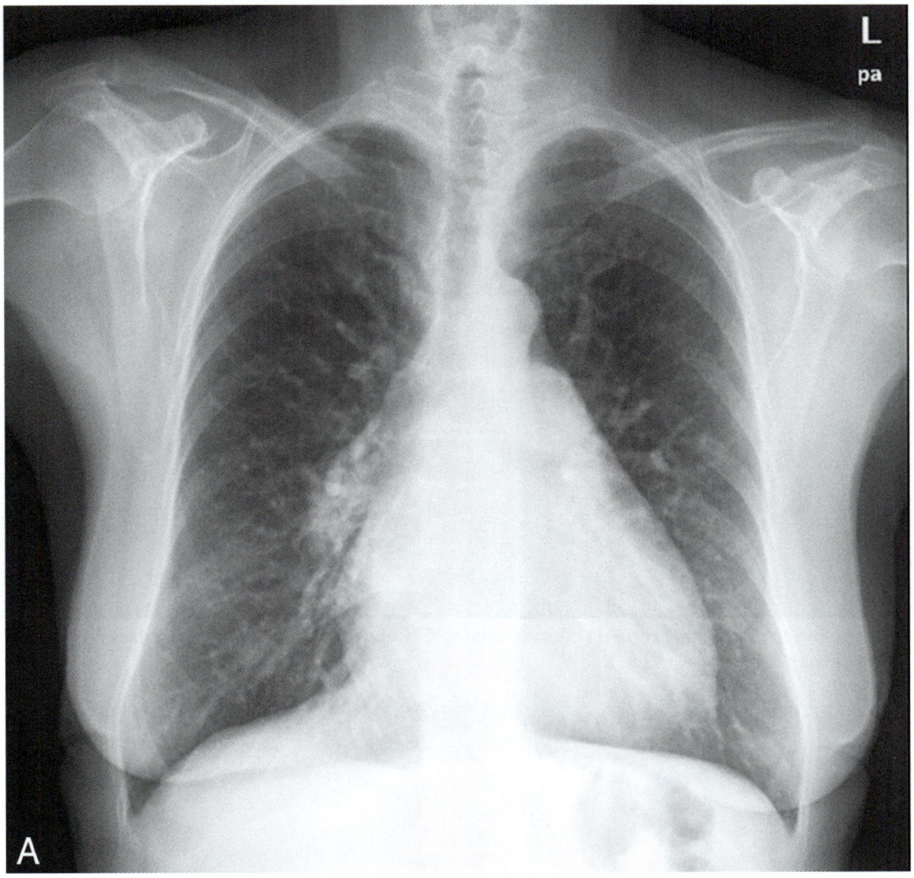

Fig 37.1 **A. Radiographie de thorax de face.**

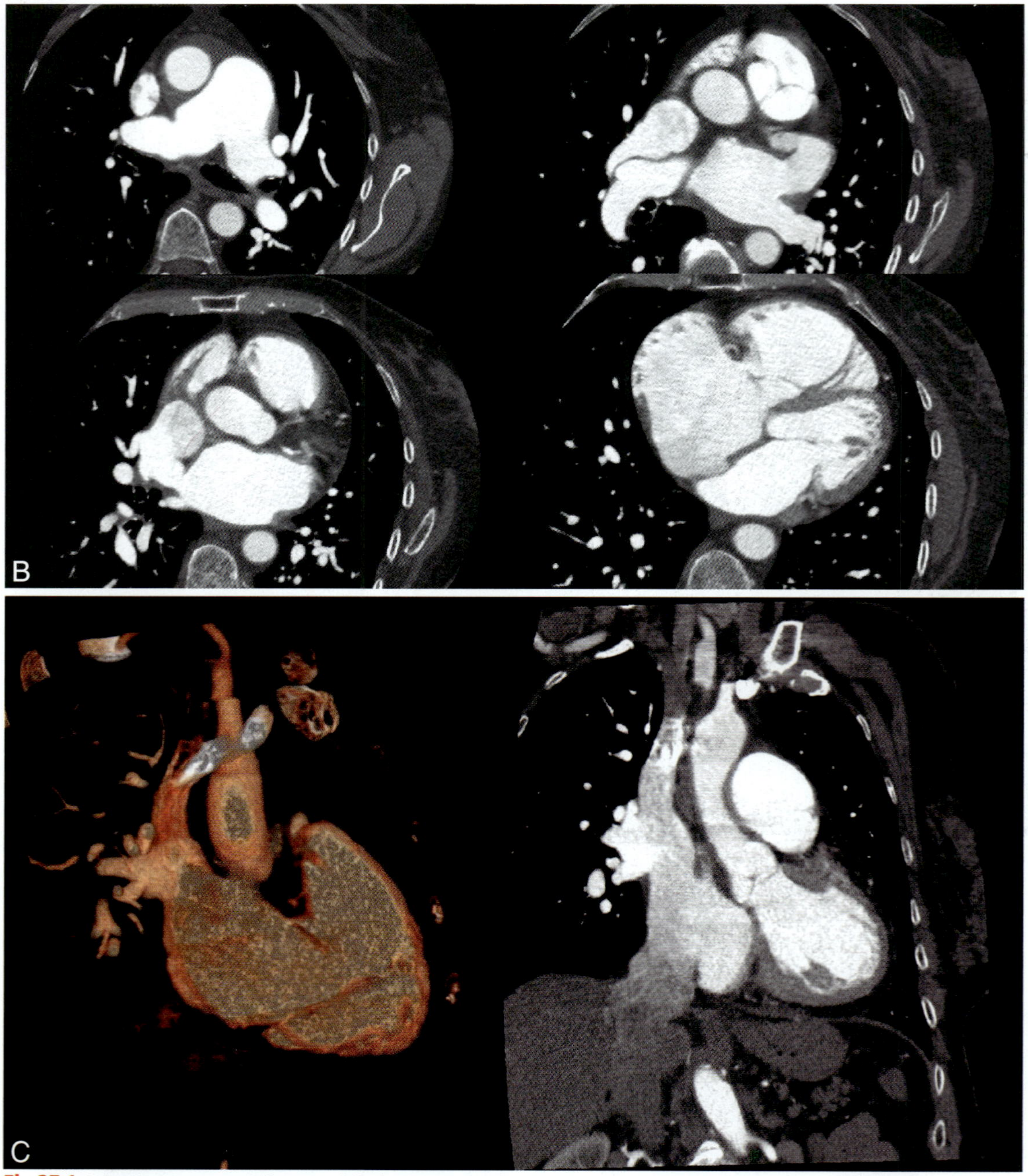

Fig 37.1 Suite. B. Scanner cardiaque : série de coupes axiales. C. Reconstructions multiplanaires : incidence coronale en 3D et MIP au scanner.

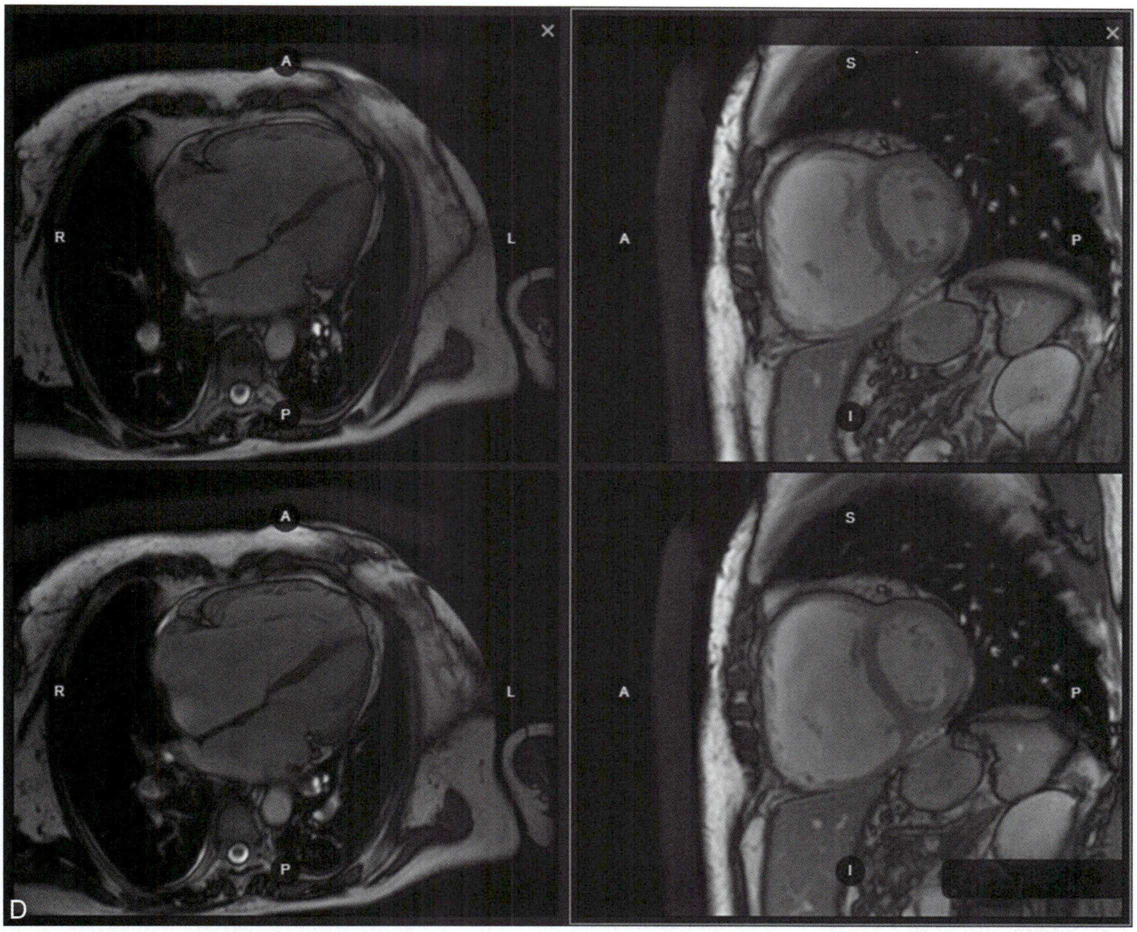

Fig 37.1 Suite. D. IRM, séquence SSFP multiplan.

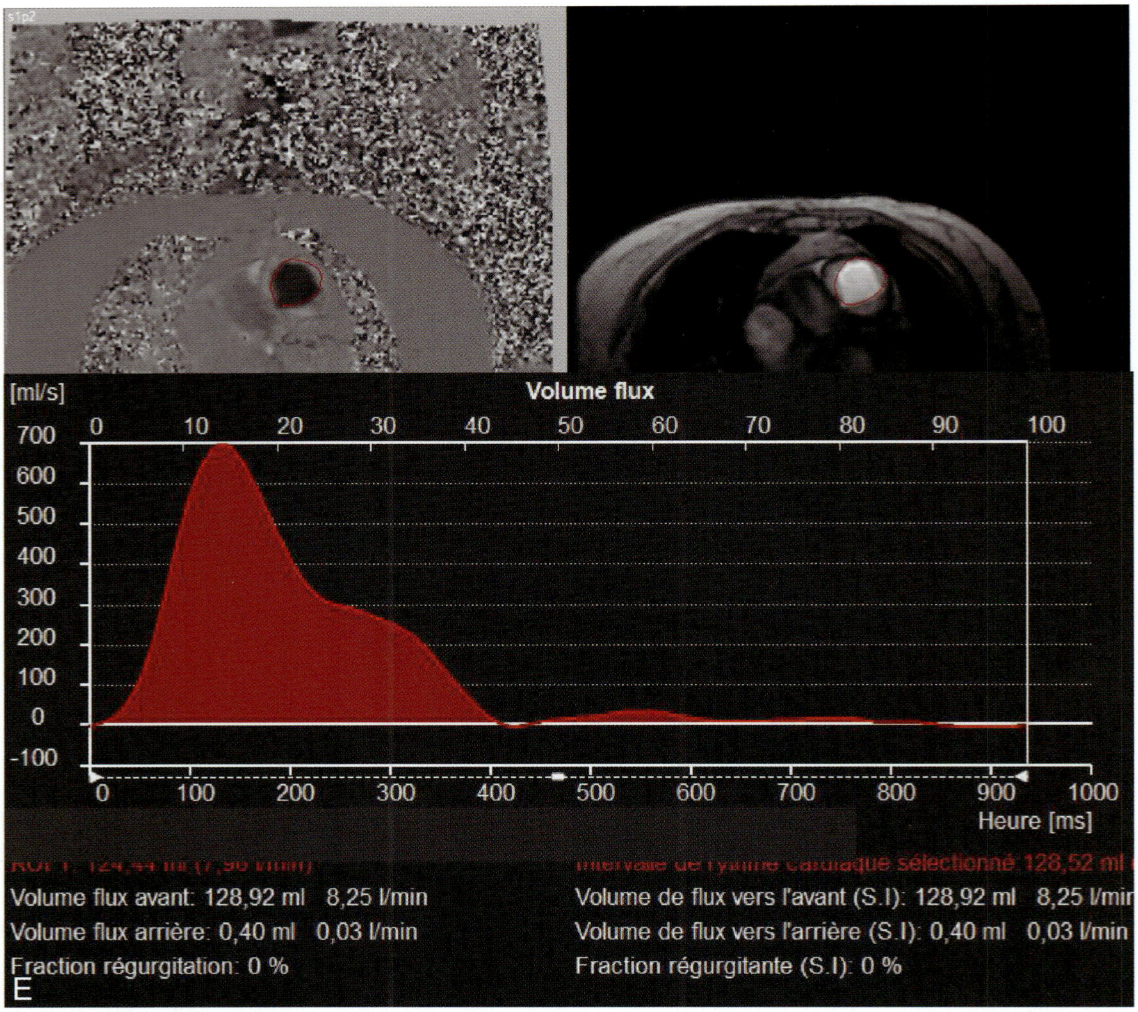

Fig 37.1 Suite. E. Vélocimétrie en contraste de phase 2D sur le culot pulmonaire.

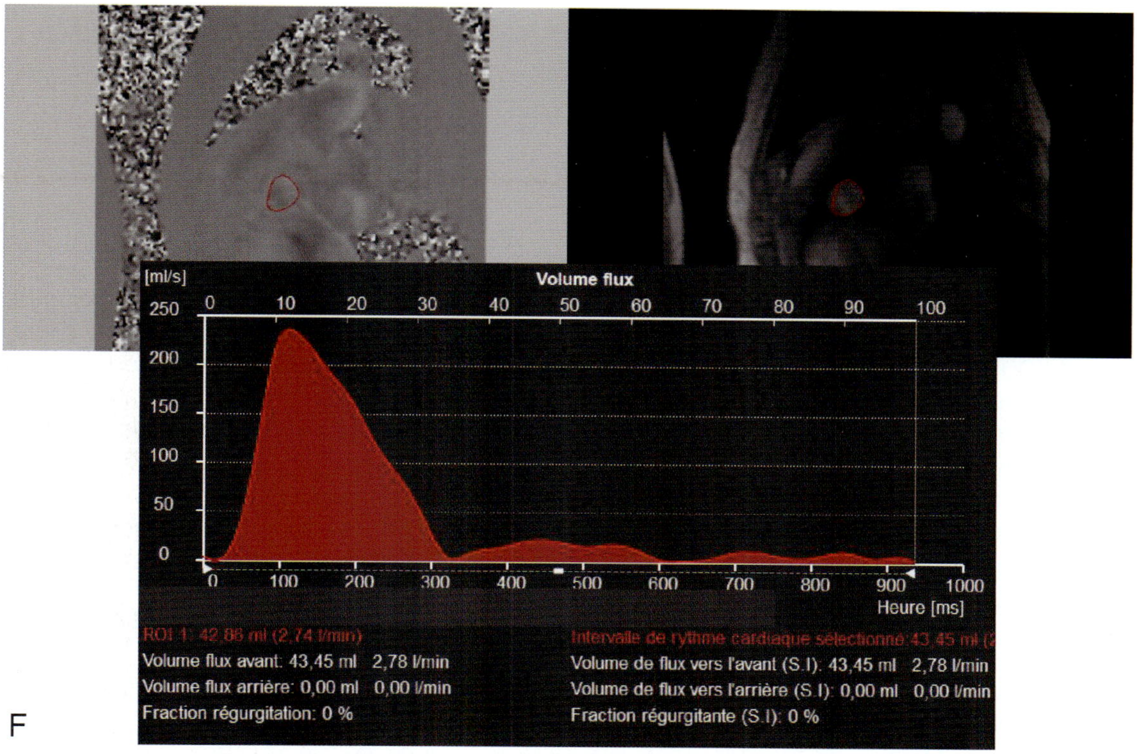

F

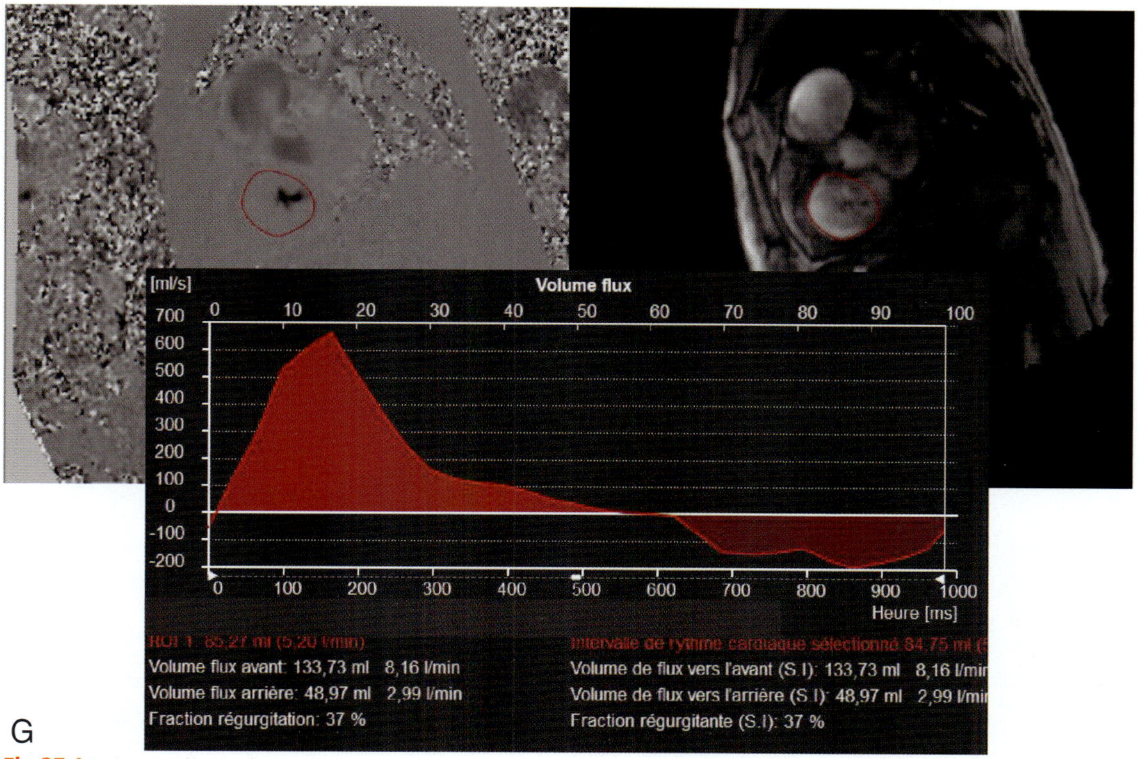

G

Fig 37.1 Suite. F. Vélocimétrie en contraste de phase 2D sur le culot aortique. G. Vélocimétrie en contraste de phase 2D sur l'anneau tricuspide.

Question

- Comment décrivez-vous la radiographie de thorax, le scanner et l'IRM cardiaque ?

Interprétation

La radiographie de thorax de face montre une cardiomégalie aux dépens des cavités cardiaques droites. L'arc inférieur droit est excessivement bombant sans double contour, suggérant une dilatation de l'OD. La corde ventriculaire gauche est à peine allongée mais surtout surélevée traduisant une dilatation du VD qui soulève le VG. L'arc moyen gauche est très saillant correspondant au tronc de l'artère pulmonaire qui est dilatée ; l'artère pulmonaire droite est également dilatée dans le hile droit, suggérant une HTAP.

Le scanner et l'IRM confirment la dilatation majeure des cavités cardiaques droites et des artères pulmonaires. Le scanner retrouve une CIA haute *sinus venosus* associée à un retour veineux pulmonaire anormal partiel de la veine pulmonaire supérieure et de la veine pulmonaire moyenne droites qui se drainent anormalement au pied de la veine cave supérieure (Fig 37.2). Les séquences ciné-IRM mettent en évidence une IT centrale d'allure moyenne. En vélocimétrie, l'IT est quantifiée comme moyenne avec un volume régurgitant à 48 mL et une fraction de régurgitation à 37 %.

Le débit dans l'artère pulmonaire est mesuré en vélocimétrie à Qp = 8,25 L/min (volume d'éjection de 128,92 mL/bat) ; débit systémique dans l'aorte Qs = 2,78 L/min (volume d'éjection de 43,45 mL/bat). Le shunt gauche/droit par la CIA est important avec un rapport Qp/Qs = 8,25/2,78 = 2,97.

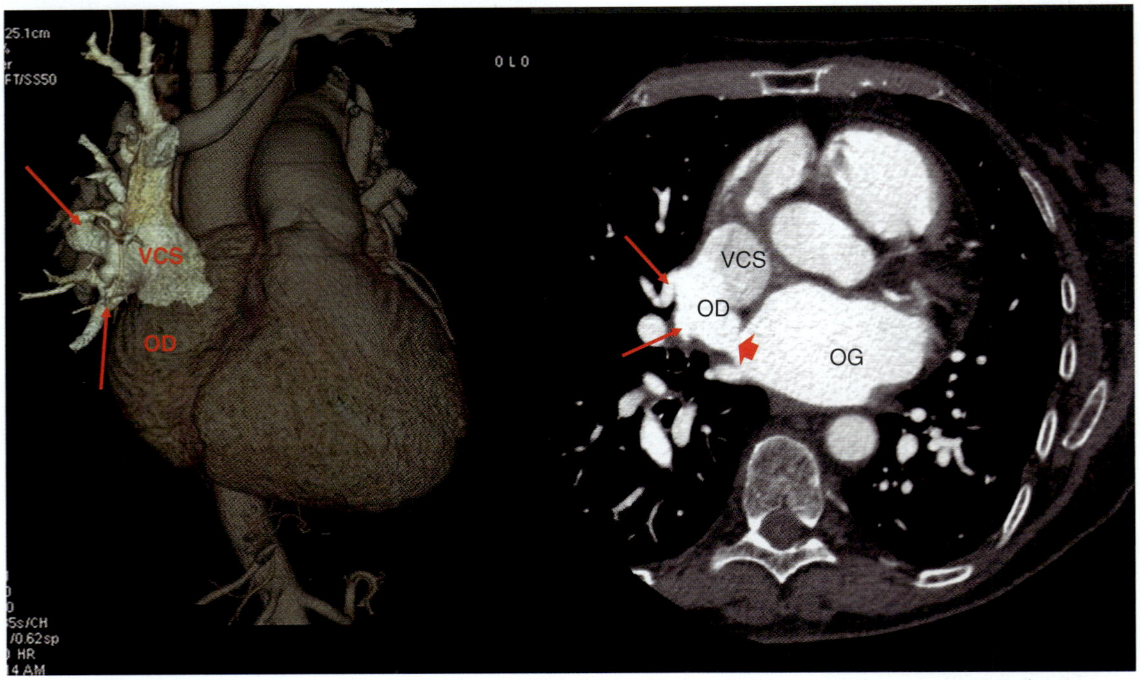

Fig 37.2 **CIA *sinus venosus* avec le défect atrial (grosse flèche) associée à un RVPA partiel du poumon droit (petites flèches) dans la veine cave supérieure.**

Commentaires

Devant la découverte isolée d'une dilatation franche des cavités droites (hors contexte de cardiomyopathie gauche évoluée et hors contexte de cardiopathie congénitale complexe), il faut penser à rechercher une surcharge de volume par un shunt gauche/droit (CIA, retour veineux pulmonaire partiel) ou par une fuite tricuspide importante, une surcharge de pression (cœur pulmonaire chronique postembolique), une pathologie rythmique du VD de type DVDA.

Les CIA représentent le type de malformation cardiaque « simple » le plus fréquemment détecté dans les séries de cardiopathies congénitales de l'adulte du fait de leur bonne tolérance sur plusieurs décennies. Elles peuvent être révélées après la 4e décennie par des troubles du rythme supraventriculaire, une dyspnée d'effort par réduction de la capacité fonctionnelle (hyperdébit pulmonaire et baisse du débit systémique). L'HTAP de débit peut devenir fixée et précapillaire en cas de remodelage irréversible du lit artériel pulmonaire distal suite à l'exposition au shunt gauche/droit de façon chronique et importante.

Les CIA de type *ostium secundum* centrées dans la région de la fosse ovale représentent jusqu'à 80 % des CIA et sont faciles à détecter en échocardiographie. Les CIA de types *sinus venosus* sont plus difficiles à évaluer en échocardiographie en raison de leur position très haut située dans la région de confluence cavoatriale. Il s'y associe systématiquement un retour veineux pulmonaire partiel (classiquement la veine pulmonaire supérieure et/ou moyenne) dans la veine cave supérieure. L'angioscanner est ici l'examen incontournable pour étudier précisément l'anatomie du défect atrial et les drainages veineux pulmonaires, avant la correction chirurgicale. Les CIA *ostium primum* sont rares et s'intègrent dans des cardiopathies congénitales complexes de type canal atrioventriculaire qui sont prises en charge dans des centres spécialisés.

Le volume du shunt peut être calculé de façon non invasive en IRM par la différentielle des volumes d'éjection des ventricules (volume shunt = VESVD-VESVG en l'absence de fuite valvulaire) et par la mesure directe des débits pulmonaire et aortique (Qp/Qs) sur les séquences de vélocimétrie en 2D ou 4D. En contraste de phase, le débit dans un vaisseau est mesuré au niveau d'une section strictement perpendiculaire à l'axe du vaisseau, selon l'équation débit $\mathbf{Q} = \mathbf{V} \times \mathbf{S}$, où **V** est la vitesse au travers de la région d'intérêt et **S** correspondant à la surface de la région d'intérêt. Connaissant les débits pulmonaire et aortique, on déduit le rapport Qp/Qs qui est augmenté en cas de shunt atrial.

Les critères de shunt hémodynamiquement significatif sont : taille du défect atrial > 10 mm, rapport Qp/Qs > 1,5, dilatation importante de cavités droites (VTDVD > 150 mL/m^2).

À retenir

Les CIA sont les causes classiques de surcharge de volume des cavités cardiaques droites. Les CIA *sinus venosus* sont associées à un retour veineux pulmonaire partiel dont l'évaluation complète repose sur le scanner.

Le shunt gauche/droit est facilement quantifiable en IRM sur la différentielle des volumes d'éjection ventriculaire et sur la mesure directe du rapport Qp/Qs.

Pour aller plus loin

Baumgartner H, De Backer J, Babu-Narayan SV, Budts W, Chessa M, Diller GP, et al. ESC Scientific Document Group. 2020 ESC Guidelines for the management of adult congenital heart disease. Eur Heart J 2021;42:563–645.

Cas clinique 38

Présentation du cas

Description du cas clinique

Patient de 44 ans, hospitalisé pour des douleurs thoraciques et dyspnée d'effort accompagnée de palpitations d'effort. Il n'a pas de facteur de risque cardiovasculaire ni aucun antécédent médical ou chirurgical notable. Son examen cardiovasculaire est normal. L'ECG est en rythme sinusal régulier avec un bloc de branche incomplet et des ondes T négatives en inférieur. L'ETT est normale. Vous réalisez un coroscanner.

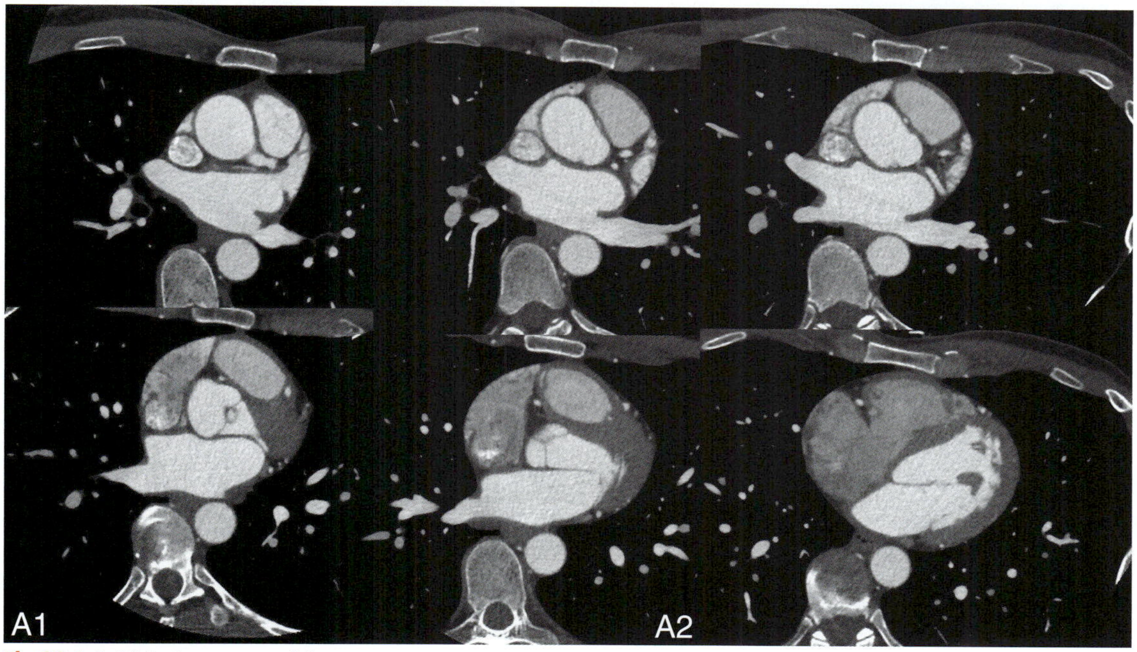

Fig 38.1 **A. Série de coupes axiales.**

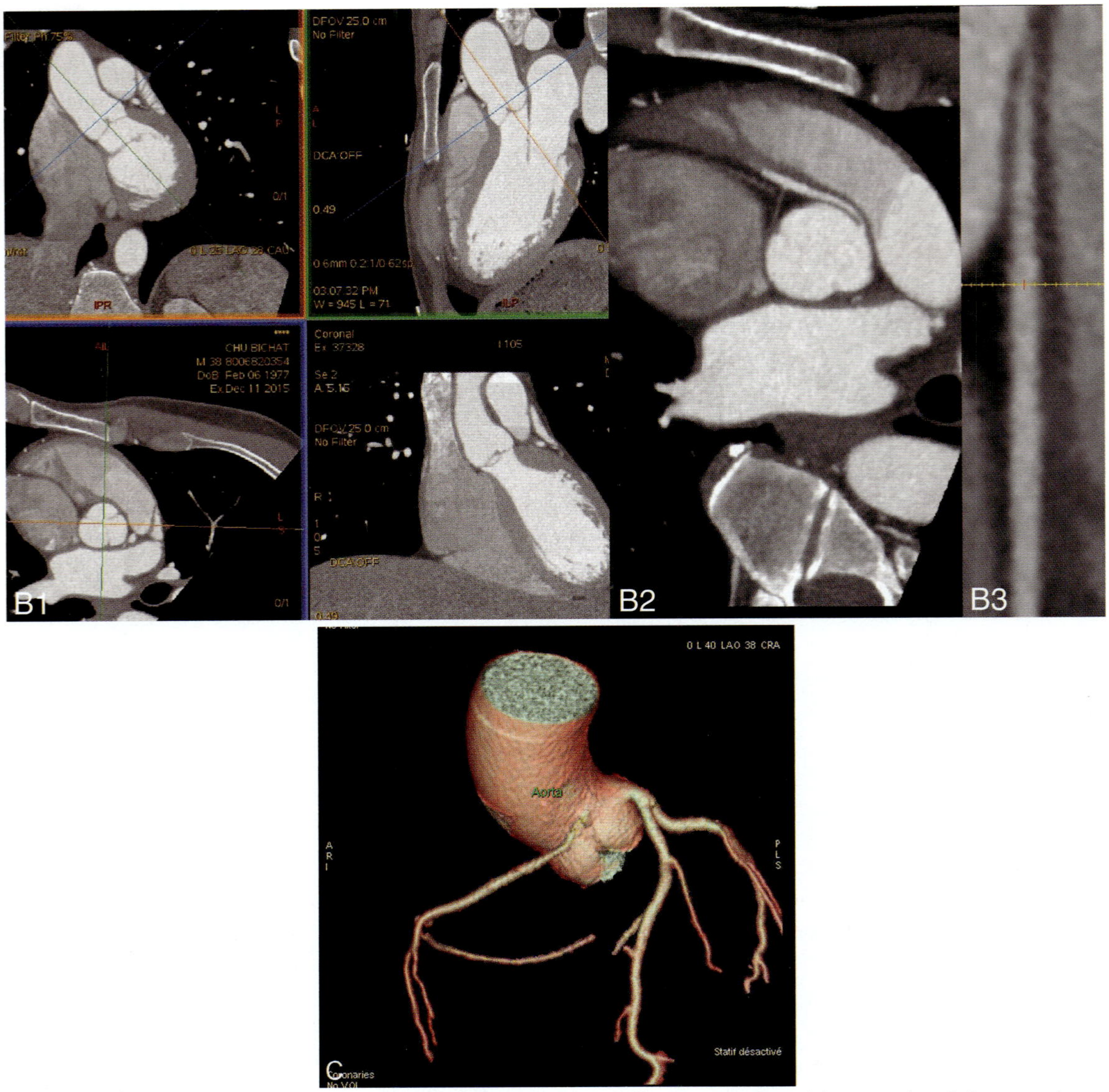

Fig 38.1 Suite. B. Reformatage en double obliquité dans le plan de l'anneau aortique (1), connexion de la coronaire droite (CD) au sinus gauche (2), reconstruction curviligne déroulant la CD dans son grand axe (3). C. Reconstruction 3D des coronaires.

Question

- Comment décrivez-vous le scanner cardiaque ?

Interprétation

Le coroscanner montre une connexion anormale de la coronaire droite (CD) au sinus gauche avec un trajet interartériel (entre l'aorte et l'artère pulmonaire) pour rejoindre le sillon auriculoventriculaire droit. Les reformatages en double obliquité pour être dans le plan de l'anneau aortique et être strictement perpendiculaire à la racine aortique dégagent mieux l'ostium de la CD et le trajet initial. La reconstruction 3D montre que la connexion ectopique est située précisément un peu au-dessus de la commissure entre les 2 sinus coronaires gauche et droit. L'ostium est déformé en fente avec une sténose serrée > 50 %. Il y a un trajet initial intramural qui est significativement rétréci dans la média de la paroi aortique. La coronaire reprend ensuite un diamètre normal après le passage intramural. La coronaire est globalement lisse, non infiltrée et non calcifiée. La coronaire gauche (CG) est normale.

Diagnostic

Anomalie de connexion de la CD dans le sinus gauche avec un trajet interartériel intramural.

Commentaires

Les anomalies de connexion des artères coronaires (ANOCOR) ne sont pas rares, de découverte le plus souvent fortuite (prévalence angiographique de 1 %). Seules les formes avec un trajet interartériel intramural peuvent être responsables de mort subite, d'arrêt cardiaque récupéré, ou de symptomatologies d'allure ischémique (angor typique ou douleurs thoraciques atypiques, blockpnée, palpitations, lipothymie, syncope). Parmi ces formes à risque, ce sont les ANOCOR droites qui sont les plus fréquentes ; les ANOCOR à risque gauches (connexion de la CG au sinus droit avec un trajet interartériel intramural) sont beaucoup plus rares. Pour ces formes à risque, l'écho endocoronaire peut être utile pour l'évaluation du trajet intramural. Malgré la sévérité de la sténose, l'ischémie myocardique est paradoxalement difficile à documenter quelle que soit la technique utilisée (IRM de stress, échocardiographie sous dobutamine, épreuve d'effort, scintigraphie myocardique) et les séquelles de nécrose sont exceptionnellement retrouvées. La décision d'un traitement (angioplastie percutanée ou chirurgicale) est consensuelle en cas d'ANOCOR à risque responsable d'une syncope ou d'un arrêt cardiaque récupéré. Dans les autres situations cliniques, les attitudes sont très hétérogènes.

Le coroscanner est le meilleur examen pour caractériser une ANOCOR à risque. Les critères de malignité sont : une connexion tangentielle à l'aorte avec un angle très aigu < 30°, une sténose ostiale en fente > 50 % (réduction de diamètre et/ou de surface), un long trajet intramural.

Les ANOCOR bénignes ne possèdent pas de trajet interartériel ni de segment intramural. Elles ont habituellement un trajet prépulmonaire (CG ou CD décrivant un long segment ectopique en avant de l'infundibulum pulmonaire) ou un trajet rétroaortique (circonflexe connectée au sinus droit et cravatant par l'arrière la racine aortique pour rejoindre le sillon auriculoventriculaire gauche). Elles ne nécessitent pas de suivi ni de traitement particulier.

À retenir

Les ANOCOR à risque (fréquence élevée de la CD) peuvent être responsables de mort subite et d'arrêt cardiaque récupéré. Le coroscanner est l'examen de référence pour caractériser une ANOCOR et identifier les critères de malignité (angle de connexion aigu < 30°, sténose ostiale serrée en fente > 50 %, long trajet intramural).

Pour aller plus loin

Ashrafpoor G, Danchin N, Houyel L, Ramadan R, Belli E, Paul JF. Anatomical criteria of malignancy by computed tomography angiography in patients with anomalous coronary arteries with an interarterial course. Eur Radiol 2015;25:760–6.

Hata Y, Kinoshita K, Kudo K, Ikeda N, Nishida N. Anomalous origin of the right coronary artery from the left coronary sinus with an intramural course: Comparison between sudden-death and non-sudden-death cases. Cardiovasc Pathol 2015;24:154–9.

Cas clinique 39

Présentation du cas

Description du cas clinique

Votre collègue du SAU vous réveille à 3 heures du matin pendant votre garde pour un angioscanner pour suspicion de dissection aortique chez une patiente de 67 ans. La patiente rapporte une douleur thoracique postérieure à type de coup de poignard survenue il y a 24 heures alors qu'elle regardait la télévision, forte (7 sur l'échelle EVA) ayant duré une dizaine de minutes, sans irradiation. Elle a fini par consulter au SAU devant la persistance d'une sensation de gêne dans le dos. Elle est en excellent état général, avec des constantes stables. Il y a une asymétrie tensionnelle avec : TA 188/91 mmHg au bras droit et 127/71 mmHg au bras gauche ; FC 66 bpm ; saturation en air ambiant 100 %, température 36 °C. L'auscultation cardiopulmonaire est normale. Le tracé ECG est en rythme sinusal avec des ondes T négatives en inférieur. L'angioscanner est réalisé en urgence devant la suspicion de dissection aortique.

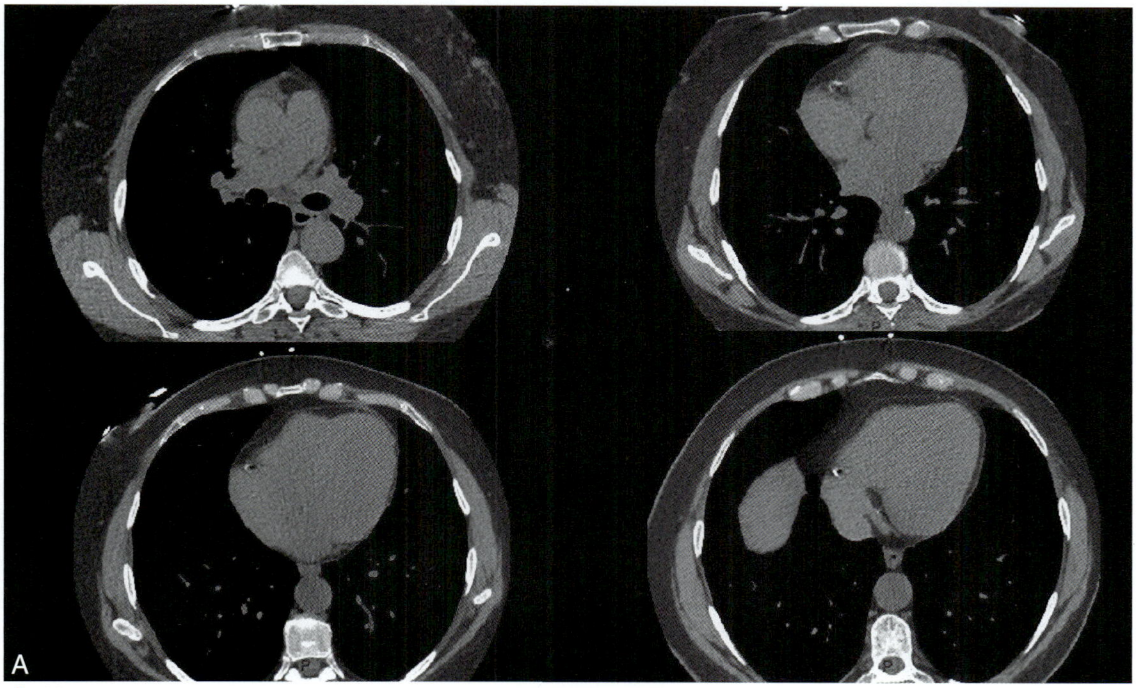

Fig 39.1 **A. Série de coupes axiales sans injection de produit de contraste.**

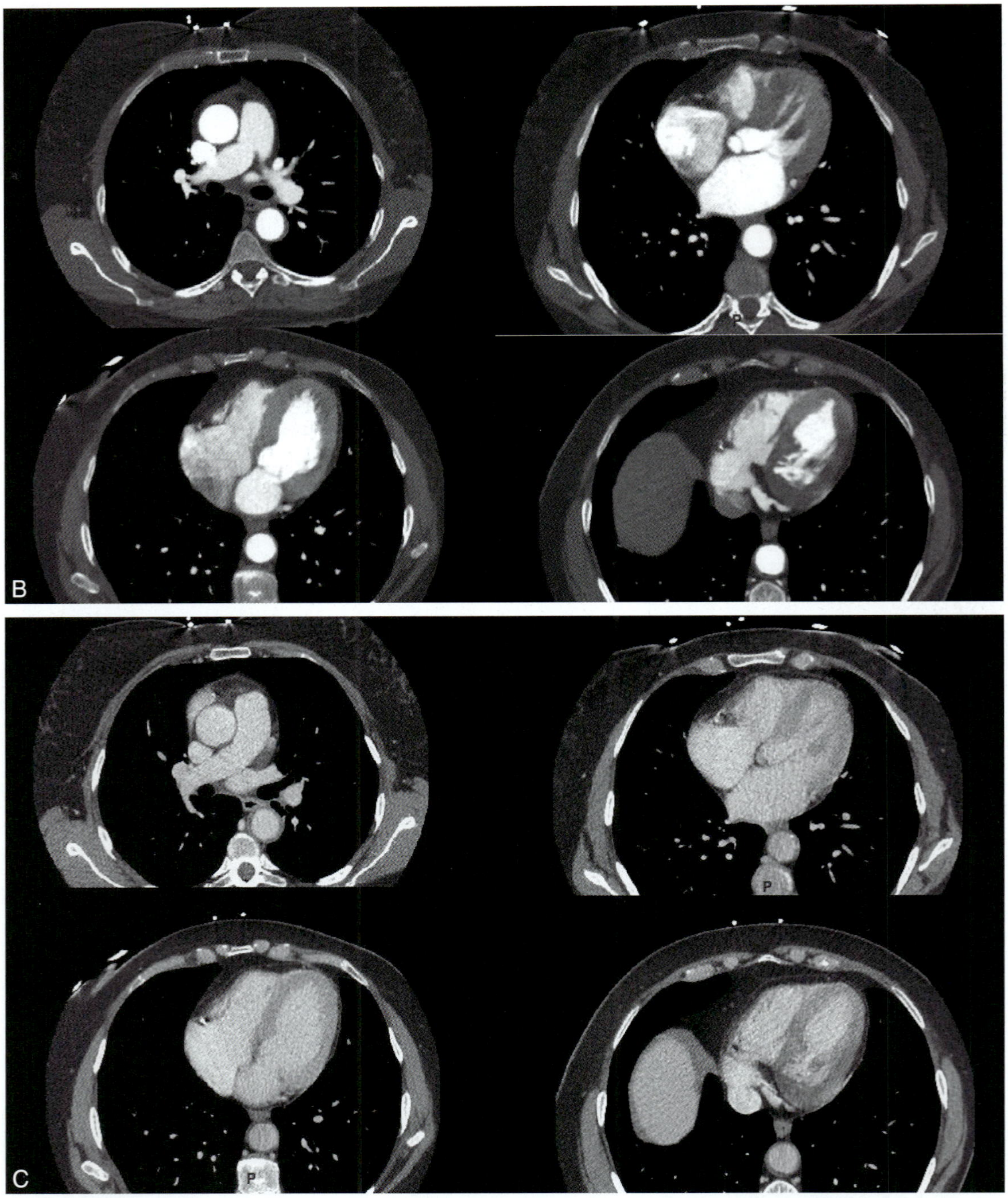

Fig 39.1 Suite. B. Série de coupes axiales après injection de produit de contraste à la phase artérielle. C. Série de coupes axiales après injection de produit de contraste à la phase portale.

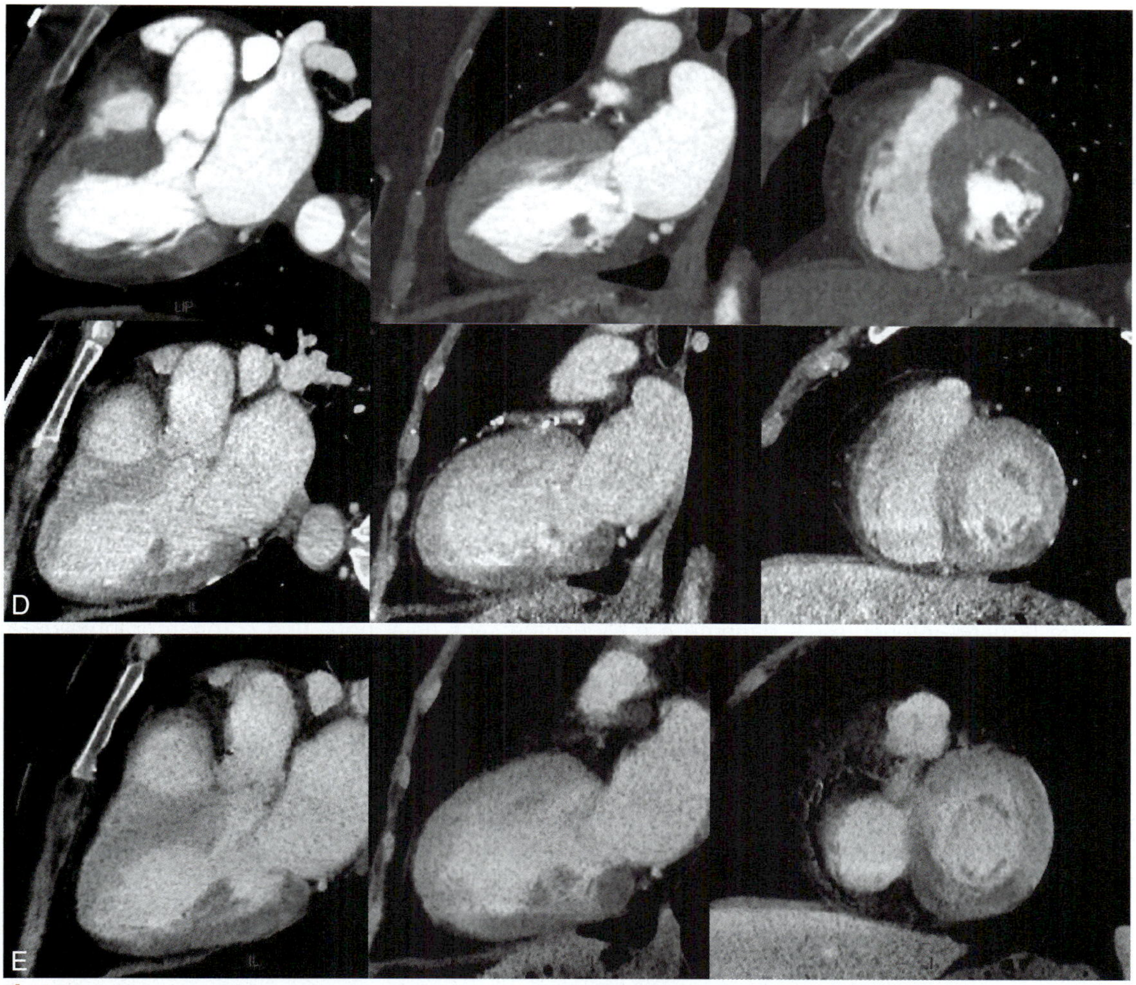

Fig 39.1 Suite. D. Multiplan aux 2 temps, artériel et tardif. E. Multiplan en reconstruction MinIP.

Question

- Comment décrivez-vous l'angioscanner aortique ?

Interprétation

L'aorte thoracique est de taille normale. Il n'y a pas d'anomalie pariétale en contraste spontané, en particulier pas d'argument pour un hématome de paroi. Il n'y a pas de flap intimal décelé dans la lumière aortique. Le péricarde est sec. Le diagnostic de dissection aortique peut être écarté.

Il n'y a pas de lacune intravasculaire anormale dans les artères pulmonaires, écartant également une embolie pulmonaire.

L'examen montre un défaut de perfusion myocardique au niveau de la paroi inférieure intéressant les deux tiers basaux du VG, se traduisant par une hypodensité transmurale visible sur les deux phases de l'injection, artérielle et de façon plus prononcée sur la phase portale. Sur les reformatages dans les plans du cœur, le défaut de perfusion est étendu à la paroi septale adjacente au niveau basal et médial du VG. Les images en MinIP (ne montrant que les valeurs basses) accentuent cette hypodensité de la paroi inférieure. La patiente a été orientée sans délai pour une coronarographie qui a confirmé une occlusion thrombotique de la coronaire droite (CD) (Fig 39.2).

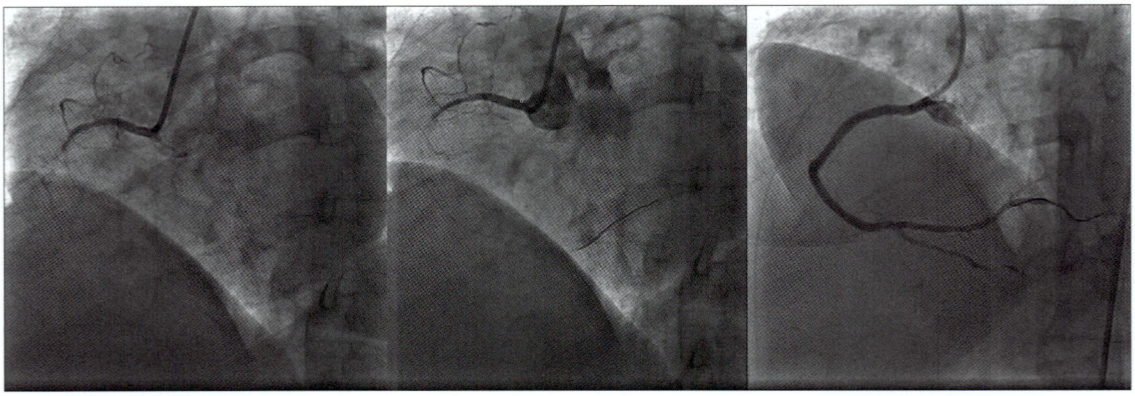

Fig 39.2 Coronarographie sélective de la CD, montrant une occlusion du vaisseau dans son segment 2 (1). Franchissement de l'obstacle au microguide (2). Recanalisation complète de la coronaire (3).

Diagnostic

Infarctus du myocarde inférieur.

Commentaires

Les urgences vitales classiques se manifestant par une douleur thoracique sont l'IDM, la dissection aortique, l'embolie pulmonaire, le pneumothorax et l'épanchement péricardique compressif.

La douleur thoracique du SCA avec ST+ (sus-décalage du segment ST) est un IDM en voie de constitution et relève de la coronarographie et de l'angioplastie en urgence. Il n'y a aucune place pour l'imagerie en coupes dans ce cas.

Dans les autres situations de douleur thoracique ST- (sans sus-décalage ST), l'orientation diagnostique se base sur la clinique en intégrant les facteurs de risque cardiovasculaire et le dosage de biomarqueurs (D-dimères, troponine hypersensible). S'il y a un mouvement de troponine, le patient est orienté vers la coronarographie. Si les éléments cliniques et biologiques font suspecter une origine aortique ou pulmonaire, le patient est orienté vers le circuit d'angioscanner qui permet d'éliminer au cours d'un même examen une cause coronaire et péricardique, aortique ou pulmonaire (*triple-rule-out CT angiography*).

Les symptômes présentés par la patiente sont fortement suspects de dissection aortique justifiant sans tarder l'angioscanner. L'examen comporte une synchronisation à l'ECG sur l'étage thoracique pour limiter les artéfacts de mouvements, avec 3 séries d'acquisition, avant injection puis après injection de produit de contraste iodé à la phase artérielle et portale (voir cas clinique 27). L'aorte est normale sur l'angioscanner. Il est par conséquent primordial d'examiner les autres structures intrathoraciques pour éliminer les autres causes de douleur thoracique, en particulier l'IDM et l'embolie pulmonaire.

Au scanner, l'IDM est révélé par un défaut de perfusion myocardique systématisé dans le territoire de la coronaire responsable. L'ischémie myocardique apparaît comme une hypodensité franche sous-endocardique avec un gradient transmural plus ou moins net, visible dès la phase artérielle et qui devient évidente sur la phase portale. Les reconstructions en fenêtre MinIP permettent d'accentuer encore plus l'hypodensité dans le segment ischémique (Fig 39.3). Au stade initial d'IDM en voie de constitution, l'épaisseur du myocarde ischémique est relativement conservée. La paroi s'amincit au stade ultérieur de nécrose séquellaire.

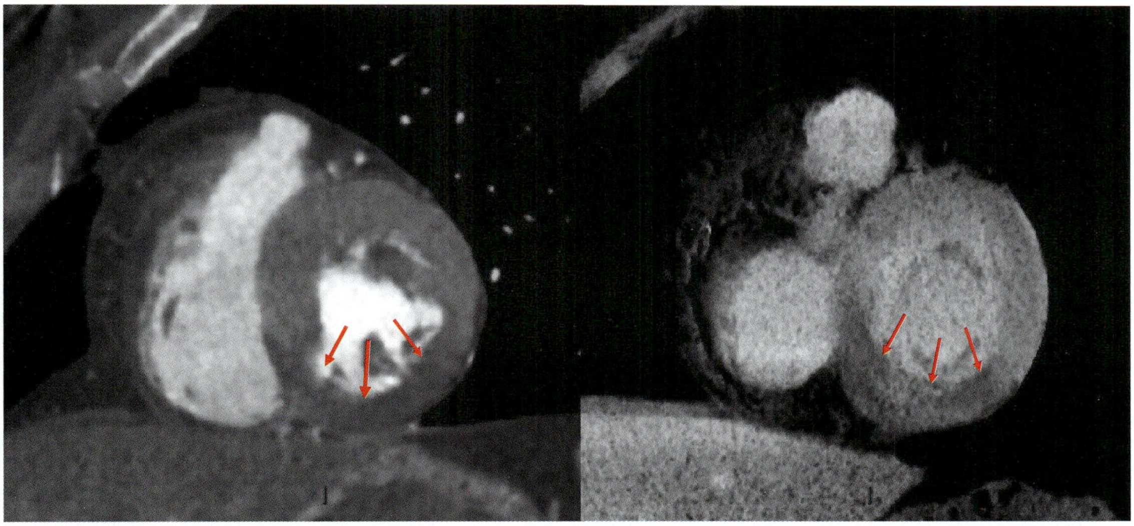

Fig 39.3 Incidence petit-axe en médio-VG sur la phase artérielle (A) et tardive en MinIP (B). L'hypodensité (flèche) transmurale correspond à un défaut de perfusion myocardique, systématisée au territoire de la CD qui est occluse.

À retenir

Il est important de regarder les autres structures dans le thorax pour tout angioscanner réalisé pour une douleur thoracique (dissection aortique ou embolie pulmonaire). Une ischémie myocardique se traduit par une hypodensité myocardique à point de départ sous-endocardique avec une extension transmurale variable, systématisée à un territoire coronaire. L'hypodensité myocardique est visible dès la phase artérielle et se renforce sur la phase tardive.

Pour aller plus loin

Ayaram D, Bellolio MF, Murad MH, Laack TA, Sadosty AT, Erwin PJ, et al. Triple rule-out computed tomographic angiography for chest pain: A diagnostic systematic review and meta-analysis. Acad Emerg Med 2013;20:861–71.

Cas clinique 40

Présentation du cas

Description du cas clinique

Patient de 30 ans suivi pour une bicuspidie aortique modérément fuyante avec dilatation de l'aorte. Il se plaint d'une dyspnée d'effort d'aggravation progressive sur les 2–3 derniers mois. À l'examen physique : TA 120/70 mmHg, FC 57 bpm, minime souffle systolique 1/6 le long du bord gauche du sternum en position assise penchée en avant en télé-expiration, pas de signe périphérique d'insuffisance cardiaque. L'ECG est en rythme sinusal avec un aspect d'HVG sans trouble de la repolarisation. L'ETT retrouve un VG à peine dilaté, une FEVG préservée à 65 %, une fuite aortique d'évaluation difficile jugée au maximum comme modérée et une dilatation de l'aorte ascendante d'évaluation difficile entre 51–54 mm. Vous réalisez une IRM cardiaque.

Vidéo 40.1 **Ciné multiplan 4-cavités, 3-cavités, voie coronale oblique VG/aorte, anneau aortique**

Vidéo 40.2 **Flux 4D de l'insuffisance aortique.**

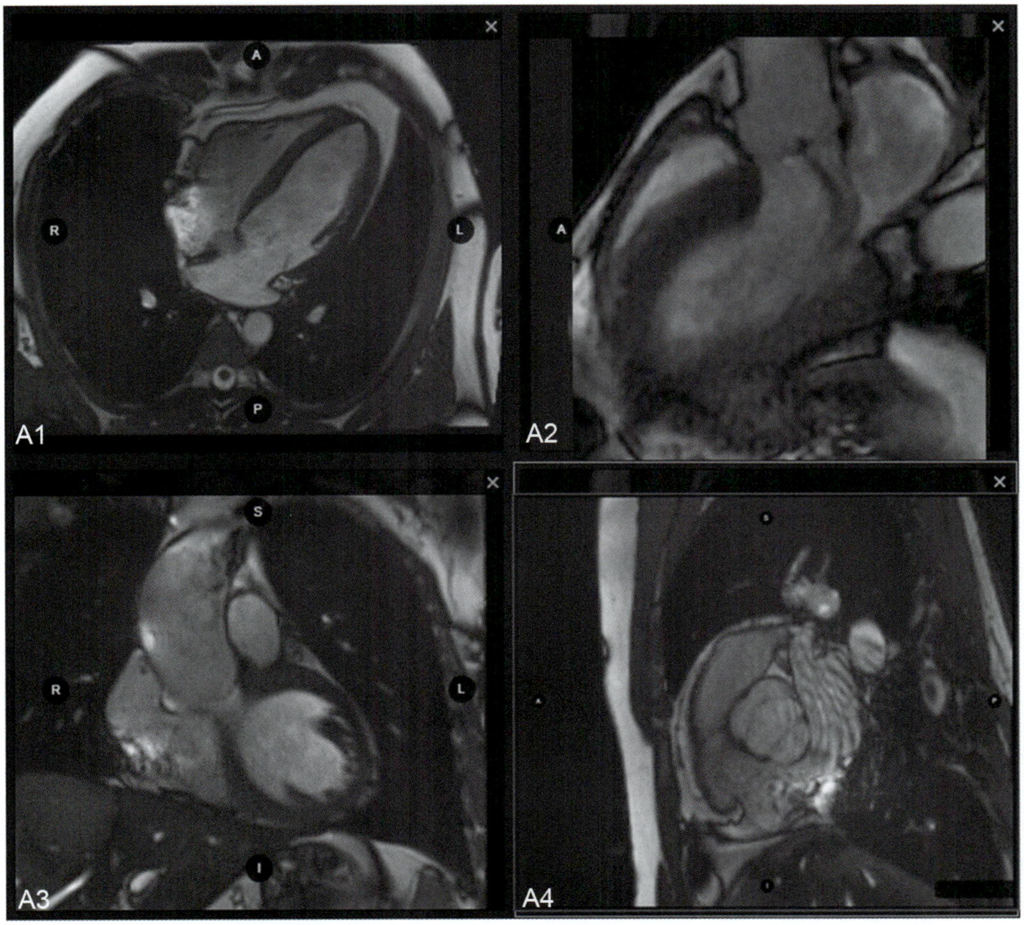

Fig 40.1 **A. Séquence SSFP en diastole 4-cavité (1), 3-cavités (2) et coronale VG/aorte (3); en systole dans le plan de l'anneau aortique (4).**

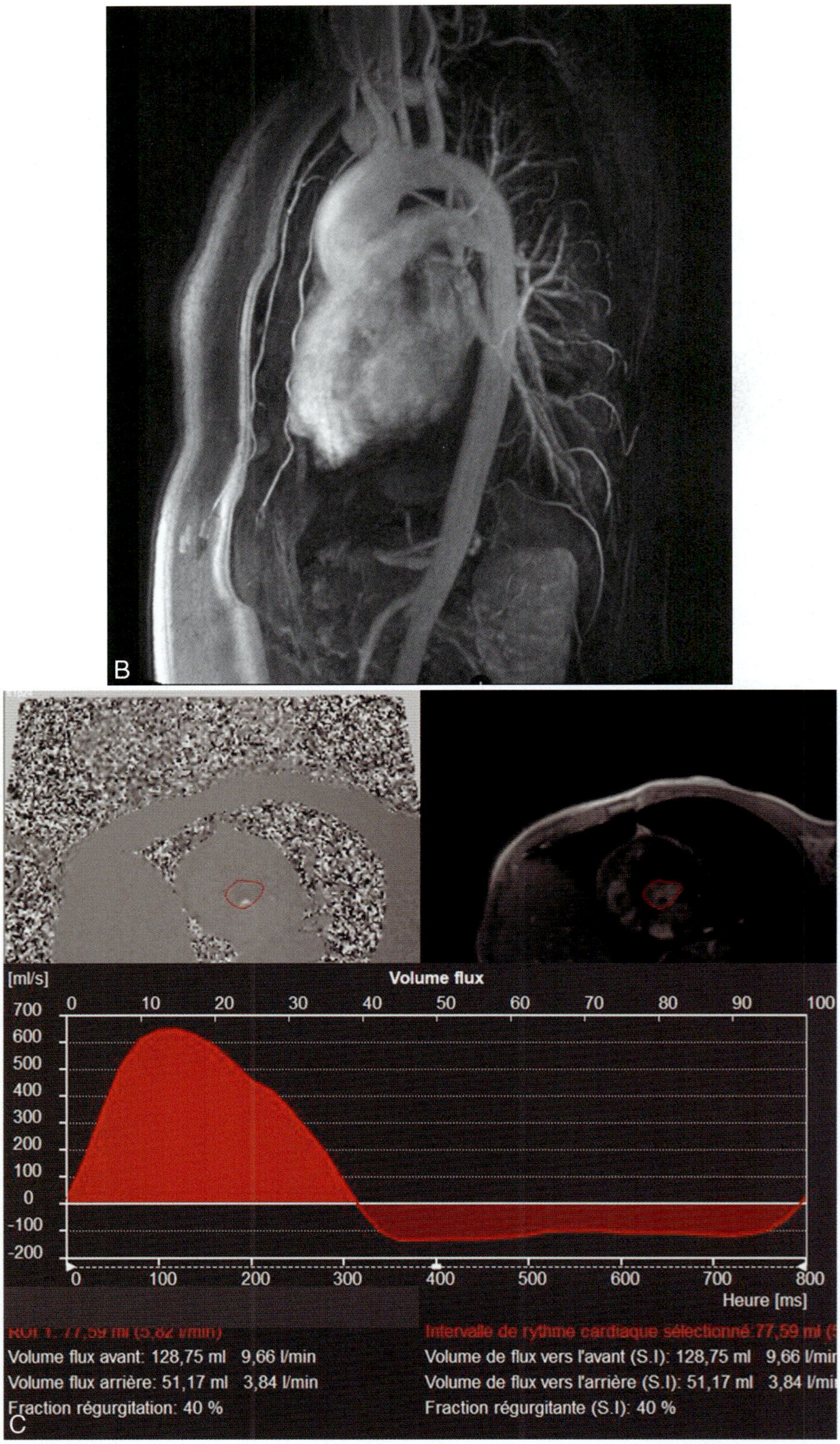

Fig 40.1 Suite. B. ARM 3D de l'aorte thoracique. C. Séquence de vélocimétrie en contraste de phase 2D sur le culot aortique.

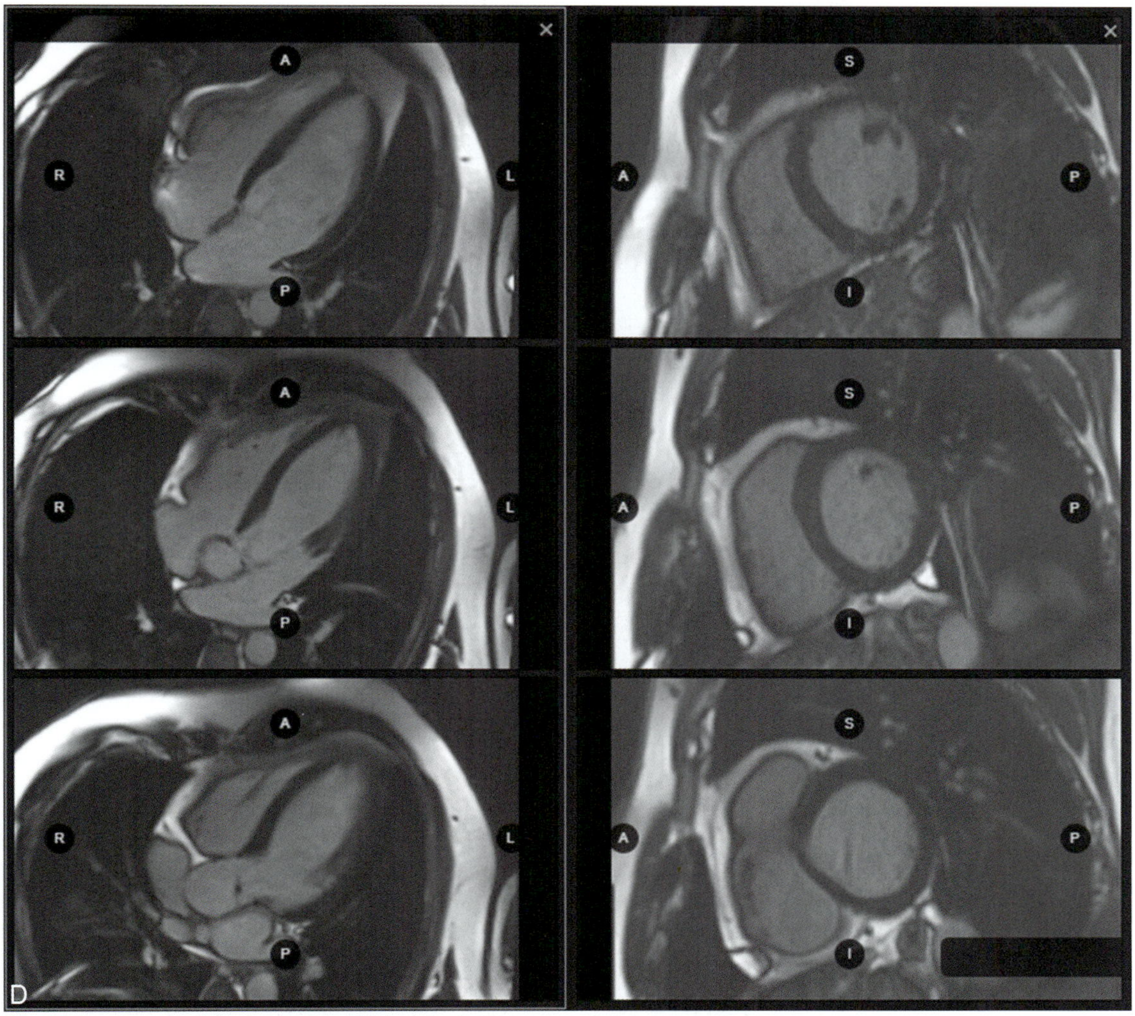

Fig 40.1 Suite. D. Rehaussement tardif dans les incidences 4-cavités et petit-axe.

Tableau 40.1. Mesures des volumes, masses et fonction ventriculaires.

Volumétrie (QMass 8.1 #4, S6) FIESTA CINE PETIT-AXE					
			Analyse effectuée dans QMass 8.1.98.2		
Poids du patient		77 kg	Taille du patient		178 cm
Méthode	Short axis/3D* method/Contours				
BSA		1,95 m²	Méthode BSA		Dubois et Dubois
FC		72 bpm	Valeurs normales		
Volumétrie VG					
Masse ED	104,91 g		ED Mass/BSA	53,85 g/m²	
EDV	220,52 mL		EDV/BSA	113,18 mL/m²	
ESV	95,26 mL		ESV/BSA	48,89 mL/m²	
SV	125,26 mL		SV/BSA	64,29 mL/m²	
EF	56,80 %				
CO	9,02 L/min		CO/BSA	4,63 L/(min × m²)	
Volumétrie VD					
Masse ED			ED Mass/BSA		
EDV	129,96 mL		EDV/BSA	66,70 mL/m²	
ESV	48,21 mL		ESV/BSA	24,75 mL/m²	
SV	81,75 mL		SV/BSA	41,96 mL/m²	
EF	62,90 %				
CO	5,89 L/min		CO/BSA	3,02 L/(min × m²)	

bpm : battements par minute ; BSA : surface corporelle (*body surface area*) ; CO : débit cardiaque (*cardiac output*) ; EDV : volume télédiastolique (*end-diastolic volume*) ; EF : fraction d'éjection (*ejection fraction*) ; ED Mass : masse télédiastolique (*end-diastolic mass*) ; ESV : volume télésystolique (*end-stystolic volume*) ; FC : fréquence cardiaque ; SV : volume d'éjection systolique (*stroke volume*) ; VD : ventricule droit ; VG : ventricule gauche.

Question

- Comment décrivez-vous l'IRM cardiaque ?

Interprétation

Les cavités cardiaques gauches sont très modérément dilatées avec un VTDVG indexé 113 mL/m². Il n'y a pas de séquelle ni fibrose dense sur le rehaussement tardif.

Il y a une insuffisance aortique avec un jet excentré qui vient glisser sur la grande valve mitrale gênant son ouverture diastolique. L'anneau aortique n'est pas dilaté ; il est muni d'une valve aortique bicuspide de type I avec un microraphé gauche-droit.

L'ARM avec reconstruction 3D montre une aorte ascendante dilatée après la jonction sinotubulaire, avec un diamètre maximal à 53 mm sur le tube ascendant à hauteur de la bifurcation pulmonaire.

En vélocimétrie en contraste de phase 2D et 4D, la fuite aortique est plus importante qu'en ETT ; elle est en effet plus que modérée, évaluée à moyenne avec un volume régurgitant (VR) à 51 mL et une fraction de régurgitation (FR) à 40 %.

Le tableau des mesures de volumes montre un volume d'éjection systolique du VG à 125,26 mL et un volume d'éjection systolique du VD à 81,75 mL, soit une différence de 43,51 mL. Cette différence de volume d'éjection correspond au VR de l'insuffisance aortique, en l'absence d'autre valvulopathie et en l'absence de shunt intra- ou extracardiaque. On déduit la FR 43,51/125,26 = 35 %. Les mesures de VR et FR obtenues par les deux méthodes de vélocimétrie et volumes sont relativement concordantes, permettant de rendre la conclusion de l'IRM avec une certaine confiance.

Diagnostic

Anévrisme de l'aorte ascendante sus-sinusienne sur valve bicuspide moyennement fuyante.

Commentaires

L'IRM est réalisée en complément de l'échocardiographie pour l'évaluation d'une valvulopathie en général. Elle est particulièrement recommandée dans l'évaluation préopératoire d'une fuite valvulaire associée à une dilatation de l'aorte; la mesure précise du diamètre aortique maximal est en effet primordiale pour décider d'un éventuel remplacement aortique associé au cours du même geste chirurgical. L'IRM est également recommandée en cas de difficulté de quantification en échocardiographie et de discordance avec les symptômes cliniques, de difficulté d'évaluation des volumes et fonctions ventriculaires, ou encore en cas de pathologie du myocarde sous-jacente.

La fuite valvulaire aortique est mesurée à partir de séquence de vélocimétrie en contraste de phase 2D ou 4D, en réglant correctement la vitesse d'encodage maximale pour éviter une sous-estimation par repliement des hautes vitesses. La quantification des débits, antérograde et rétrograde, est effectuée le plus couramment au niveau de la jonction sinotubulaire, sur une section strictement perpendiculaire au flux : $\boldsymbol{Q = V \times S}$, où V représente toutes les vitesses au travers de la coupe de surface S. Le flux rétrograde donne le VR; on en déduit la FR (%) qui est le rapport du volume régurgitant/volume antérograde. Il est essentiel de toujours vérifier la cohérence des résultats en comparant les valeurs données par la vélocimétrie avec celles obtenues par la méthode des volumes. La différentielle des volumes d'éjection du VG et du VD correspond au VR obtenu en vélocimétrie, en l'absence de fuite sur les autres valves et en l'absence de shunt.

Les critères de sévérité d'une fuite aortique en IRM sont dérivés des seuils en échocardiographie : IA modérée (VR <30 mL et FR <30 %); IA moyenne (VR 30–59 mL et FR 30–49 %); IA sévère (VR ≥ 60 mL et FR ≥ 50 %).

L'approche que nous venons de décrire pour la quantification de la fuite aortique est utilisée pour n'importe quelle autre fuite valvulaire (mitrale, tricuspide, pulmonaire), en combinant les mesures, directe en vélocimétrie et indirecte en volumétrie.

Des biais techniques influencent obligatoirement sur les mesures en vélocimétrie (niveau de coupe où est réalisée la mesure, plan non strictement perpendiculaire, influence du courant de Foucault sur les basses vitesses qui sont exclues des mesures). De même, des limites liées aux difficultés des contourages des ventricules expliquent des erreurs de mesures dans la méthode de *disk summation* utilisée dans le calcul 3D des volumes. Il est donc primordial de toujours évaluer une fuite valvulaire de façon globale et intégrative en prenant en compte l'ensemble des éléments cliniques, échocardiographiques et IRM.

À retenir

La quantification d'une fuite valvulaire en IRM combine la mesure directe par vélocimétrie en contraste de phase 2D et/ou 4D et la mesure indirecte en volumétrie. Sur un cœur en série et en cas de fuite monovalvulaire, le VR de la fuite correspond à la différentielle des volumes d'éjection du VG et du VD. Il est aussi strictement égal au volume rétrograde mesuré directement en contraste de phase. En pratique clinique, une fuite valvulaire est sévère si le VR ≥ 50–60 mL et FR ≥ 50 %.

Pour aller plus loin

Cavalcante JL, Lalude OO, Schoenhagen P, Lerakis S. Cardiovascular magnetic resonance imaging for structural and valvular heart disease Interventions. JACC Cardiovasc Interv 2016;9:399–425.

Nayak KS, Nielsen JF, Bernstein MA, Markl M, D Gatehouse P, M Botnar R, et al. Cardiovascular magnetic resonance phase contrast imaging. J Cardiovasc Magn Reson 2015;17:71.

Cas clinique 41

Présentation du cas

Description du cas clinique

Patient de 61 ans, adressé pour un score calcique et un coroscanner. Il est asymptomatique sur le plan cardiovasculaire, mais présente de lourds facteurs de risque cardiovasculaire (tabagisme important incomplètement sevré, diabète de type 2 insuffisamment contrôlé en raison d'une mauvaise observance thérapeutique). Il sort d'une hospitalisation pour un AVC ischémique sans séquelle majeure, en rapport avec une sténose intermédiaire à 60 % à l'origine de la carotide interne droite.

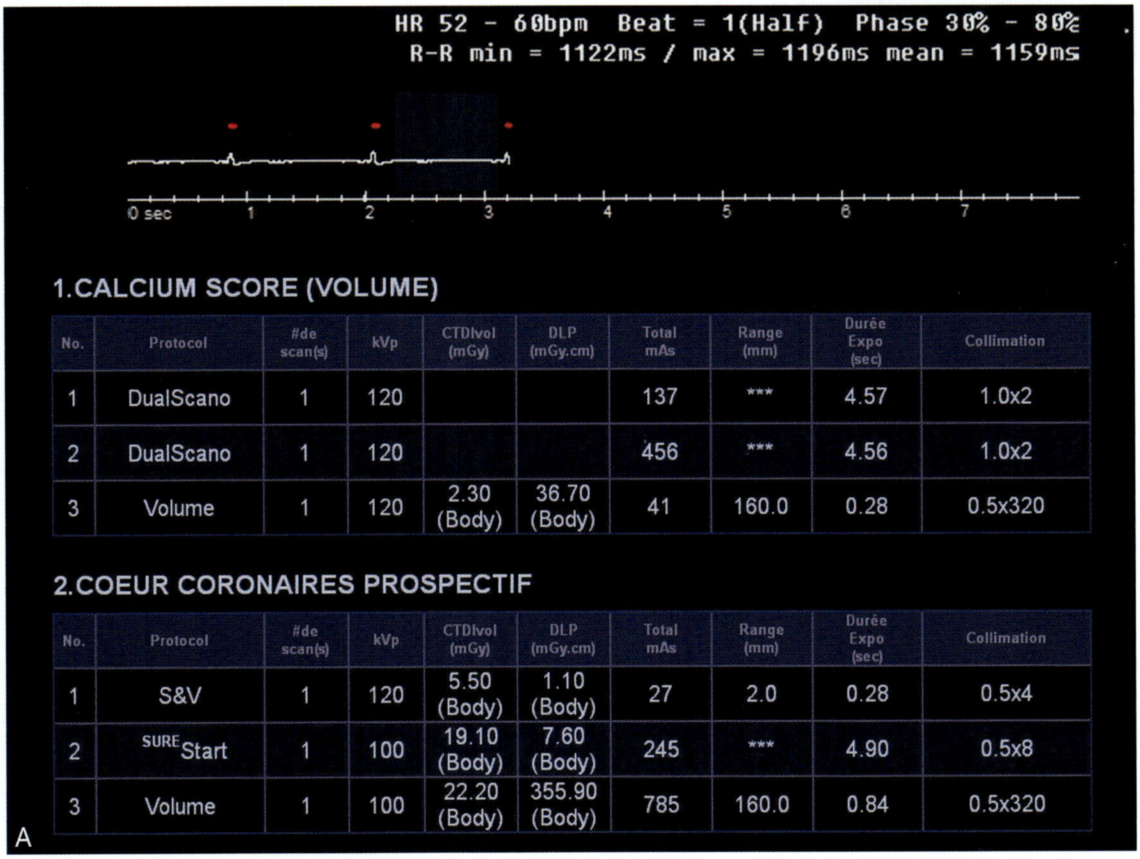

1.CALCIUM SCORE (VOLUME)

No.	Protocol	#de scan(s)	kVp	CTDIvol (mGy)	DLP (mGy.cm)	Total mAs	Range (mm)	Durée Expo (sec)	Collimation
1	DualScano	1	120			137	***	4.57	1.0x2
2	DualScano	1	120			456	***	4.56	1.0x2
3	Volume	1	120	2.30 (Body)	36.70 (Body)	41	160.0	0.28	0.5x320

2.COEUR CORONAIRES PROSPECTIF

No.	Protocol	#de scan(s)	kVp	CTDIvol (mGy)	DLP (mGy.cm)	Total mAs	Range (mm)	Durée Expo (sec)	Collimation
1	S&V	1	120	5.50 (Body)	1.10 (Body)	27	2.0	0.28	0.5x4
2	SURE Start	1	100	19.10 (Body)	7.60 (Body)	245	***	4.90	0.5x8
3	Volume	1	100	22.20 (Body)	355.90 (Body)	785	160.0	0.84	0.5x320

Fig 41.1 **A. Tracé ECG et tableau de dose.**

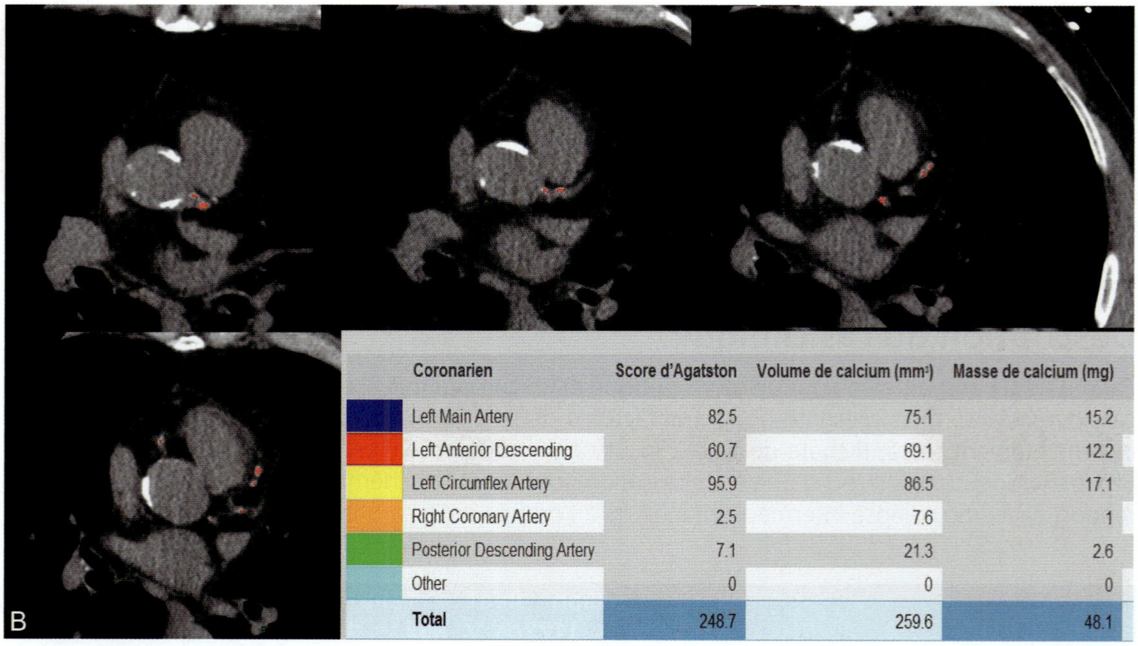

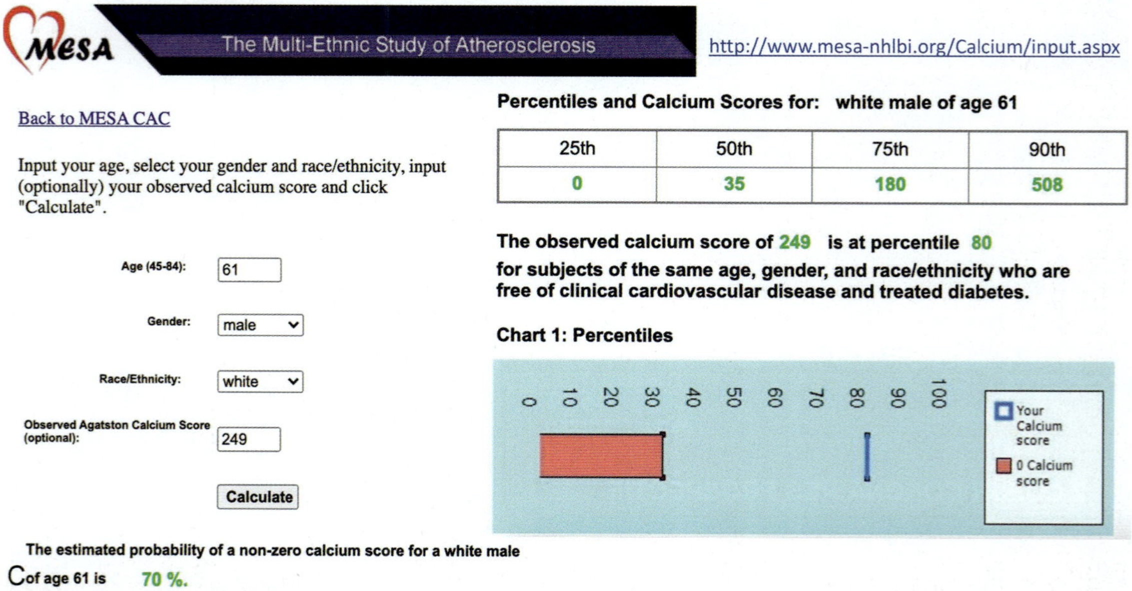

Fig 41.1 Suite. B. Score calcique coronaire sur une série de coupes axiales. C. Calculateur de la cohorte MESA pour normaliser le score calcique coronaire.

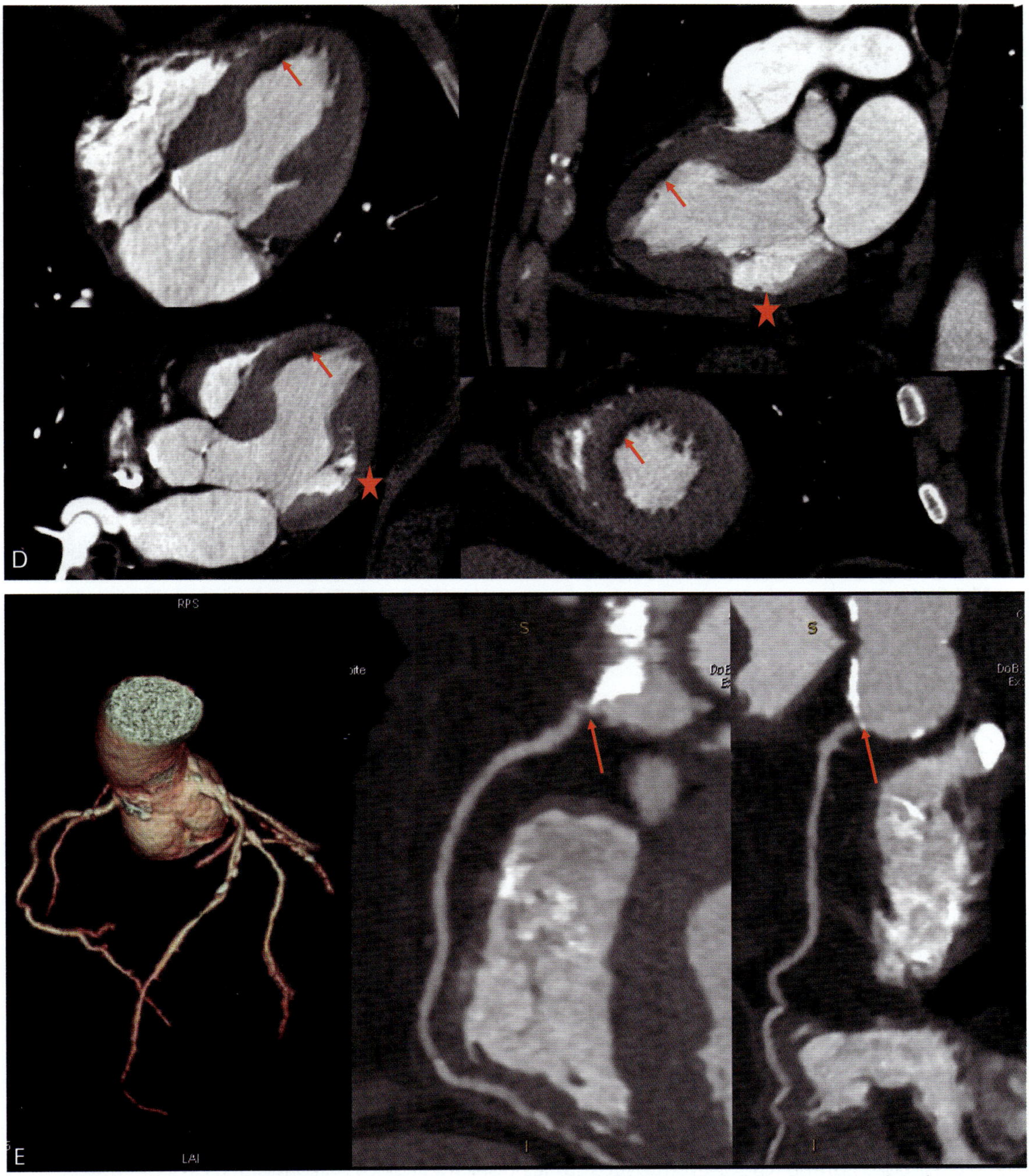

Fig 41.1 Suite. D. Scanner cardiaque avec reformatage dans les plans du cœur, après injection de produit de contraste iodé à la phase artérielle. Défaut de perfusion sous-endocardique au niveau de la paroi antéro-septo-apicale (flèche); séquelle de nécrose avec aminicissement pariétal au niveau de la paroi inféro-latéro-basale (étoile). E. Analyse de la CD montrant une sténose ostiale serrée (flèche).

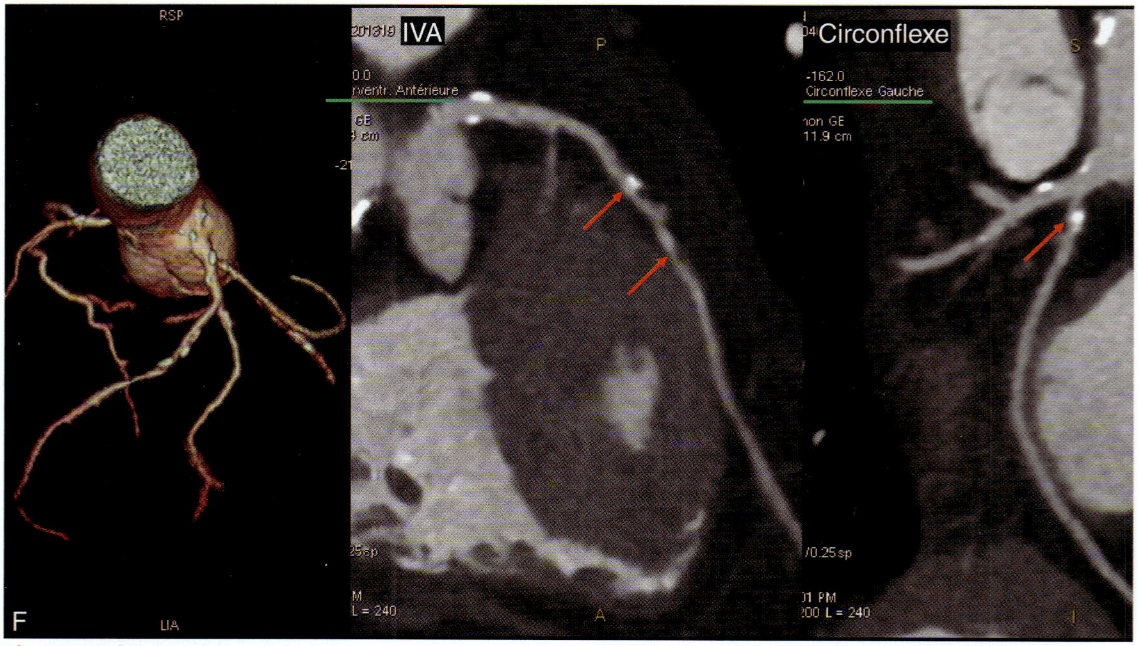

Fig 41.1 Suite. F. Analyse de la CG retrouvant des sténoses serrées (flèches) de l'IVA proximale et de l'ostium de la circonflexe.

Question

- Comment décrivez-vous le scanner cardiaque ?

Interprétation

L'examen comporte deux parties. La première acquisition est faite en contraste spontané pour le calcul du score calcique coronaire ; la seconde acquisition est faite sur un battement cardiaque, avec une synchronisation à l'ECG en mode prospectif, limitée sur la fenêtre temporelle entre 30 % et 80 % du cycle RR. Il est ainsi possible de reconstruire si besoin les phases diastolique et systolique.

La DLP pour l'acquisition du score calcique est de 36,7 mGy.cm ; elle est de 355,90 mGy.cm pour le volume avec injection du coroscanner (en incluant 1,10 mGy.cm pour le scout et 7,60 mGy.cm pour le *bolus tracking* du produit de contraste dans l'aorte).

Les calcifications coronaires sont retrouvées sur les trois gros troncs épicardiques. Le score d'Agatston global pour l'ensemble des coronaires est important et calculé à 248,7.

Le calculateur de la cohorte MESA classe ce score de 248,7 au 80e percentile par rapport aux sujets du même âge, sexe et race qui sont exempts de maladie cardiovasculaire et de diabète. Cela signifie que la charge athéromateuse calcifiée est importante et que le patient est à haut risque cardiovasculaire.

Le coroscanner avec injection montre un franc défaut de perfusion myocardique au niveau de la paroi antéro-septo-apicale. Il y a également un amincissement myocardique de la paroi inférobasale, suggérant une séquelle de nécrose.

L'analyse des coronaires retrouve des lésions athéromateuses calcifiées sévères, tritronculaires : sténose serrée ostiale à 80 % de la CD (CAD-RADS 4), chapelet de sténoses serrées calcifiées à 75 % de l'IVA proximale (CAD-RADS 4), sténose ostiale serrée à 90 % de la circonflexe (CAD-RADS 4).

Diagnostic

Cardiopathie ischémique silencieuse sur des lésions coronaires serrées tritronculaires.

Commentaires

Le dépistage de la maladie coronaire chez le patient asymptomatique est motivé par l'existence bien réelle mais très sous-estimée d'ischémies silencieuses et d'infarctus méconnus chez 15 à 30 % de patients à haut risque cardiovasculaire. Il est donc essentiel de stratifier correctement le risque cardiovasculaire des patients à risque.

Les dernières recommandations de l'ESC (2019) suggèrent (recommandations de classe IIA ou IIB) de dépister la maladie coronaire avec un coroscanner ou un test d'ischémie non invasif chez les patients asymptomatiques ayant au moins 2 facteurs de risque indépendants parmi les suivants : score calcique ≥ 100, tabagisme, diabète, HTA, hérédité coronarienne au 1er degré, dyslipidémie, micro- ou macroalbuminurie, obésité abdominale, athérome carotidien, artérite des membres inférieurs.

Le score calcique coronaire est validé dans le dépistage en prévention primaire chez les patients asymptomatiques. Il consiste à calculer la charge totale de calcifications coronaires dans les gros troncs épicardiques sur un examen en contraste spontané, selon la méthode proposée par Agatston. Toute région d'intérêt de plus de 4 pixels contigus ayant une densité spontanée > 130 UH est considérée comme étant une calcification qui est alors prise en compte pour le calcul du score.

La valeur pronostique du score calcique coronaire a été validée par de nombreuses études prospectives, avec un risque d'événements cardiovasculaires à 10 ans qui augmente avec la charge calcique (tableau 41.1). Selon les recommandations de l'ESC (2019), le score calcique élevé (≥ 100) doit être utilisé comme un facteur de risque à part entière. Les experts recommandent également de recourir aux statines chez un patient asymptomatique ayant un score calcique ≥ 100. Un score calcique > 400 est un marqueur de risque très élevé et prédit un taux d'événements cardiovasculaires supérieur à 20 % à 10 ans chez les patients asymptomatiques en prévention primaire.

Les seuils proposés dans le tableau 41.1, couramment utilisés au quotidien, ne tiennent cependant pas compte des facteurs confondants. Il est recommandé de normaliser le score calcique d'Agatston en fonction de l'âge, du sexe et de l'origine ethnique du patient. La cohorte américaine MESA (Johns Hopkins Hospital) met à disposition en ligne un calculateur permettant de normaliser le score d'Agatston (https://www.mesa-nhlbi.org/CAC-Tools.aspx). Un score supérieur au 75e percentile traduit un athérome anormalement précoce et un risque cardiovasculaire élevé.

Le scanner en contraste spontané pour le score calcique expose à une irradiation faible, autour de 0,5 mSv. L'estimation de la dose d'irradiation d'un examen de scanner est obtenue en multipliant l'index de dose scanographique volumique ($CTDI_{vol}$, en mGy) par la longueur du champ d'exposition pour obtenir le produit dose longueur (DLP, en mGy.cm). On déduit ensuite la dose efficace E (mSv)

Tableau 41.1. Score calcique coronaire et événements cardiovasculaires à 10 ans, à partir des 5 plus grandes cohortes prospectives réunissant 14 586 patients.

CAC score	Taux d'événements à 10 ans (%)	Équivalent Framingham Risque cardiovasculaire
0	1,1–1,7	Très bas
0–100	2,3–5,9	Bas
101–400	12,8–16,4	Intermédiaire
> 400	22,5–28,6	Élevé
> 1000	37	Très élevé

CAC : calcification coronaire (*coronary artery calcium*).
D'après Hecht, 2015.

reçue par le patient en multipliant le DLP (mGy.cm) par le coefficient k (mSv/mGy.cm) qui dépend de la radiosensibilité des organes explosés ; k = 0,014 pour le thorax (0,015 pour l'abdomen, 0,0021 pour l'encéphale).

Dans le cas de notre patient, la dose efficace reçue pour le score calcique est donc de E = 36,7 × 0,014 = 0,51 mSv. La dose efficace pour le coroscanner avec injection est de E = 355,90 × 0,014 = 4,98 mSv. On peut bien évidemment baisser la dose de moitié sur la série injectée en limitant la fenêtre temporelle à un seul moment du cycle RR (systolique ou diastolique). À titre de comparaison, la dose annuelle d'irradiation naturelle est autour de 3 mSv ; elle est de 0,03 mSv pour une radiographie de thorax de face, de 0,8 mSv pour une mammographie, de 5–9 mSv pour une scintigraphie myocardique au ^{99m}Tc MIBI de repos et effort, et de 5,8–9 mSv pour une coronarographie.

À retenir

Le score calcique coronaire est un outil couramment utilisé pour stratifier le risque cardiovasculaire chez les patients asymptomatiques. Un score ≥ 100 (≥ 75e percentile après normalisation selon le calculateur de la cohorte MESA) est un facteur de risque cardiovasculaire à part entière (recommandation ESC, 2019). Le taux d'événements cardiovasculaires à 10 ans augmente exponentiellement avec les valeurs de score calcique élevées, dépassant 20 % pour un score calcique supérieur à 400 chez les patients asymptomatiques en prévention primaire.

L'examen du score calcique est de réalisation simple (acquisition prospective sans injection de produit de contraste), exposant à une irradiation relativement faible autour de 0,5 mSv.

Pour aller plus loin

Agatston AS, Janowitz WR, Hildner FJ, Zusmer NR, Viamonte Jr M, Detrano R. Quantification of coronary artery calcium using ultrafast computed tomography. J Am Coll Cardiol 1990;15:827–32.

Blaha MJ, Cainzos-Achirica M, Greenland P, JW McEvoy, Blankstein R, Budoff MJ, et al. Role of coronary artery calcium score of zero and other negative risk markers for cardiovascular disease: The Multi-Ethnic Study of Atherosclerosis (MESA). Circulation 2016;133:849–58.

Hecht HS. Coronary artery calcium scanning: past, present, and future. JACC Cardiovasc Imaging 2015;8:579–96.

Knuuti J, Wijns W, Saraste A, Capodanno D, Barbato E, Funck-Brentano C, et al. ESC Scientific Document Group. 2019 ESC Guidelines for the diagnosis and management of chronic coronary syndromes. Eur Heart J 2020;41:407–77.

Cas clinique 42

Présentation du cas

Description du cas clinique

Patiente de 90 ans, hospitalisée pour un OAP, en fibrillation auriculaire chronique. L'ETT retrouve une OG dilatée, un VG modérément hypertrophié, surtout très hypokinétique. La valve aortique est calcifiée, avec une sténose d'allure serrée, mais avec un gradient moyen peu élevé à 30 mmHg. La PAPS est estimée à 40 mmHg sur une petite IT. Vous suspectez un RAC serré en bas débit et vous réalisez un scanner en vue d'une procédure de TAVI.

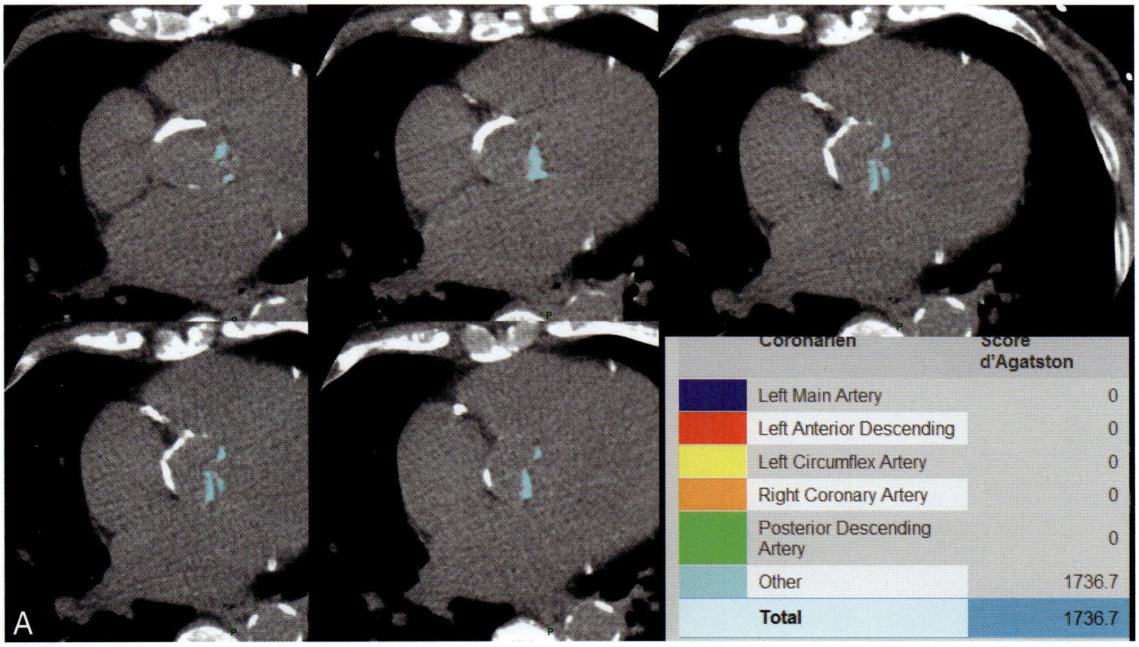

Fig 42.1 A. Score calcique de la valve aortique sur une série de coupes axiales.

Cas cliniques en imagerie cardiaque

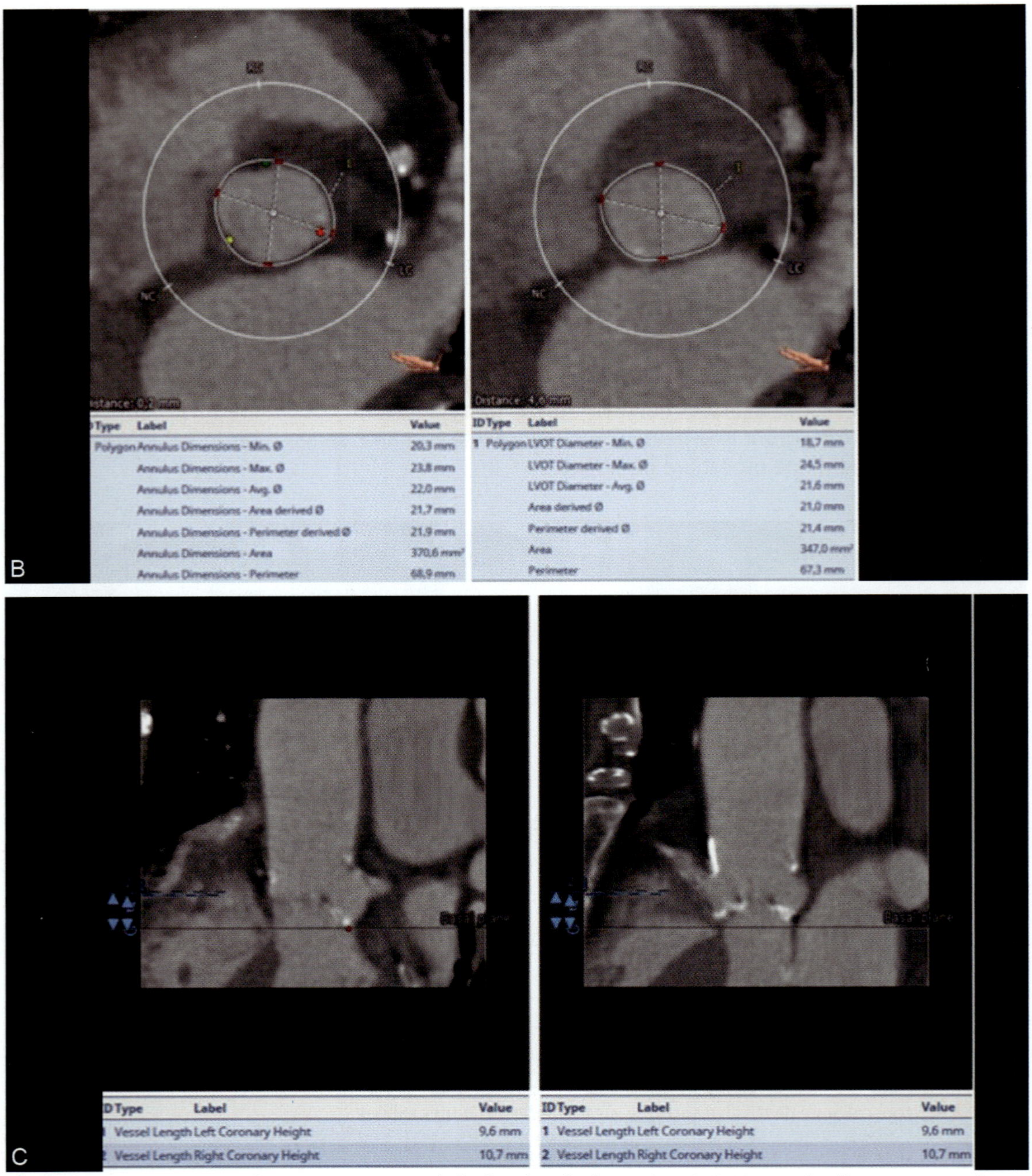

Fig 42.1 Suite. B. Mesure de l'anneau aortique et de la chambre de chasse du VG. C. Mesure des distances coronaires par rapport au plan de l'anneau aortique.

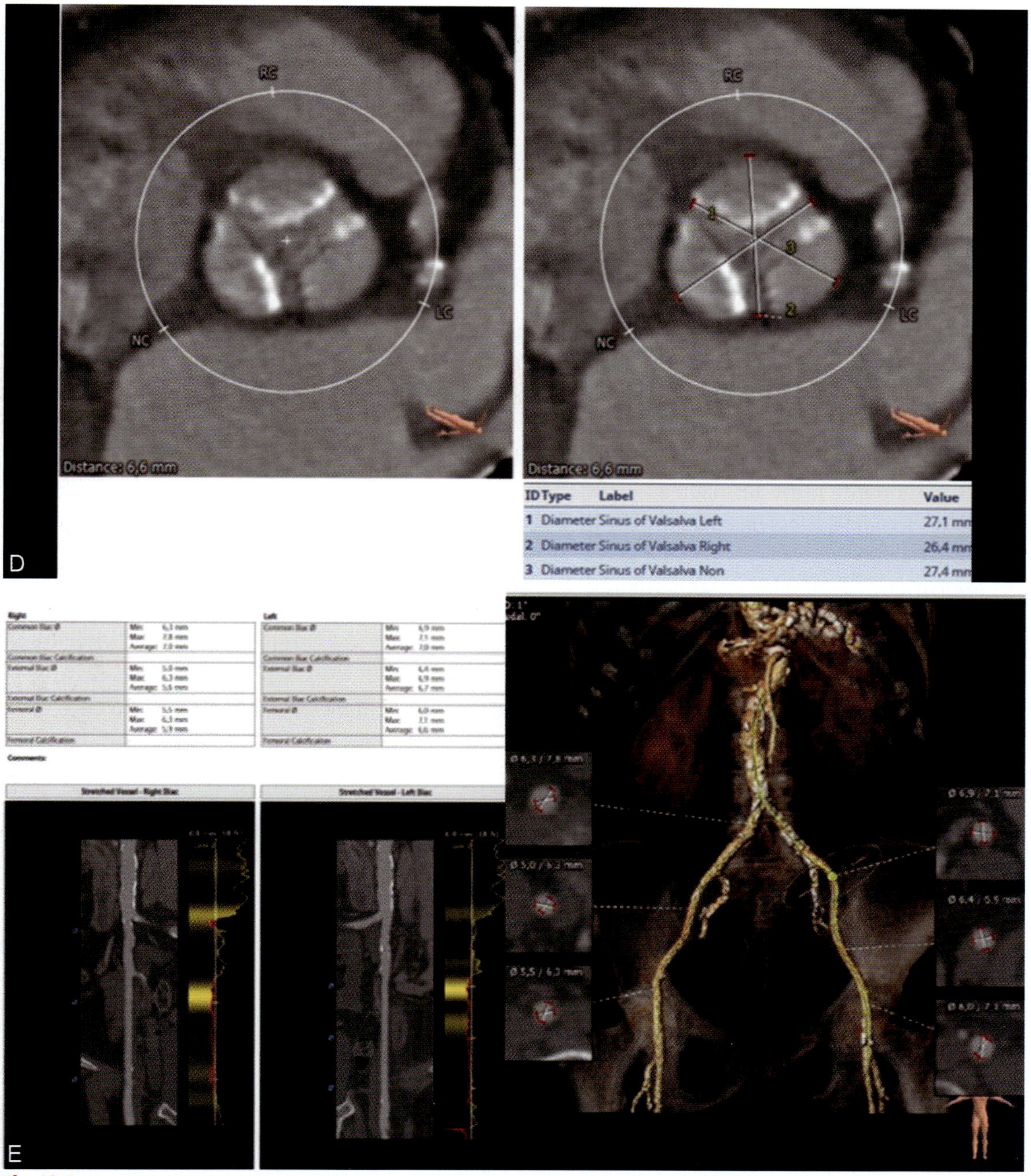

Fig 42.1 Suite. D. Mesure de la profondeur des sinus de Valsalva. E. Mesures des diamètres des axes artériels iliofémoraux.

Question

- Comment décrivez-vous le scanner cardiaque ?

Interprétation

La valve aortique est tricuspide et calcifiée. Le score calcique est de 1 737, suggérant une sténose aortique serrée.

La voie sous-aortique est libre, sans obstacle septal. L'anneau aortique est régulier, mesurant 24 × 21 mm de diamètre, 370 mm^2 de surface et 65 mm de périmètre. La voie sous-aortique est libre. La distance entre les ostia coronaire et le plan de l'anneau aortique est satisfaisante, mesurée à 9,6 mm pour chacune des coronaires.

Les sinus de Valsalva sont symétriques et non dilatés mesurant 27,5 × 27 × 26 mm.

L'aorte ascendante n'est pas dilatée.

L'aorte abdominale n'est pas dilatée ; il n'y a pas de sténose significative à l'origine des artères digestives et rénales.

Les axes artériels iliofémoraux sont infiltrés et calcifiés, non sinueux, sans sténose focale significative.

Diagnostic

Rétrécissement aortique calcifié serré, avec une anatomie compatible avec une procédure de TAVI.

Commentaires

Les indications du TAVI se sont élargies depuis la première implantation réalisée par le Pr Alain Cribier à Rouen en 2002. Désormais, les patients à risque intermédiaire peuvent aussi bénéficier du traitement percutané. Dans tous les cas, l'indication doit être validée par une concertation médicochirurgicale de la *heart team*.

Le scanner occupe une place primordiale dans le bilan pré-TAVI. L'évaluation comporte une estimation de la charge calcique de la valve aortique sur une acquisition en contraste spontané, une étude centrée sur le massif cardiaque sur une acquisition après injection de produit de contraste iodé à la phase artérielle, suivie d'une hélice sur toute l'aorte thoracoabdominale jusqu'aux crêtes iliaques en profitant de la même injection utilisée pour le cœur.

Le score calcique valvulaire aortique est obtenu selon la même méthode d'Agatston utilisée pour les coronaires. Seules les régions limitées à la valve aortique sont à intégrer pour le calcul, en excluant les calcifications de la paroi aortique, de la chambre de chasse du VG et des coronaires. Le RAC est serré si le score calcique est supérieur à 2 000 chez l'homme et 1 200 chez la femme ; on peut au contraire écarter le diagnostic de sténose aortique si le score calcique est inférieur à 1 600 chez l'homme et 800 chez la femme. Entre ces deux extrêmes, il faut interpréter le score calcique de façon intégrative avec l'ensemble des éléments cliniques et échocardiographiques. Dans le cas de notre patiente, le score calcique est particulièrement utile. Il est en effet très largement > 1 200, permettant d'affirmer le caractère serré du RAC malgré le bas gradient qui est expliqué par le bas débit chez cette patiente.

L'acquisition avec injection de produit de contraste prenant l'ensemble du cycle cardiaque avec reconstruction tous les 10 % RR est importante pour l'évaluation très technique de la faisabilité du TAVI. Des outils de post-traitement dédiés sont d'une grande aide au quotidien : mesure précise de la taille de l'anneau aortique au niveau des 3 nadirs définissant le plan de l'anneau qui est obtenu selon une double obliquité strictement perpendiculaire à la racine aortique ; mesure de la distance entre les ostia coronaires et le plan de l'anneau avec une hauteur minimale de 8 mm ; mesure de la profondeur des sinus et du diamètre de l'aorte tubulaire ascendante ; détermination de l'incidence d'implantation de la valve.

La mesure de l'anneau aortique est réalisée en télésystole (habituellement à 40 % RR) pour avoir la dilatation maximale de l'anneau. En cas d'hypertrophie septale ou en cas d'artefact sur la phase systolique, il est conseillé d'utiliser la phase télédiastolique ou un autre moment du cycle offrant la meilleure qualité d'image. Des abaques donnent la taille des prothèses correspondantes (Sapiens, CoreValve) en fonction des mesures de diamètre, périmètre et surface mesurées au scanner.

L'incidence d'implantation est habituellement une OAG, qui permet d'afficher les 3 cups toutes alignées à la même hauteur.

L'évaluation des axes artériels permet de déterminer le meilleur abord (fémoral, sous-clavier ou carotidien). Les éléments suivants sont pris en compte dans le choix de la voie d'abord : sténoses des axes artériels, sinuosité des artères, thrombus pariétal et anévrisme de l'aorte abdominale, sténoses des artères digestives et rénales, sténoses des troncs artériels supraaortiques. La voie fémorale est habituellement privilégiée et nécessite un diamètre artériel de plus de 6 mm.

Enfin, le scanner thoracoabdominal permet de rechercher des pathologies graves méconnues, en particulier un processus néoplasique.

À retenir

La charge calcique valvulaire aortique est corrélée à la sévérité de la sténose aortique. Le RAC est serré si le score calcique est supérieur à 2 000 chez l'homme et 1 200 chez la femme.

Le scanner est l'examen clé pour étudier la faisabilité du TAVI : mesure précise de l'anneau pour le choix de la taille de la prothèse, hauteur coronaire > 8 mm, abords artériels en privilégiant la voie fémorale et un diamètre minimal > 6 mm.

Pour aller plus loin

Baumgartner H, Falk V, Bax JJ, De Bonis M, Hamm C, Holm PJ, et al. ESC Scientific Document Group. 2017 ESC/EACTS Guidelines for the management of valvular heart disease. Eur Heart J 2017;38:2739–91.

Blanke P, Weir-McCall JR, Achenbach S, Delgado V, Hausleiter J, et al. Computed tomography imaging in the context of Transcatheter Aortic Valve Implantation (TAVI)/Transcatheter Aortic Valve Replacement (TAVR): An expert consensus document of the Society of Cardiovascular Computed Tomography. JACC Cardiovasc Imaging 2019;12:1–24.

Elsevier Masson S.A.S
65, rue Camille-Desmoulins
92130 Issy-les-Moulineaux
Dépôt Légal : septembre 2021

Composition : STRAIVE

Imprimé en Italie par Printer Trento